明明白白看化验单

（第三版）

主编　熊立凡　胡晓波

主审　王鸿利

上海科学技术出版社

图书在版编目(CIP)数据

明明白白看化验单 / 熊立凡,胡晓波主编. —3 版. —上海:上海科学技术出版社,2016.1(2024.4 重印)

ISBN 978-7-5478-2773-4

Ⅰ.①明… Ⅱ.①熊… ②胡… Ⅲ.①实验室诊断—基本知识 Ⅳ.①R446

中国版本图书馆 CIP 数据核字(2015)第 185627 号

明明白白看化验单(第三版)

主编 熊立凡 胡晓波

主审 王鸿利

上海世纪出版(集团)有限公司
上 海 科 学 技 术 出 版 社 出版、发行

(上海市闵行区号景路 159 弄 A 座 9F-10F)

邮政编码 201101 www.sstp.cn

上海华顿书刊印刷有限公司印刷

开本 889×1194 1/32 印张 11.25

字数 280 千字

2003 年 12 月第 1 版

2016 年 1 月第 3 版 2024 年 4 月第 23 次印刷

ISBN 978-7-5478-2773-4/R·976

定价:29.80 元

内容提要

《明明白白看化验单》(第三版)主要依据我国最新批准的《医疗机构临床检验项目目录(2013年版)》和国外著名医院及国家实验室最新(2015版)检验项目,重新甄选收录了我国常见病、多发病所涉及的350余项检验项目。

本书共包括三个部分:化验单基本知识、健康体检和基本检验项目、临床疾病常用检验项目。通过阅读本书,读者能了解化验单的基本常识,懂得如何配合医院做好血液、尿液、粪便等标本采集,并避免人为因素干扰检验结果。在获取检验结果后,通过本书,读者可以了解健康体检和内科主要临床疾病的常用检验项目及其意义,初步了解检验项目对疾病诊治的作用和意义。

本书力求以简明的格式、易于阅读和理解的文字,向非临床医学工作的一般读者介绍如何看懂化验单和常用检验项目。本书也适于医学院校学生、低年资住院医生、护理人员及其他人员参考和查询。

编　者

（按姓氏笔画排序）

丁　磊　上海交通大学医学院附属瑞金医院检验系
刘湘帆　上海交通大学医学院附属瑞金医院检验系
张　军　上海市第一妇婴保健院检验科
李　莉　上海交通大学医学院附属瑞金医院检验系
洪秀华　上海交通大学医学院附属瑞金医院检验系
胡晓波　上海中医药大学附属龙华医院检验科
倪培华　上海交通大学医学院附属瑞金医院检验系
熊立凡　上海交通大学医学院附属仁济医院检验科

前　言

现代临床医学不断发展,用于临床疾病诊断的检验项目(即以往俗称的化验项目)也持续更新。一方面,自然科学尤其是基础医学理论和技术日新月异,正在源源不断地转化和进入临床实践中,检验项目的数量日益增多;另一方面,在大量可靠的临床研究证据的基础上,既保留和加强了传统临床应用价值高的检验项目,也逐渐摒弃了一些对临床疾病诊断效能差、技术落后的检验项目。第三版《明明白白看化验单》主要依据我国最新批准的《医疗机构临床检验项目目录(2013 年版)》和国外著名医院及国家实验室最新(2015 版,列出逾 3 000 项)检验项目,重新甄选收录了目前我国医院针对常见病、多发病的最常用检验项目,总数超过 350 项。

本书在第二版的基础上,对编写层次和内容主要进行了以下修订。

第一部分:"化验单基本知识"。介绍医院化验单的基本常识,使一般读者懂得如何配合医院做好血液、尿液、粪便等标本采集,避免人为因素干扰检验结果。主要包括:① 化验单基本知识:如栏目、类别等。② 标本采集:病人自己留取或配合护士、检验人员采集检验标本基本要求;或病人需要了解的合格标本采集要求(如时间和温度)。③ 干扰因素:主要是常见影响检验项目结果准确性的干扰因素如食物、药物等,使病人既能理性地看待检验结果,又能主动避免或减少相关干扰因素。

第二部分:"健康体检和基本检验项目"。这是本版新增的内容,使读者了解健康体检中的常用检验项目及其意义，初步了解检验项目筛查和预防疾病的作用。主要介绍了中华医学会健康管理学分会等权威医学组织最新（2014 年）公布的中国《健康体检基本项目专家共识》，内容涵盖健康体检概念、目的和内容，体检基本项目和专项项目（含相应的检验项目），世界卫生组织提出的当今主要慢性疾病（心血管疾病、癌症、慢性呼吸系统疾病和糖尿病）有关的检验项目，健康体检必须注意的事项，国外有关健康生活方式和健康体检指南和建议（包括实验室筛查和评价），以及健康体检中各个“必选检查项目”具体内容。

第三部分：“临床疾病常用检验项目”。按内科主要疾病分类，系统地列举常用检验项目。须注意，检验项目按其主要临床应用归入特定疾病，并不意味着与其他疾病无关，但在临床诊治价值上，通常逊于所归入的特定疾病。以下是各检验项目编写层次的要素，读者从中能知晓各检验项目的主要应用。

第一层是检验项目：检验项目中文名称[缩写（有或无）]。

第二层是简介检验项目含义和主要临床应用。

第三层是【相关项目】：指临床在选用本检验项目时，为特定疾病诊断和鉴别诊断所需的组合检验或其他有关检验项目，所列举的检验项目多数已编入本书，以便读者相互参照，有些则因限于篇幅而未编入。

第四层是【标本要求】：先列出标本类型，再特别提醒与标本采集有关的要求，使读者知晓进行检验检查的质量保证，其第一环节就是“标本采集”。

第五层是【参考区间】：列出检验项目参考区间的数量单位或定性结果，可与实际检测结果进行比较。需要注意的是：同一检验项目，不同的实验室，使用不同的仪器、试剂和检验方法，其实际使用的参考区间不尽相同，甚至有较大差异。因受篇幅限制，多数情况下，本版省略了检验项目在妇科、儿科中的参考区间。

第六层是【临床用途】：首先指明此检验项目的“主要应用”，明确是筛查疾病、诊断疾病、鉴别诊断疾病和(或)监测疾病疗效之用；随后，对主要应用进行一些简要解释；最后，根据检验项目与临床疾病的关系，以“参考区间”为参照，以检测结果的变化如“增高”“减低”或“阳性”“阴性”的变化等为引词，分别列举常见临床疾病、药物影响等。

第四部分：附录部分。本版仍列出常用检验项目索引，在正文中独立列出的检验项目，均可从索引中快速查见其在书中的相应页码，并可与多数“相关项目”相互参阅。

新版编写力求直观简明、易于阅读，着力于向非临床医学工作者的一般读者介绍如何看懂化验单和常用检验项目。本书也适合医学院校学生、低年资住院医生、护理人员及其他人员参考和查询。新版是在前版基础上的修订，衷心感谢之前各版全体编者的智慧和辛勤劳动！

临床检验医学正在快速发展，因作者能力有限，书中若有错误或不当之处，恳请广大读者批评指正。

编 者

2015 年 6 月 20 日

目　录

化验单基本知识

健康体检和基本检验项目

临床疾病常用检验项目

十、免疫性和风湿性疾病检验项目 · 300

化验单基本知识

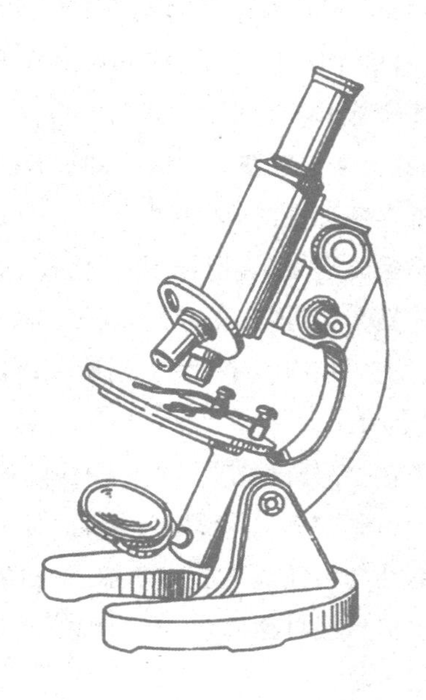

一、你能看懂化验单吗

化验单(检验报告单)为疾病诊断提供重要的辅助信息。要对疾病作出诊断、鉴别诊断或疗效观察、预后判断,应有效选择检验项目和合理地分析检验结果。通常,病人均有看懂检验报告单的强烈愿望,可更好地配合医生对疾病的诊治。

如今,化验单多由实验室信息系统自动打印,特点是:① 1份标本多个结果:现代检验仪器检验1次,常可同时提供数十个检验项目的结果,有助于医生及时对疾病作出准确判断;但有时表面“组合”在一起的多个检验项目报告,其临床意义与病人特定疾病的关联性可能很小,甚至毫无关联。故医生和病人均应注意,并非所有检验结果的异常都是病理性的,以免造成不必要的疑惑。② 格式不一:因各种仪器检验原理、规格型号不一,化验单打印的内容、提示符号、描述性或评述性警告,也各不相同。③ 一式多份:一式多份的化验单可分发给有关的临床科室、医生或病人;可用电子或纸质形式记录、储存,以便查阅。

目前,大部分检验项目主要由医院检验科(或检验室)负责,少数检验项目由医院各临床科室(内科、外科、妇产科、儿科等)、研究所(室)或由社会的独立实验室实施。化验单虽来自不同部门,但报告单上许多信息栏目很固定,有相同的质量要求;如此,才能成为合格的检验报告单。

(一) 常见化验单有哪些基本栏目

通常,在化验单列出的固定栏目上,有下列必须事项:检验科标识(医院检验科或实验室,或独立实验室的名称)、检验标识(检验顺序号)、病人标识(至少包括病人姓名、性别、年龄、门诊/住院号)、检验申请者标识（包括申请科室、申请医师姓名或工号）、临床诊断（多为初步诊断）、标本类型（采集部位来源）、检验项目［项目编号、中文全称和（或）英文缩写］、检验结果（包括结果增高/减低或阳性/阴性的标识，必要时还显示检验方法）、数量单位（多以国际单位制表示）、生物参考区间（又称“参考范围”，俗称“正常值/范围”），或加上诊断“医学决定值”（即供医生参考、采取临床决策的临界值）、结果解释或说明（需要时，还包括危急值或警告值，即供医生参考和立即采取临床决策的数值）、标本采集和接收日期及时间、报告打印/发布日期和时间、授权发布报告者的标识（检验者和审核者的姓名或工号）。

1. 一般栏目　任何种类的化验单都含有能反映病人就诊时最基本的项目，以及反映医生、护士、检验部门、检验人员姓名或工号等项目。

（1）病人姓名、年龄、性别和居住地址：有些疾病与年龄、性别关系密切，不少检验项目的参考区间随年龄、性别差异而变化，故病人要认真填写这些项目，确保准确无误，否则会耽误疾病诊断。有的化验单，还要求病人填写地址栏，以便医生与病人及时联系。

（2）门诊病历号、住院号、病床号和科别：通常病人在一家特定的医院，只有一个病历号或住院号。就诊时，所有的化验单都填写病人各自特有的一套编号。如是住院病人，其入院病史、住院病史及出院小结的编号均一致，这样可方便查阅。发送各种化验单也依据科室名称、病床号而确定，故也应填写准确。

（3）申请医师、申请日期和时间：这两个栏目由申请检验的医生负责填写和签名，日期和时间填写要具体准确，这对急诊病人特别重要。

（4）临床诊断：此处是填入医生综合病人主诉、体格检查和（或）其他辅助检查后得出的疾病初步诊断，或是已明确诊断的疾病名称。填写临床疾病诊断的好处是可供检验人员在发出化验单前，能结合临床进行综合分析，以便及时发现有差错的检验结果。

（5）标本种类：此栏目反映检验标本的来源。来源不同的标本，虽均可检验同一检验项目，但参考范围可能完全不一致，故填写时一定要准确。检验用标本通常有血液、尿液、粪便及其他体液。

（6）日期和时间：化验单上需填入从标本采集到检验报告整个过程、多个操作环节的具体时间，即“年、月、日、时、分”。化验单上涉及的日期和(或)时间的栏目主要有：标本采集时间、标本接收时间、标本检验时间、报告单打印/发布时间等。

（7）标本编号：这是标本采集、检验操作等编号，主要供检验部门使用。

（8）签名/工号：化验单一经发布，即具有一定的法律效应，故准确填写从申请、标本采集到检验报告整个流程中相关操作人员姓名或工号非常重要。主要包括：检验项目申请者(医生)、标本采集者(护士或检验人员)、检验人员和报告单审核者(负责检验结果正确性的责任人)等，分别各自签名、盖章或填入工号。

2. 检验项目、参考区间及数量单位

（1）检验项目：指报告单上具体检验项目名称，是化验单的中心内容。

（2）参考区间及数量单位：绝大多数化验单印有各项目相应的参考区间和数量单位。参考区间(参考值)已替代传统的“正常值”或“正常范围”。这是因为任何一个检验项目所谓的“正常值”，只是对部分地区、部分健康人群进行检验和统计，其覆盖的人群数量有限；而且，实际上也不存在绝对“健康”或“正常”的人群。再者，被统计成“参考区间”所涉及的“正常”人群比例，只占被检验总人数的95%，而剩余的5%“正常”人群并未被统计在内，故用“参考区间”表达检验项目的“正常范围”更符合实际情况。“参考区间”如表达的是数量(定量)，一般用“低限值～高限值”表示，通常病人的检验结果低于低限值或超出高限值，就提示为“异常结果”；但是，一方面参考区间本身并没有涵盖100%“健康”人群，另一方面还未考虑到每个病人发病前的基础检验情况，故仅凭1次检验出现“略低于”或“略高于”参考区间的结果，并不能肯定为异常；同样，仅凭1次检验，显示结果位于“参考区间”内，也不能完全排除疾病；病人任何1项检验，至少应重复检验2次以上，结果显示相同或相近，才可认为此检验结果可靠、有效。

3. 检验结果表达

(1) 定量：用数值表示。定量检验项目均附有数量单位。常见的数量单位：容积浓度用升(L)、毫升(ml)、微升(μl)、纳升(nl)和飞升(fl)等表示；物质量用克(g)、毫克(mg)、微克(μg)和纳克(ng)等，或用摩尔(mol)、毫摩尔(mmol)和纳摩尔(nmol)等表示。例如：尿蛋白质150 mg/L，血葡萄糖4.3 mmol/L。检验酶活性的结果常用国际单位(IU)或单位(U)表示；例如：丙氨酸氨基转移酶(ALT)45 U/L。还有一些检验项目，将病人检验的结果与参考定值进行比较后的百分率表示；例如：凝血因子Ⅷ活性(FⅧ：C)75％。还有少量检验项目的参考区间以百分率或分数(即小数)表示，其检验结果只有数值而无数量“单位”，如血细胞比容50％或0.5。

(2) 半定量：是对检验结果的变化进行分级，通常用符号或数字区别级差。如：“－”表示阴性，用“±”表示弱阳性，用“＋、＋＋、＋＋＋、＋＋＋＋”分别表示阳性的不同程度。

(3) 定性：用文字或符号表示。如：阴性或“－”，阳性或“＋”，A型血、B型血、O型血或AB型血等表示。

4. 提示符号或解释说明　在仪器打印的检验单上常将病人标本的检验结果与参考区间比较后，用文字“增高”“减低”或符号“↑”“↓”，或用外文术语“high(增高)”或“low(减低)”或符号表示检验结果的异常，或用直观的图形等表示，如血细胞计数；必要时，还加上对标本质量(血液标本凝固，血液标本有严重溶血、脂血、黄疸等)、检验复核结果等的描述或评述(如显微镜红细胞检查，见低色素小红细胞增多)，以引起医生、检验人员或病人对异常检验结果的警惕。

（二）常见化验单有哪些类别

实际上，各医院检验科或独立实验室，所用的化验单的具体形式非常不一，但基本类别和栏目均大致相似。目前，临床化验单常见的类别有：血常规、尿常规、粪常规、骨髓、生化、免疫、微生物、分子生物学等多个大类；从各类化验单还可细分出各临床科室（如消化科）、器官（如肝脏）或疾病（如贫血）类别的专用化验单。

二、如何留好检验标本

要获得可靠的检验结果，首要环节是获得高质量标本，除检验人员或护士有责任采集好标本外，病人自己也应主动询问医生，积极配合，留取完好的标本。不同的标本，留取的要求既有相同之处，也有各自的特殊点，须引起注意。有些标本是病人自然排泄物或分泌物，如尿液、粪便、痰液等，采集时病人一般无创伤痛苦，且可方便地反复留取；有些标本虽近乎自然分泌或排泄，但采集时不方便，如精液、前列腺液、阴道分泌物；还有一些标本如脑脊液、胸水、腹水、心包腔积液、关节腔积液（滑膜液）等需医生用严格消毒方法进行穿刺后才能获得，操作有一定的创伤性，故要求病人充分理解和积极配合。

（一）留好标本有哪些基本要求

1. 标本应完整　原则上，任何离开人体的标本，要尽可能保持体内当时生理或病理的固有状态：目的是保持标本的有形部分（指一般能用普通光学显微镜观察到的成分，如各种细胞、虫卵等）和无形成分（指一般能溶解于液体，不能用显微镜直接观察到的化学物质，如蛋白质、葡萄糖等）的质和量基本不变。事实上，任何标本中的成分，一旦离开人体，就会受环境的影响而发生改变。例如，细胞溶解破坏，蛋白质分解，外来细菌污染标本等。为此，标本采集时或采集后，常需按检验项目的特点进行各种方法的处理，尽可能保持标本在脱离人体时即刻的质量和数量特性。

2. *标本应新鲜* 任何检验标本都要求新鲜，新鲜标本最能反映病人真实状态。衡量标本是否新鲜的简单尺度，就是从标本采集到开始检验操作时所间隔的时间。标本离开人体后，越及时送检、越早完成检验操作，结果就越可靠。各种标本允许间隔的时间，视不同的检验项目和标本来源而不尽相同。

3. *应做好标记* 应关注检验标本的标注姓名是否与标本来源的病人一致，故应在每份标本上做好正确、唯一性标记(如条形码标签)就特别重要，包括病人姓名、性别、唯一性号码、所需检验项目等，以便正确辨识病人所留取标本的信息。

(二) 如何配合血液标本采集

血液标本在各种检验标本中采用率最高。血液在全身封闭的血管中循环流动，与心、肺、脑、肝、肾等全身各种组织器官关系密切。血液标本能直接反映造血系统疾病(贫血、白血病等)，是诊断的主要依据;血液标本还可直接或间接提供有关全身各组织器官生理或病理状态的许多重要信息。血液标本采集有以下一些特点。

1. *采集部位* 常用的有：① 皮肤穿刺采血：又称毛细血管或末梢血采血，一般使用采血针，在消毒后的手指端或耳垂(较少用)等部位采集血液，凡是需血量较少(通常约 100 μl 或 2 滴以下)的检验用血可用此种方法，以往多用于“血常规”如红细胞计数、白细胞计数等。现多建议采用静脉血标本，以减少皮肤采血的局限性。② 静脉采血：是目前最常用采血方法。多采用手臂上较易见的表浅静脉，用真空采血器材或注射器穿刺，1 次采血即可获得较多血量，适用于多个检验项目同时检验，如血液分析仪检验各种血细胞数量等。病人应在医生指导下，了解静脉采血的要求，作好适当的配合。不同采血部位获得的标本都存在程度不同的差异，在判断和比较检验结果时，必须加以考虑。

2. *血标本种类* 主要有：① 全血：血液中加抗凝剂就不会发生凝固，此标本主要用于血细胞计数等。② 血浆：是加有抗凝剂的全血，经过离心、分离出的液体部分（无血细胞成分），常用于止血、血栓性项目和部分生物化学项目的检验。③ 血清：是全血标本不加抗凝剂，经过一定时间，血液就发生凝固（血液中细胞成分与凝血因子发生凝聚）后，余下的（或离心后的）液体部分。主要用于生物化学和免疫学检验项目的检验。

3. *必须避免的血标本* 必须避免人为因素引起的不合格标本。主要有：① 高脂肪（高脂、脂血）血标本：标本离心后，如血清或血浆看上去呈云雾状混浊，多为病人进食后，或病人接受静脉输注脂肪乳剂等不久，所采集的标本。这种脂血标本可干扰许多生化物质的检验。避免这种高脂标本的措施很简单，就是在病人一段时间内“禁食”，即在采血前 8～12 h 内，病人除可饮水外，不再进食，即可得“空腹”血标本。② 溶血标本：因各种原因造成的红细胞破坏，血标本的血浆或血清部分出现红色或粉红色。红细胞破坏后，释放出许多物质，可严重干扰检验，故必须防止。

4. *不同血标本采集方法* 不同的检验项目需要不同的血标本。主要有：① “空腹”标本，此种标本主要适用于多数生化项目检验，例如，葡萄糖、胆固醇或甘油三酯（三酰甘油）。② 指定时间标本：多因检验目的不同，要求在规定的时间内采集标本，如口服葡萄糖耐量试验。③ 药物浓度峰值或低谷时间的血标本：在使用某种特定药物后，血液中的药物浓度达到最高时或最低时（后者常指在下一次服药前）采集的标本。主要用于监测用药病人血中的药物浓度，以便调整剂量，合理用药。④ 冰浴血标本：将血标本置于冰浴水中，用以减低各种成分的代谢改变，如用于血氨、血气、血乳酸检验等。⑤ 保温血标本：将血标本保持于体温或 37℃，如用于冷凝集素检验。⑥ 避光保存血标本：用锡纸包裹或避光容器采集血标本，避免血中某些成分遇光分解，引起检验结果假性减低，如胆红素、维生素 B_{12} 的检验。

5. 血液标本采集时可能发生的情况　静脉采血时，有时因采集者和病人之间配合不妥或采血不顺利等，可能发生一些意外。常见的有：① 未能一次抽出血液或未能抽出足够检验用的血液量。例如，病人肥胖，静脉血管不易显露，可给采血带来困难，有时需多次穿刺进针才能完成采血，此点特别需病人理解。② 病人晕厥：有些病人惧怕采血，情绪紧张易受刺激，在采血时或采血后可发生晕厥，表现为突然出现血压减低、出冷汗、暂时丧失意识，但稍作休息后即可恢复正常。③ 穿刺部位肿胀：血液从血管内漏出到血管外，进入皮下组织，皮肤出现紫色乌青块，此时应在穿刺部位直接施压，直至血液停止渗出。④ 溶血：应避免引起溶血的各种因素，如血标本采集后不能用力振荡。⑤ 呕吐：部分病人在采血时，看到血液流出而发生反应性呕吐，此时病人可做深呼吸得到缓解。

(三) 如何留好尿液标本

尿液虽然是人体的排泄物，但作为标本，想得到准确的检验结果，首先决定于尿液标本的正确采集方法。一般而言，尿液标本采集简便而安全，应用价值相对比较高。尿液检验主要用于：① 泌尿系统的疾病诊断和疗效观察：如炎症、结石、肿瘤、肾移植后。② 协助诊断糖尿病、急性胰腺炎、急性黄疸型病毒性肝炎等其他系统疾病。③ 监测安全用药：对可损害肾脏的药物，如使用了庆大霉素、卡那霉素、多黏菌素 B、磺胺类等的病人尿液进行检查。

1. 容器　要干净；宜使用一次性专用的广口、有盖塑料容器；容量宜大于 50 ml；若留取 24 h 尿标本，容量宜大于 2 000 ml；如使用其他容器（如药瓶、饮料瓶等），需特别注意洗净、晾干后才能使用。否则，各种污染物质可干扰检验结果。不能使用一次性尿布留取标本。

2. 避免污染　不可混有粪便。女性病人应避免混入阴道分泌物或月经血。男性病人应避免混入前列腺液和精液。

3. 时间　室温下,尿内成分在离体后即开始分解,故尿标本应及时送检。从标本采集到检验完成所历时间不应超过 2 h,以免细菌污染和各种成分改变。

4. 标本种类　① 晨尿:一般首选留取早晨第一次尿,因此标本的尿液至少在膀胱中留存了 8 h,各种成分发生浓缩,尤其有利于检出尿液有形成分包括可能存在于尿中的细菌。② 随机(随意)尿:即病人任何时间排出用于检验的标本;此类标本虽然最适合门诊、急诊病人,但也易受多种因素影响,且尿中病理成分的浓度较低。③ 餐后 2 h 尿:通常于午后 2 h 采集的尿标本,主要用于尿中尿胆原等的检验。④ 12 h 尿:要求前一天晚上 8 时,先排尽当时的余尿后,再开始留尿,直至采集到第二天早晨 8 时之内的全部尿液,主要用于尿有形成分计数。⑤ 24 h 尿:方法同 12 h 尿,主要用于化学物质(蛋白质、葡萄糖等)检验等。⑥ 尿培养标本:用清洁、无菌容器采集中段尿(指弃用最先排出和最后排出的尿液部分,只留取中间段排出的尿液部分);主要用于细菌培养和药物敏感性试验。

5. 尿液标本保存　尿标本如不能及时检验,则需作适当保存,否则各种物质易遭破坏。方法有:① 冷藏:以 4℃ 较好,注意避免结冰,否则易析出尿盐类结晶沉淀而干扰检验。冷藏法简便,病人易于操作。② 化学法防腐:常用甲醛(俗称福尔马林)、甲苯、浓盐酸、冰乙酸等,均有各自的适用范围,一般由医务人员操作或告知。

尿标本成分如发生分解,检验结果就不能反映病人的真实情况。然而,此种变化早期难以发觉,尤其是病人自己。尿标本明显腐败时,可从尿外观直接发现异常。例如:① 尿颜色加深:常因尿中代谢物氧化还原所致。② 尿浑浊度增加:尿细菌繁殖和(或)结晶沉淀。③ 尿臭味加重:尿细菌繁殖分解尿素产生氨味所致。

(四) 如何留好粪便标本

粪便检验也是临床上最常用的项目之一，标本易获得，病人一般无痛苦，但仍要注意正确的采集方法。

1. 标本来源　粪便标本宜采用自然排便法，如无法自然排便，用其他方法如肛门指检、开塞露通便或灌肠得到的标本，则常影响检验结果。

2. 标本量　① 一般检验，至少留取大拇指样大小的粪便量或半匙量稀液便。② 做血吸虫毛蚴孵化试验，应留取全部粪便。③ 用化学法做粪便隐血试验，应在试验前 3 天禁食肉类、动物血、铁剂和维生素 C 等。

3. 容器　须干净；可用商品化专用塑料盒或内层涂蜡纸盒；如作细菌学检验，用灭菌封口容器。不能使用一次性尿布留取标本。

4. 部位　关键是采集粪便的病理性成分，即采集含脓、血、黏液处的粪便，但不能只取脓液、黏液或血液。② 若无明显脓、血、黏液粪便，则应在粪便多个部位采集后混合，以提高异常检出率。

5. 无污染　粪便标本不应混入其他物质，混入尿液可使原虫死亡，混入污水、茶水等杂物可混淆检验结果。

6. 送检时间和温度　① 粪便标本采集后应尽早送检，一般不超过 1 h。② 检查阿米巴滋养体标本，应 25℃保温立即送检。

(五) 如何配合脑脊液标本采集

脑脊液采集常由医生进行腰椎穿刺术（腰穿）获得。脑脊液检验适用于有剧烈头痛、昏迷、抽搐、瘫痪等症状病人，或怀疑有颅内出血、脑膜白血病或有脑膜刺激症的病人。

通常采集 3 管脑脊液（如做细胞学检查，则需再采集第四管），颅内高压者常不宜采集。采集后 1 h 内室温下送检，越快越好。穿刺后，病人应俯伏或仰伏 4～6 h，但不用枕头，以免引起术后低颅压头痛。

（六）如何配合浆膜腔积液标本采集

浆膜腔主要包括人体胸腔、腹腔、心包腔、关节腔等。正常时，浆膜腔仅有少量液体，其作用是减少脏器活动时产生的摩擦。疾病时浆膜腔会产生过多的液体，称为病理性积液。此类标本由临床医生用无菌穿刺术获得，用于区分炎症性或非炎症性、良性或恶性、病原体及其种类，或用于抽液减压、用药治疗等。

浆膜腔积液标本采集量多少不一，通常采集3管，采集后应立即送检。如作生化检查，应同时采血作相应项目检验，以资对照。采集关节腔积液前，病人应禁食6 h，使血液与关节腔积液之间葡萄糖成分得以平衡。病人应配合医生作好标本采集，消除顾虑，在穿刺过程中避免咳嗽或深呼吸。

（七）如何配合精液标本采集

有不同采集方法，主要有：① 手淫法：适于在实验室采集。② 性交中断法：易为病人接受，但标本不易收全，也易被阴道分泌物污染。精液检查可用于：评估男性生育功能、提供不育症和疗效观察依据、男性生殖系统疾病的辅助诊断、男性计划生育疗效观察、人工授精及精子库的筛选以及法医学鉴定等。

精液标本采集，特别要注意以下几点。

1. 标本采集时间和送检温度　必须禁欲（即无性交、手淫、遗精）4～7天后才能采集；一般在第一次采集后间隔1～2周，再复查2～3次，方能作出正确判断。标本采集后，应立即保温（20～37℃，例如将容器贴身）送检，不超过1 h，否则精子活动力减低。

2. 标本量　采集一次排出的全部精液送检，尽量不要遗漏。

3. 标本容器　宜用干净、广口玻璃或塑料容器。仅在特殊情况下，也可在性交时将精液射入专用无毒性避孕套中。

（八）如何配合前列腺液标本采集

由临床医生按摩前列腺后采集前列腺液；微生物培养标本应注

意无菌。因前列腺液量少，有时可能采集不到，可隔 3～5 天后重复按摩采集。有生殖系统结核、急性炎症或压痛明显者禁止按摩采集，以防炎症扩散。前列腺液标本主要用于慢性前列腺炎诊断、病原体检查和疗效观察，以及性病检查等。

（九）如何配合阴道分泌物标本采集

由妇产科医生采集阴道分泌物标本。病人应在标本采集前 24 h 无性交、无盆浴或阴道灌洗、局部用药等（停用外用药 2～3 天）。采集后标本应及时送检，如时间延长、温度太低会导致滴虫死亡，影响疾病的正确诊断。阴道分泌物检查主要用于诊断女性生殖道炎，特别是各种阴道炎、性病及判断激素水平。

（十）如何配合痰液标本采集

采集痰液标本，看似容易，而实际上要取得真正的痰液标本，并非“一唾而就”。真正的痰液，是指气管、支气管的分泌物或肺泡内的渗出物，而不是口腔内的唾液、鼻咽部的分泌物等。一般采用自然咳痰法：病人早晨起床后，先漱口，然后再用力（从呼吸道深部）咳出 1～2 口痰，用干净容器（可用无吸水性的商品化专用塑料盒或内层涂蜡纸盒），立即送检（室温下 2 h，冷藏 24 h）。

用于特殊检验的痰液标本采集方法：① 细胞学检查：取上午 9～10 时新鲜痰液。② 查找结核杆菌，应留 24 h 痰液。③ 取痰困难者，用特殊方法取痰或在鼻咽部直接刮取标本。痰液检验主要用于呼吸道炎症、感染（主要是病毒、细菌和真菌等所致，少见原虫、蠕虫等寄生虫病引起）和肿瘤诊断。

三、哪些主要因素可干扰检验结果

在判断检验结果的异常是否确实由疾病造成前，必须首先排除可能干扰检验结果的其他非疾病因素。非疾病因素影响检验结果的主要环节可分为三个阶段：① 第一阶段是在检验前，包括是否有合格的操作人员、合乎要求的标本以及病人当时的生理特征和状态，即性别、年龄、运动、精神、体位、饮食和用药情况等；对这一点，病人和医生都要有足够认识。② 第二个阶段是在检验中，包括实施的检验方法、仪器和试剂质量、实验室内部质量控制和实验室外部质量评价等。③ 第三个阶段是检验后：对结果的正确评价和解释。

以下，仅简述第一阶段检验前病人的年龄和性别、生活习惯、用药情况和标本送检时间等因素对检验结果的影响。

(一) 病人年龄和性别

许多生理因素可影响检验结果，最基本的是病人年龄、性别和生理状态。目前，由生理因素引起的检验结果变化，比检验过程技术本身所产生的变化更大。生理性变化可分为两类：一类是不能控制的，如年龄和性别，对检验的影响常为长期性；另一类是可加控制的，如情绪和运动等，对检验的影响多为短期性。

1. 年龄　通常检验参考区间应考虑四组年龄：新生儿、儿童期至青春期、成人和老年人。有些检验项目参考区间有明显年龄差异，应按各年龄段分别列出。

(1) 新生儿(出生 1 个月内婴儿)期：往往相对缺氧，可刺激血细胞增生，红细胞计数、血红蛋白浓度明显高于成年人；6 个月至 2 岁婴儿，因生理发育的需要，而红细胞生成的原料相对缺乏，因而红细胞计数和血红蛋白浓度减低，造成生理性贫血；足月产婴儿，其血红蛋白种类多与成人种类一致(以血红蛋白 A 为主)，如为非成熟婴儿，其胎儿血红蛋白 F 比例增高；新生儿刚出生时动脉氧饱和度很低，可发生代谢性酸中毒，但在 24 h 内，可恢复酸碱平衡；新生儿尿酸和成人水平类似，但出生后几天就会明显减低；新生儿血胆红素增高(高峰在 3～5 天)，可发生生理性黄疸。

（2）儿童期到青春期：此阶段体内各种成分逐渐改变，但很少为突发性。如血浆蛋白质逐渐增加，至 10 岁时可达成人水平；血清碱性磷酸酶活性在新生儿较高，至儿童期反而减低，进入青春期时又增高，与此年龄期骨骼迅速生长和性成熟相关，而青春期后，此酶活性又迅速下降（尤其在女孩变化明显）。

（3）成人期：女性从青春期至停经，男性从青春期到中年期，在此年龄阶段中，绝大多数检验的成分相当稳定，各种检验的成人参考范围常作为青年人和老年人参考范围进行比较的参照系统。例如：血清磷，在男性 20 岁后明显减低，在女性也减低，直至停经期；成年男、女性血总胆固醇和甘油三酯（三酰甘油）浓度，每年可增高 0.02 mmol/L，一直可延续至 50～60 岁；成人大多数酶的活性比青春期低。

（4）老年人：由于衰老的进程，老年人各种组织和器官功能减低。例如：造血功能减退使红细胞计数减低；血甲状旁腺素随年龄而减低；血胰岛素浓度虽不受年龄影响，但对葡萄糖反应性下降；女性停经后，雌激素分泌能力持续以较快速度减低，血清浓度可减少 70％或更多；肾功能减退的老年人血浆尿素浓度会增高，肌酐清除率（从 30～90 岁）减低 50％。

2. 性别　男女由于生理上天然不同，故不少检验项目参考区间也有明显差异。这种情况主要反映在青春期后；而此前，男孩与女孩之间的检验结果差异不大。例如：在 15～40 岁，男女红细胞计数值可不同，女性一般低于男性；如果女性怀孕至中后期，红细胞计数值随血容量增高、血液稀释进一步减低。红细胞沉降率，女性高于男性，如怀孕 3 个月以上，可进一步增高。青春期后，男性的血清碱性磷酸酶、转氨酶、肌酸激酶、醛缩酶活性均比女性高，这与男性肌肉组织力量比女性强有关；女性停经后，碱性磷酸酶活性反比男性高。乳酸脱氢酶（LD）总活性男女虽相似，但此酶的同工酶 LD1 和 LD3，在年轻女性较高，而 LD2 较低，直至停经后此现象才消失。男性血清蛋白、氨基酸、肌酐、尿素、钙离子、镁离子、胆固醇的浓度，均高于女性。生育期的女性血清铁浓度低于男性，血浆铁蛋白可能仅为男性的1/3，主要因女性的月经使血清铁减少。在女性经期，女性激素分泌变化更大。

3. 种族　目前，随着在中国就业的外国人和通婚量的增多，不同种族之间的检验项目参考区间的差异也需引起注意。通常，黑种人白细胞计数较白种人低，尤中性粒细胞数量较少；黑种人肌酸激酶、肌酐较白人、亚洲人等稍高；黑种人维生素 B_{12} 和脂蛋白(a)浓度较高。

（二）病人生活习惯

1. 生活环境

（1）一天之内周期性变化：主要因素包括体位、运动、饮食、精神紧张程度、白天与晚上的更替、睡眠与觉醒状态。有些检验结果的变化相当大，主要是内分泌系统许多激素的检验。例如，血清皮质醇浓度，从上午8时至下午4时之间，浓度改变可达50%；许多激素的分泌是突发性、一时性的，并呈现周期性变化，故单凭一次随意性的检验结果难以作出恰当的解释。又如：血清钾在上午8时浓度为5.4 mmol/L，在下午2时可降为4.3 mmol/L；生长激素在入睡后不久分泌最高，而胰岛素在早晨分泌较高等。因此，进行激素等特殊项目检验，对标本采集时间常有严格的规定和控制。

（2）居住环境：居住高原地区的人，因大气中氧气不足（氧分压减低），故刺激人体造血增加，血红细胞计数、血红蛋白浓度均增高。此外，尿酸盐分泌增加，生长激素浓度增高。居住在硬水（含有较多钙、镁盐类的水）地区的人，血胆固醇、甘油三酯、微量元素浓度增高。居住在交通拥挤的城市人，其碳氧血红蛋白浓度比居住在乡村的人要高。

（3）季节影响：随季节的更迭（主要受食物、运动方式的改变），人体内许多物质的浓度可发生变化。如夏天,血中甘油三酯浓度可增加10%,酶的活性可增高,肾上腺素分泌可增加等。

(4) 暴热、寒冷、紧张:可使肾上激素分泌增加,从而引起血中许多物质浓度的改变。

2. 饮食习惯　当今,食物种类多种多样,每个人饮食习惯又不同,故进食可对多种检验结果可产生较大影响,特别是标本采集前的进食对检验的干扰作用更大。如进食不久即做血液物质检验,可见多种血液成分浓度增高,例如:血葡萄糖、铁、脂肪、碱性磷酸酶活性等。进餐后产生的脂血症可影响许多物质检验结果,故许多生化项目的检验特别要求前一天晚上8时后禁食。

(1) 咖啡因:存在于许多饮料中,如咖啡、茶等。饮用这些饮料,可使血葡萄糖浓度、皮质醇浓度明显增高,造成人体正常皮质醇浓度周期性节律变化消失;饮用2杯咖啡,血浆游离脂肪酸浓度可增高30%;长期饮用,则血清甘油三酯增高;咖啡因有利尿作用,结果可使尿红细胞、上皮细胞、钠、钾、钙和镁的排出增多。

(2) 不同食谱:常食麦麸等可阻止肠道吸收胆固醇、甘油三酯;食用纤维多的食物则血清载脂蛋白B和胆固醇浓度都减低。高蛋白饮食,血浆尿素浓度成倍增高,尿中排出量也增多,血清胆固醇及血磷浓度增高。高脂肪饮食,血总脂肪增高,而食入非饱和脂肪(如菜油、豆油)确能减低血胆固醇的作用。高淀粉饮食,血碱性磷酸酶和乳酸脱氢酶活性增强。高碳水化合物(糖类)饮食使血清甘油三酯、胆固醇和蛋白浓度均减低。长期素食者,血中低密度脂蛋白、极低密度脂蛋白、总脂肪、磷脂、胆固醇和甘油三酯浓度为荤素混合食谱者浓度的2/3;但蛋白质浓度和酶的活性,两者差异却极小;长期素食者,尿液偏碱,血维生素B_{12}几近缺乏,胆红素则较高。

(3) 禁食:有些减肥者,为了减少热量摄入,常采用禁食方法,此时血葡萄糖和胰岛素减低,而胰高糖素、血酮体可明显增高;血清中许多酶活性增高;严重者还可发生酸中毒。

（4）饮酒：饮酒产生轻度醉酒时，血葡萄糖浓度可增加 20%～50%，但更常见的是发生低血糖和酮血症，乳酸、尿酸盐、甘油三酯增高；当饮酒伴脂肪餐时，此种反应更为显著，可持续 12 h 以上。慢性酒精中毒可影响内分泌功能，使血清酶（如丙氨酸氨基转氨酶）的活性增高。

（5）吸烟：主要是通过烟内尼古丁的作用，刺激血肾上腺素、尿儿茶酚胺增加，影响检验结果。吸入 1 支烟，在 10 min 内血葡萄糖浓度可增加 0.56 mmol/L，可持续 1 h；血乳酸增高，丙酮酸减低；生长激素在 30 min 内增高 10 倍；β 脂蛋白、胆固醇、甘油三酯增高，而高密度脂蛋白胆固醇减低。吸烟者血红细胞计数、白细胞计数增高。吸烟影响机体免疫防御系统，免疫球蛋白 A、G、M 均比非吸烟者减低，而免疫球蛋白 E 增高。吸烟者，血抗核抗体、癌胚抗原可呈阳性反应，精子计数减少，异型精子比率增高，精子活动力减弱。

3. 运动　运动对检验结果的影响程度，与运动强度和时间长短有关。例如：轻度运动时，血清胆固醇、甘油三酯浓度就可减低并可持续数天；步行 5 min，血清中来自肌肉的肌酸激酶、乳酸脱氢酶、天冬氨酸氨基转移酶的活性就轻度增高。中度运动时，血葡萄糖浓度增高，胰岛素分泌增多，乳酸浓度可增加 2 倍；用力运动或剧烈运动时，血甘油三酯浓度明显减低，葡萄糖耐受性增加，乳酸浓度可增至 10 倍，肌酸激酶活性增 2 倍以上，肾素活性可增 4 倍。血糖蛋白、运铁蛋白及许多激素浓度都增高。体育运动员，即使在休息状态，其血清许多酶的活性均高于非运动员；相反，运动员的酶对运动反应的敏感性（对反应的增加程度）却不及非运动员。运动员的血尿素、尿酸、肌酐、总胆固醇、低密度脂蛋白胆固醇浓度减低，而高密度脂蛋白胆固醇、游离脂肪酸浓度增高。

4. 体位　成人直立时，血容量比卧位平躺时减少 600～700 ml。从卧位到直立时，血容量可减少 10%左右。由于直立时血液相对浓缩，故血浆蛋白质、酶、蛋白类激素等浓度均增高。如：丙氨酸氨基转移酶、天冬氨酸氨基转移酶活性增高5%，清蛋白浓度增高9%，胆固醇浓度增高7%，免疫球蛋白A、G、M的浓度分别增高7%、7%和5%，甘油三酯浓度增高6%，甲状腺素浓度增高6%。从卧位到直立位，许多人体激素分泌增加，例如，血肾上腺素浓度在10 min内可成倍增高，醛固酮浓度和肾素活性在1 h内翻倍增加。直立位时，尿酸度增加，尿蛋白滤出减少；但有一种体位性（直立）蛋白尿，是由于肾静脉压力增高所致，这种情况发生率约在5%以下。正常时，从直立到卧位，血量改变在30 min内可完成，而从卧位到直立位，此种变化只需10 min。

（三）标本送检时间

除少数情况外（如检验磷酸盐的标本在20℃能保存8～12 h），其他标本理想的送检时间是愈短愈好。血液标本从采集到分离血清或血浆的时间，最好在1 h内；有时需加特殊防腐剂，如检验乳酸应加氟化钠，检验氨应加EDTA。在运送中应避免溶血；红细胞内释放的钾，在室温下最少，在4℃和30℃中释放明显增加。葡萄糖浓度随温度减低而增高，如全血标本在23℃贮存2 h，葡萄糖浓度会减低10%。病理情况下，检验结果会相互影响；如白细胞增多的病人，葡萄糖浓度会减低；γ谷胺酰转移酶活性增高者，血氨会增高。

做凝血检验的标本：如做凝血酶原时间、活化部分凝血活酶时间、凝血酶时间、蛋白C和凝血因子V等检验时，非肝素治疗的病人标本可在室温放置4～8 h，而肝素治疗的病人标本在室温或冷藏的时间均不能超过4～8 h；故推荐所有标本应在采集后4 h内完成分析，如不能完成，即应在1 h内分离出乏血小板血浆（血小板浓度极低的血浆）立即在－20℃以下冰冻保存。

（四）用药情况

药物对检验结果的影响受给药途径和药物性质影响。口服方式，作用慢，但持久；注射或吸入方式，作用快时间短。药物溶解度

(脂溶度)大,则吸收率高。当检验结果出现不可思议的异常值,或检验结果前后明显矛盾,或与临床不符合时,应考虑到是否由药物引起干扰。例如以下情况。

1. 肌内注射药物　可刺激肌酸激酶、醛缩酶、骨骼肌乳酸脱氢酶释放入血,酶活性增高可持续数天,特别是青霉素等药物。

2. 引起同一种生理物质血浓度变化的不同药物　如能引起肌酸激酶活性增高的药物有氨苄青霉素、羧苄青霉素、巴比妥酸盐、氯丙嗪、克林霉素、地高辛、利尿剂、利多卡因、哌替啶(度冷丁)、吗啡、吩噻嗪类等。

3. 引起多种生理物质血浓度变化的同一种药物　如利尿剂常引起血清钾、钠浓度减低。对临床检验有广泛影响的抗惊厥药、苯妥英,如长期使用,则血清钙、磷、胆红素等浓度减低,碱性磷酸酶、γ谷胺酰转移酶等活性增高。高浓度维生素C可使乳酸脱氢酶活性减低,使干化学尿胆红素、尿葡萄糖检验假阴性,而班氏尿糖检验假阳性。口服避孕药可影响许多检验,也应特别注意。

可见,影响检验结果的因素是多方面的。年龄、性别、居住环境、周期节律、季节等因素一般是不能随意控制的。故应根据不同人群、时间、地点给出相应的参考区间就非常重要。体位、运动、食物、药物、生活习惯(饮酒、吸烟)等一般可通过适当调整加以控制,以减少对检验结果干扰,提高诊断疾病的准确性。因此,一方面,医务人员应详细告诉病人如何配合检验;另一方面,病人也应积极而严格地遵照医嘱,控制食物和药物等干扰因素。医务人员和病人的共同努力,就能保证检验结果的真实性和可靠性。

(胡晓波　熊立凡)

健康体检和基本检验项目

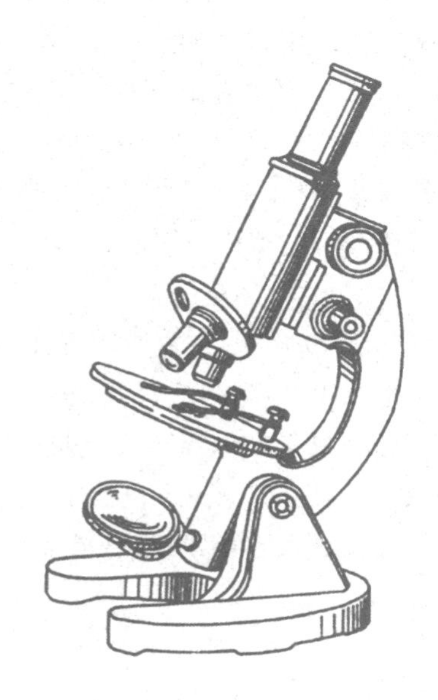

据世界卫生组织(WHO)2014 年对 2008 年的全球估算,2008 年在全球死亡人数中,有 3 600 万人(占 63%)死于非传染性疾病。非传染性疾病主要包括 4 种:心血管疾病(48%)、癌症(21%)、慢性呼吸系统疾病(12%)和糖尿病(3.5%)。这些疾病有 4 种共同行为的危险因素:使用烟草、不健康饮食、缺乏身体活动和使用有害酒精。虽然,这些疾病的发病和死亡主要发生在成年期,但接触这些危险因素从幼年期就已经开始。如能有效防治目前的非传染性疾病,则将极大提高全球健康水平,减少非传染性疾病引起的各种负担。

WHO 将中国的非传染性疾病的发病率和死亡率归入全球的"中高组"。在 4 种非传染性疾病中:心血管疾病、癌症、慢性呼吸系统疾病,男性多于女性;糖尿病女性高于男性。非传染性疾病占所有死亡数的百分率为 87%,其中心血管疾病 45%,癌症 23%,慢性呼吸系统疾病 11%,糖尿病 2%,其他非传染性疾病 6%。传染性、孕产妇、围生期营养性疾患 5%,损伤 8%。成人非传染性疾病的危险因素目前主要是:吸烟 25%,饮酒(酒精)6.7%,高血压 27.3%和肥胖症 5.7%。

中国应对非传染性疾病,从国家行政管理(如国家卫生和计划生育委员会,简称卫生计生委)到制定政策、战略、国家循证指南/规程/标准和实施计划,已经或正在做出努力,包括减少有害使用酒精、减少缺乏运动和(或)促进运动、减少烟草使用、减少不健康饮食和(或)促进健康饮食、加强初级保健管理、监测和监督主要非传染性疾病和癌症登记等。

一、什么是健康体检

2014 年,中华医学会健康管理学分会、《中华健康管理学杂志》发布了适合我国的《健康体检基本项目专家共识》。

1. 健康体检概念　指对无症状个体和群体的健康状况进行医学检查与评价的医学服务行为及过程。

2. 健康体检目的　一是筛查和评估慢性、非传染性疾病及其风险因素，二是提供健康指导建议及健康干预方案。

WHO定义非传染性疾病(也称慢性病)，是指病情持续时间长、发展缓慢的疾病。非传染性疾病的4个主要类型为：心血管疾病(如心脏病发作、脑卒中)，癌症，慢性呼吸道疾病(如慢性阻塞性肺病、哮喘)及糖尿病。2013年，第66届世界卫生大会提出了预防和控制非传染性疾病的自愿性全球目标。

1) 心血管疾病、癌症、糖尿病或慢性呼吸系统疾病总死亡率相对降低25%。

2) 根据本国国情，有害使用酒精现象相对减少至少10%。

3) 身体活动不足流行率相对减少10%。

4) 人群平均食盐摄入量/钠摄入量相对减少30%。

5) 15岁以上人群目前烟草使用流行率相对减少30%。

6) 根据本国情况，血压增高患病率相对减少25%，或遏制血压增高患病率。

7) 遏制糖尿病和肥胖的上升趋势。

8) 至少50%符合条件者接受预防心脏病发作和脑卒中的药物治疗及咨询(包括控制血葡萄糖)。

9) 在80%公立和私营医疗卫生机构，可提供经济可负担的，治疗主要非传染性疾病所需的基本技术和基本药物，包括非专利药物。

3. 健康体检共识权威性和实用性　关系到我国人民自身健康利益的“健康体检共识”是一项严谨的课题。一开始，中华医学会健康管理学分会就组建了起草组，接着先后组织多次专家讨论会和专题研讨会，并进行试运行、验证、修改、再讨论、再试用、再征询意见和多次修改，形成最终稿。我国第一份健康体检共识的最大特点是：

以遵循国家政策和法规为基本出发点，以最新健康管理理论为学术指导，基于21世纪最新循证医学（以证据为基础的医学）的证据，融合中外健康体检的先进经验，结合中国当前健康体检的资源特点，侧重于指导性，体现了权威性和实用性。

4. 健康体检基本项目遵循原则

(1) 明确目的：即评价健康和筛查疾病风险，反映受检者健康状况，发现疾病早期线索。

(2) 方法适宜：检查方法科学适宜，即既有可及性又具可接受性。

(3) 质量保证：体检所用器材均要求经国家食品药品监督管理局(SFDA)认证，以确保健康体检的质量和安全。

(4) 最佳效益：体检项目须体现最佳性价比原则，避免首选贵重体检器材，无效加重经济负担。

二、健康体检有哪些内容

健康体检遵循科学性、适宜性及实用性的原则，全面而重点突出健康体检的内容。除了受检者自测问卷外，还包括检查者所实施的体格检查、实验室检查和影像学辅助检查（包括心电图检查、X线检查、超声波检查等）。

健康体检可分为基本项目和专项项目：① 基本项目：是进行健康体检、形成健康体检报告及个人健康管理档案的必选项目，不能随意省略。② 专项项目：是满足适宜年龄人群对健康体检及健康管理服务多样化的要求，主要进行慢性、非传染性疾病风险筛查及健康体适能的备选项目。

1. 健康体检有哪些必选项目　健康体检必选项目由5个部分组成：自测问卷、体格检查、实验室检查、辅助检查、体检报告首页（表1）。

表 1　健康体检筛查基本项目——必选项目

一级目录	二级目录	主要检查内容
健康体检自测问卷(略)		健康史、躯体症状、生活习惯、精神压力、睡眠健康、健康素养等
体格检查	一般检查	身高、体重、腰围、臀围、血压、脉搏
	物理检查	内科：心、肝、脾、肺、肾 外科：浅表淋巴结、甲状腺、乳腺、脊柱和四肢关节、肛门、外生殖器(男性) 眼科检查：视力、辨色力、内眼、外眼、眼压 耳鼻咽喉科：外耳道、鼓膜、听力、鼻腔、鼻窦、咽喉 口腔科：口腔黏膜、牙齿、牙龈、颞颌关节、腮腺 妇科：外阴、内诊
实验室检查	常规检查	血液常规：白细胞计数、红细胞计数、血红蛋白、血小板计数 尿液分析：尿蛋白、尿隐血、尿红细胞、尿白细胞、尿比重、亚硝酸盐 粪便检查：粪便常规、粪便隐血
	生化检查	肝功能：丙氨酸氨基转移酶、天冬氨酸氨基转移酶、总胆红素 肾功能：血尿素氮、血肌酐 血脂：总胆固醇、甘油三酯、低密度脂蛋白胆固醇、高密度脂蛋白胆固醇 血葡萄糖：空腹血葡萄糖 其他：血尿酸
	细胞学检查	妇科病理学检查
辅助检查	心电图检查	心率、心电图
	X线检查	胸片：肺部、心脏、胸廓、纵膈、膈肌
	超声检查	腹部超声：肝、胆、胰、脾、肾
体检报告首页		健康自测问卷、体格检查、实验室检查、辅助检查结果摘要

(1) 体格检查：一般检查包括身高、体重、腰围、臀围，血压、脉搏；物理检查包括内科、外科、眼科、耳鼻咽喉科、口腔科、妇科等。其中，血压、体重、腰围及体重指数等指标均具有较高级别的循证(遵循临床科学研究证据)医学研究证据，是健康体检和健康管理的重要指标和数据。

（2）实验室检查：包括人体血液、尿液、粪便的常规检查（使用频率高、反映人体一般健康状态的初始检查）、生化检查（使用频率较高、反映人体一般健康状态的肝脏、肾脏功能检查，血葡萄糖水平、血脂水平的检查）、细胞学检查（女性使用频率较高的子宫颈刮片细胞学检查，是初筛女性早期子宫颈癌的项目，在我国一般属于病理科检查内容；为方便本书读者，本书将仅对此项检查做简要介绍）。其中，粪便隐血试验、血脂、血葡萄糖等检查项目具有较高的循证医学证据，是国内外慢性疾病风险预防指南所公认推荐的项目。

（3）健康体检自测问卷：主要涉及受检者的健康史、症状体征、生活方式、环境健康、睡眠健康和健康素养；自测问卷内容大类见表2。

表2　健康体检筛查基本项目——自测问卷内容大类

类　别	内　　容
健康史	家族史、现病史、过敏史、用药史、手术史、月经生育史等；重点是慢性病家族遗传信息，如早发心血管病家庭史（男性55岁，女性65岁）等
症状与体征	主要慢性病风险人群：循环、呼吸、消化、内分泌、神经、泌尿、妇科疾病及视听功能等
生活方式和环境健康	饮食、吸烟、饮酒、运动锻炼、环境健康风险等（这些指标均具有高级别循证医学证据）
心理健康与精神压力	情绪、精神压力、焦虑抑郁状态等（用于筛查精神心理问题和评估精神压力）
睡眠健康	睡眠时间、睡眠质量、睡眠障碍及其影响因素等
健康素养	健康理念、健康意识、健康知识和健康技能等（国内外研究证明，健康素养低可增加慢性病发生率及疾病负担）

2. 健康体检有哪些备选项目　健康体检的备选项目包括慢性病早期风险筛查项目：心血管病，糖尿病，慢性阻塞性肺疾病（COPD），慢性肾脏疾病，部分恶性肿瘤（食管癌、胃癌、结直肠癌、肺癌、乳腺癌、子宫颈癌、前列腺癌）等（表3）。备选的实验室检查项目将在本书“临床疾病常用检验项目”一起介绍。

表 3　健康体检筛查基本项目——备选项目

一级目录	二级目录	主要检查内容
心血管疾病风险	高血压风险（＞20 岁）	早发高血压家族史、吸烟史、饮酒史、高盐饮食、长期精神紧张、头昏、头痛、眩晕等 诊室血压（连续 3 次）、动态血压监测、脉搏波传导速度（PWV）、踝臂指数（ABI）、心电图、血管超声、胸部 X 线照片、眼底血管照相 空腹血葡萄糖、总胆固醇、甘油三酯、低密度脂蛋白胆固醇、高密度脂蛋白胆固醇、同型半胱氨酸、超敏 C 反应蛋白、肾素等
	冠心病风险（＞40 岁）	冠心病病史及早发家族史、心前区疼痛、压迫感及胸部不适等 血压、PWV、ABI、血管内皮功能（FMD）检查、心脏彩色超声、颈动脉超声、动态心电图、心电图运动试验、螺旋 CT 断层扫描冠脉成像（CTA） 空腹血葡萄糖、总胆固醇、甘油三酯、低密度脂蛋白胆固醇、高密度脂蛋白胆固醇、载脂蛋白 A、载脂蛋白 B、脂蛋白（a），血乳酸脱氢酶及其同工酶、血清肌酸激酶及同工酶、肌红蛋白、肌钙蛋白 Ⅰ、血肌酐、尿微量白蛋白、超敏 C 反应蛋白（hs－CRP）、白介素－6、肿瘤坏死因子、纤维蛋白原、同型半胱氨酸等
	脑卒中风险（＞40 岁）	高血压、慢性房颤、扩张性心肌病、风湿性心脏病病史及早发家族史、头痛、头昏、眩晕及短暂性脑缺血发作（TIA）等 血压及动态血压检查、PWV、ABI、FMD、心脏彩色超声、颈动脉超声、经颅多普勒（TCD）、眼底血管照相、头颅 CT 空腹血葡萄糖、总胆固醇、甘油三酯、低密度脂蛋白胆固醇、高密度脂蛋白胆固醇、血肌酐、尿微量白蛋白、血黏度监测、血小板聚集、超敏 C 反应蛋白（hs－CRP）、纤维蛋白原、同型半胱氨酸等
	外周血管病风险（＞50 岁）	高血压或脑卒中家族史，高血压、脑卒中、房颤、颈动脉狭窄、腹主动脉瘤等病史，头痛、头晕、乏力、下肢水肿及跛行等 血压及四肢血压测量、足背动脉触诊、颈部、腹部听诊（血管杂音）、血管超声、PWV、ABI、FMD 空腹血葡萄糖、总胆固醇、甘油三酯、低密度脂蛋白胆固醇、高密度脂蛋白胆固醇、血肌酐、尿微量白蛋白、超敏 C 反应蛋白、纤维蛋白原、同型半胱氨酸等

(续表)

一级目录	二级目录	主要检查内容
2型糖尿病风险筛查(>35岁)	空腹血葡萄糖受损(IFG)、糖耐量异常(IGT)、糖调节受损(IFG+IGT)	出生体重,糖尿病家族史,怀孕糖尿病、高血压、冠心病史、血糖及血脂异常史、饮食与运动情况,口渴、多饮、多尿、多食、体重下降、倦怠乏力等 体质指数、腰围与腰臀比、脂肪率、血压、PWV、ABI、FMD 空腹血葡萄糖、餐后2 h血葡萄糖、口服葡萄糖耐量试验(OGTT)、糖化血红蛋白、糖化清蛋白、总胆固醇、甘油三酯、低密度脂蛋白胆固醇、高密度脂蛋白胆固醇、尿葡萄糖、尿酮体、尿微量清蛋白、胰岛素、C肽、超敏C反应蛋白(hs-CRP)、同型半胱氨酸
慢性阻塞性肺疾病(COPD)风险(>50岁,吸烟者>40岁)		吸烟史、慢性支气管炎、哮喘病史、慢性咳嗽、咳痰、气短、喘息、胸闷等 肺功能检查、肺部X线检查、肺部CT检查 红细胞沉降率、白细胞、红细胞、血细胞比容等
慢性肾病(CKD)风险(>40岁)		肾脏疾病家族史,慢性肾炎及蛋白尿、高血压、糖尿病病史等,眼睑水肿、血尿、尿少、疲乏、厌食、恶心、呕吐等 血压、肾脏超声检查 血肌酐、尿微量清蛋白
恶性肿瘤风险	肺癌(>50岁)	肺癌家族史、吸烟史、咳嗽、胸痛、痰中带血、长期低热等 肺部低剂量CT,肿瘤标志物:神经元特异性烯醇化酶(NSE)、细胞角蛋白19片段(CYFRA21-1)、癌胚抗原(CEA)、鳞状细胞癌抗原(SCC)
	乳腺癌(>35岁女性)	乳腺癌家族史,乳腺疾病史、婚育史、月经史、乳房胀痛(与月经周期无关)、乳头异常分泌物等 乳腺超声检查、乳腺钼钯检查,肿瘤标志物:癌抗原15-3(CA15-3)、癌抗原125(CA125)、癌胚抗原(CEA)
	宫颈癌(>21岁女性)	宫颈癌家族史,月经史、生育史、不洁性生活史,白带异常、阴道出血等 宫颈超薄细胞学检查(TCT)、人乳头瘤病毒测试(HPV),肿瘤标志物:鳞状细胞癌抗原(SCC)、癌胚抗原(CEA)

（续表）

一级目录	二级目录	主要检查内容
恶性肿瘤风险	直结肠癌（＞50岁）	结、直肠癌家族史，慢性结肠炎及肠息肉病史，下腹痛、便血、黏液便、大便频次等 肛诊、粪便隐血、结肠镜、气钡双重造影，肿瘤标志物：癌胚抗原、癌抗原19－9、癌抗原242
	胃癌（＞50）	胃癌家族史，胃溃疡、胃肠息肉病史等，腹痛、腹泻、消瘦、柏油便等 胃镜检查、气钡双重造影、幽门螺旋菌检查（HP）、胃蛋白酶原及胃泌素测定等，肿瘤标志物：癌抗原72－4（CA72－4）、癌胚抗原（CEA）
	前列腺癌（＞45岁男性）	前列腺癌家族史，慢性炎症史，反复尿频、尿急及血尿等 前列腺触诊检查、前列腺超声检查，肿瘤标志物：前列腺特异性抗原、游离前列腺特异性抗原
其他检查		体适能检测、骨密度检测、心理测评、中医体质辨识、功能医学检测等

三、健康体检必须注意哪些事项

1．*必须找正规健康体检机构*　建议任何打算进行健康体检的个体，到经各级卫生计生委批准的、具有执业资质的健康体检机构进行健康体检。凡正规体检机构必须有：① 健康体检基本项目的书面资料（包括健康体检基本项目、健康体检自测问卷、体检报告首页）。② 健康体检内容所需的场地、仪器设备、质量控制及信息化要求。建议首选能保证检验质量高的医院检验科（或实验室）进行体检的检验项目。

2．*必须咨询临床医生*　健康体检应咨询临床医生，避免重复检查项目。实验室检验的健康筛查，虽已有一些建议性的指南，但具体筛查什么项目和间隔多久筛查一次，最好是请教医生。医生会根据不同个体的年龄、性别、主诉症状、过去病史、现在病史、家族史和体检结果等,进一步建议做有关的辅助检查包括实验室检查。一般首选“必选项目”(表1);再根据个体具体情况,加选或不选“备选项目”(表3)。表1“必选项目”和表3“备选项目”部分有重复,在实际应用时应注意避免。

在个体无疾病症状时,进行健康体检(包括检验检查),就是筛查疾病,目的是预防疾病的发生。健康体检至少有两大好处:第一,如结果有异常,能进一步随访,早期发现疾病,以便早期治疗,而早期治疗效果最好。第二,如结果无异常,则鼓励保持良好生活习惯,纠正不良生活习惯,起到真正预防疾病的作用。

3. *必须明确健康体检适用对象* 本章所述健康体检内容仅适合成人,不适用妇幼保健、职业病、入职/入学者。

4. *必须正确理解健康体检结果* 具有生命活力的人体,生命现象瞬间千变万化。就实验室检验项目而言,有的肉眼直接可见,有的借助显微镜方可见,有的更需依赖物理、化学、生物学(包括分子生物学)、电子学等技术才能间接呈现。其间,影响因素众多(尤其是人为干扰因素),包括已知的因素和更多未知的因素。例如,实验室检验结果的正确性,对受检者个体而言,可受环境、睡眠、心理精神、生活方式、健康素养、服用药物等影响,因此,如何正确看待实验室检验的“正常”和“异常”结果,对健康体检受检者很重要(见本书“化验单基本知识:三、哪些主要因素可干扰检查结果”)。

对检验结果的解释,有两个原则:① 第一,解释检验结果的主体是医生,正是医生为了诊断和鉴别诊断需要,从检验结果找证据,故检验结果应交给医生进行综合解释和判断,而不要自己一味猜测有病或无病,因此,与医生交谈是最好最准确的方法。例如,一次检验结果超出了参考区间,可能是恰巧落在参考区间之外,而实际上,人体状态却是正常的。② 第二,不能单凭一次检验结果下结论,因个体在不同时间、个体与个体之间,均可发生生理性变化(生物学变异:如同一个检验项目,在上、下午或昼夜采集标本检验,结果可不同);

再者,不同实验室检验的质量管理、技术能力和设备仪器等也不一样,检验结果可能有差异,甚至有较大差异。

如本次检验结果异常(超出了参考区间),既可能提示有病,也可能无病;如同时存在疾病危险因素,或有不良生活习惯(高糖、高脂肪、高盐饮食,有吸毒、酗酒等),提示有病的可能性较大,需选择合适的间隔时间重复检验,证实是否异常;如不存在疾病危险因素,则也需重复检验或随访,加以证实或排除。

如本次检验结果正常(在参考区间之内),既可提示无病,也不能完全确定无病;如同时存在疾病危险因素,或有不良生活习惯,则检验结果"正常",可能是碰巧而已,检验"正常"也许是一种假象,故仍需随访证实;如生活方式健康,不存在疾病危险因素,即使之前检验有过异常,则此次检验结果正常真是个好兆头,应继续保持现有的健康生活方式;但是,本次检验结果正常,也并非是今后永久健康的担保书。

实际上,健康人和病人的检验结果常有重叠,就是说健康人检验也可出现暂时或偶然出现所谓"异常",而病人检验也可暂时或偶然出现所谓"正常"。因此,理性地看懂每次检验结果的"正常"和"异常",有助于与医生的有效交流。

5. *受检者本身必须承诺责任* 在当今预防医学和临床医学发展的时代,预防医学是卫生保健的一个重要领域,健康体检受检者须承担自身健康和疾病预防的更多的责任,即更多地关心自己的健康问题,并与提供健康体检的医务人员进行交流。

健康体检做基本的必选项目(如筛选试验)是简单而有效的第一步。受检者和医生均可根据所需检查信息来确定健康风险,并采取预防措施。健康生活的筛选试验有两大好处。

(1) 鼓励受检者做出积极的生活方式改变:如实验室检验结果显示胆固醇高水平,就应采取减少风险的积极步骤;如检验结果正常,则提供了维持现有健康生活方式的客观证据。

(2) 鼓励受检者早期检测预防疾病:筛选试验有助于在疾病出

现症状或风险增加之前（即可治疗的阶段），早期发现疾病。

（3）培养基本保健能力：要获得最好的医疗保健，受检者需获得与医疗相关的基础知识并培养基本的保健能力。这样，会极大地有助于预防保健和获取最多的筛选试验信息，这就是健康素养。即受检者个体有正确获取、理解、处理和运用基本健康信息和服务，由此作出正确决定、维持和促进健康的能力。具体而言，如要充分利用筛选试验，取得最佳预防保健的效果，受检者就应做到以下几点。

1）熟悉自己和家族的健康史，并确保医生知晓。

2）熟悉自己的免疫接种史，并确保医生知晓。

3）熟悉有关的健康风险，并确保已告知医生。

4）提高对自己有价值的健康体检的意识。

5）与健康体检提供者或医生交谈、讨论或咨询有关健康生活方式、筛选试验以及自己尚未理解的任何健康问题。

四、国外有关健康生活方式和健康体检的指南和建议

世界各国及健康保健有关专业组织，依据 WHO《预防和控制非传染性疾病的全球行动计划（2013～2020）》，以各国的具体国情为基础，均制定了有关健康生活方式和健康体检的指南和建议。以下简要介绍一二，以供参考。

1. 美国临床工作促进协会（ICSI）关于健康生活总建议（2013年） ICSI 对非传染性慢性疾病，特别是心脏病、卒中、癌症、糖尿病、抑郁症的主要建议如下。

（1）完善 6 种生活行为方式：① 适当的体力活动。② 合适的饮食结构（强调水果和蔬菜）。③ 有力的禁烟。④ 避免危险有害的饮酒。已有证据证明，完善以上 4 种生活方式行为，可期望寿命增加 10

年以上；任何年龄个体采用这些生活方式行为，总死亡率显著降低。⑤ 学会积极思考，已被证明能增加幸福感和减少抑郁症状。⑥ 保持睡眠健康，可使健康的质量更高。

(2) 扩展健康保健机构范围：临床医疗机构并非是唯一保证支持健康生活方式行为的责任机构，而社区卫生网络、自然环境、社会环境和公共政策均对促进健康生活行为方式发挥重要作用。

(3) 健康受检者个体的承诺：必须采取范围广泛的措施去实现和支持个人健康生活方式行为。除了公共卫生保健、社区卫生机构等的支持，个人承诺实行健康生活方式行为至关重要。

2. 美国临床生化学会(AACC)关于健康体检建议(2015年)

AACC认为，健康筛查是预防保健的重要组成部分，在人的一生中，不同的年龄所需的筛选试验项目和筛查频率均不同，而怀孕妇女筛选试验范围更是独特。实验室筛查，尚无统一共识，最好咨询医生。

不同年龄和性别，需预防和关注的疾病有些相同，有些不尽相同。

(1) 不同年龄段成人健康筛查疾病举例：见表4。

表4 成人不同年龄段健康检查主要筛查疾病
(包括部分传染性和非传染性疾病)

拟预防疾病	成人不同年龄段疾病筛查		
	年轻人(19～29岁)	中年人(30～49岁)	老年人(≥50岁)
概述	此年龄段，如经几次筛查试验，则在几十年内可保护和增进健康。筛查试验可早期发现常见或潜在的严重疾病，如性传播疾病、癌症、糖尿病和心脏病。且有时间采取预防措施，如改变生活方式。此年龄段女性健康筛查尤其重要	此年龄段，筛查试验可早期发现一些较常见和潜在的致命疾病，如癌症、糖尿病和心脏病，并在这些疾病的最早期、可治愈的阶段进行治疗。此年龄段的男女性进行健康筛查均很重要	此年龄段，男女性趋于老年，进行健康咨询或就医的次数应增多。(1) ≥50岁：应增加体检项目。(2) 50～65岁：增加体检次数可能特别需要，主要取决于健康状态。(3) 80～99岁：有些筛查项目价值降低；有些筛查项目仍值得继续

（续表）

拟预防疾病	成人不同年龄段疾病筛查		
	年轻人（19～29岁）	中年人（30～49岁）	老年人（≥50岁）
常规筛查疾病	共同疾病（不分年龄段）：乳腺癌（女）、宫颈癌（女）、衣原体和淋病、高胆固醇血症、艾滋病、肥胖、糖尿病、结核病、乙型肝炎		
		特色疾病（本年龄段比19～29岁增多的疾病）：结直肠癌、丙型肝炎、前列腺癌	特色疾病（本年龄段比30～49岁增多的疾病）：甲状腺功能障碍、骨质疏松

（2）不同年龄段成人健康筛查项目举例和评价：见表5。表5不包括健康体检筛查常见临床疾病中主要用体格检查、影像学而非实验室筛查的疾病，如乳腺癌（全部成人做乳腺检查；中、老年做乳腺X线检查）、肥胖［测量和计算身体质量指数（BMI）；BMI＝体重（kg）/身高（m）^{2}；BMI参考范围18.5～24.9 kg/m^2，仅适用于18～65岁成人］、骨质疏松症［老年做骨密度（BMD）检查］等。

表5　成人不同年龄段健康筛查项目举例

子宫颈癌
实验室筛查：病理科宫颈涂片：① 对≥3年或从未作宫颈癌筛查的妇女，特别应进行巴氏涂片检查（全部成人；不推荐用于＜21岁者）。② 人乳头状瘤病毒（HPV DNA）筛查（≥30岁全部成人；不推荐用于＜30岁者；≥21岁、有宫颈涂片结果异常者），已知某些类型HPV持续感染是宫颈癌主要危险因素。③ 中、老年检查频率：取决于风险因素。④ 美国妇产科学院（ACOG），美国预防服务工作小组（USPSTF）和美国癌症协会（ACS）：推荐30～65岁妇女，应每5年（首选）同时进行巴氏涂片和HPV－DNA检查；但也可接受每3年进行宫颈单独巴氏涂片检查
筛查评价：美国妇产科学院（ACOG）提醒，即使不需要每年做巴氏涂片检查，但对大多数妇女，仍推荐每年进行规范的妇科检查。女性定期做巴氏涂片检查可避免大多数宫颈癌死亡，此癌症需数年才发生，最常见于≥40岁妇女；筛查甚至可发现癌前病变，在癌症发生前去除

（续表）

高胆固醇血症
实验室筛查：血脂4项：总胆固醇、甘油三酯、低密度脂蛋白胆固醇、高密度脂蛋白胆固醇（≥20岁全部成年：每5年1次；男性≥35岁，女性≥45岁应定期筛查；有2个已知危险因素应做筛查）。危险因素：吸烟、高血压（血压≥140/90 mmHg，或服用抗高血压药物者）、糖尿病、肥胖或超重、家族早年有心脏病史、缺乏体育锻炼 筛查评价：① 筛查低密度脂蛋白胆固醇（“坏”胆固醇）很重要，因其增高可不出现任何症状、却可加重血管阻塞，希望化验结果要低为好。高密度脂蛋白胆固醇，希望化验结果要高为好。② 筛查间隔时间：如多次检验结果正常，可延长。如结果在临界水平，则应增加重复检验次数
人类免疫缺陷病毒
实验室筛查：可用不同类型的抗体试验筛查人类免疫缺陷病毒（HIV）；可联合检测 HIV 抗体和 p24 抗原 筛查评价：一项筛查试验阳性并不能诊断 HIV，而必须再做不同于第一次抗体试验的检测，有时需做免疫印迹试验或不同抗原的试验，以鉴别 HIV-1 和 HIV-2，并确立诊断。美国预防服务工作小组（USPSTF）：建议15～64岁做一次性检测；而风险非常高者，如有男同性关系、静脉吸毒者、高 HIV 阳性流行环境中患者（性转播疾病门诊、药物治疗中心等，包括肝炎、结核病或性传播疾病患者和直接接触血液的卫生保健工作者），则至少每年1次
衣原体病和淋病
实验室筛查：① 对女性：美国疾病控制和预防中心（CDC），美国预防服务工作小组（USPSTF），美国家庭医生学会（AAFP）和美国妇产科学院（ACOG）：建议所有有危险因素的性活跃成年女性筛查衣原体和淋病。② 对男性：这些组织不建议常规筛查健康男性、性活跃男性、异性恋男性；CDC 建议对性活跃男同性恋者，至少每年1次检查衣原体和淋病 筛查评价：风险增加的因素：之前有1种或2种感染者、有其他性传播疾病者（尤其艾滋病）、有新的或多重的性伴侣者、使用避孕套中断者、有金钱或毒品的性交易者、使用非法药物者、男同性恋发生性行为者等
糖尿病
实验室筛查：空腹血葡萄糖（FBG，禁食8～12 h后血葡萄糖浓度）、糖化血红蛋白（HbA1c，可用于评估过去2～3个月的平均血葡萄糖，也可作为筛查糖尿病的试验之一）、2 h葡萄糖耐量试验（OGTT，包括空腹血葡萄糖检测，随后口服75 g葡萄糖溶液，2 h后检测血葡萄糖） 筛查评价 1. 如上述试验初始结果异常，则在择日重复试验；如仍异常，则诊断为糖尿病。

（续表）

糖尿病
2. 风险增加因素包括兄弟、姐妹或父母有糖尿病、超重和缺乏体育锻炼、高血压、高甘油三酯或高密度脂蛋白胆固醇异常、心脏或血管疾病、严重精神病、之前有HbA1c异常和空腹血葡萄糖或糖耐量受损史；女性有怀孕糖尿病、生育大体重婴儿、多囊卵巢综合征史；有胰岛素抵抗如严重肥胖和黑棘皮病等
3. 筛查建议。美国糖尿病协会（ADA）和美国预防服务工作小组（USPSTF）推荐：≥45岁应进行筛查；<45岁，但超重或有风险因素，则做筛查。如初筛结果正常，ADA推荐至少每3年重复检测，而USPSTF建议每年筛查。如已诊断为糖尿病前期，ADA建议每年检测。美国临床内分泌医师协会（AACE）建议：对无症状有危险因素者，及有精神分裂症抗精神病药物治疗，或有严重躁郁症者，进行糖尿病筛查
结核病
实验室筛查：结核菌素皮肤试验（TST）（或PPD结核菌素纯蛋白衍生物）、γ干扰素释放试验（IGRA）
筛查评价：对有风险因素者进行筛查，包括：接触已知或疑似结核病者、免疫系统低下者（如HIV感染，营养不良者、高龄、滥用酒精和药物者）、高结核病发病率国家移民、低收入接受医疗服务水平低下者、长期居住于护理机构（如养老院，艾滋病护理机构等）者、生活于不洁或拥挤环境和（或）无卫生食物者、在高风险工作场所和接触患者的医护人员、检验结核标本或进行结核培养者
甲状腺功能障碍
实验室筛查：促甲状腺激素（TSH）、甲状腺素（T_4）、三碘甲腺原氨酸（T_3）：老年：≥50岁，特别是妇女，应每5年筛查1次；有症状或疑虑者：复查应更早，甲状腺疾病可导致其他健康问题，包括心脏病
筛查评价：对筛查是否受益、筛查年龄何时开始，众说纷纭；无症状者筛查利弊尚不能确定；美国甲状腺协会和美国临床内分泌协会推荐：>60岁应考虑筛查甲状腺功能减退症；一些组织建议，如有症状，无论是否因甲状腺功能异常所致，无论年龄和性别如何，均应进行筛查以排除甲状腺功能障碍原因
结直肠癌
实验室筛查：粪便隐血试验（FOBT）、粪便免疫化学隐血试验（iFOBT或FIT）、粪便DNA测试。有危险因素的筛查年龄通常从40岁开始。在某些情况下，筛查开始时间可更早。
筛查评价
1. 筛查类型中FOBT、iFOBT或FIT、粪便DNA试验简便、安全，每年1次；结果异常有必要做金标准结肠镜检查；结肠镜检查虽然最贵且为侵入性，但最准确、最彻底，对有风险因素者特别合适

（续表）

结直肠癌
2. 风险因素分为：一般风险（≥50 岁，无已知危险因素）、风险增加（有家族性结直肠癌，或与高风险结直肠癌相关的腺瘤性息肉病史；已诊断为结肠癌或有结肠镜息肉史）和高风险[如有遗传性家族性腺瘤性息肉病（FAP）和遗传性非息肉病性结直肠癌（HNPCC），或基于家族史有 HNPCC 风险；有炎性肠道疾病，包括慢性溃疡性结肠炎或克罗恩病]。疾病控制和预防中心（CDC）认为生活方式因素，包括缺乏有规律的体力活动、水果和蔬菜摄入量低、低纤维和高脂肪饮食、肥胖、饮酒、吸烟，可能是结肠癌风险增加原因

前列腺癌
实验室筛查：血液前列腺特异性抗原（PSA）试验 筛查评价 1. PSA 试验尚未证实与前列腺癌死亡率下降存在因果关系。筛查 PSA 如何提高前列腺癌生存率的研究尚未定论。筛查 PSA 不能发现所有病例，而许多阳性结果未能证明是癌症。根据美国癌症协会数据，100 例 PSA>4. 0 ng/ml（正常水平）的男性中，活检证实为前列腺癌的仅 30 例。专家认为，中老年人应接受筛查前列腺癌的综合信息，即需知晓风险、不确定性、筛查和治疗的利弊 2. 风险因素分为：一般风险：无已知危险因素的健康人；风险增加：父亲或兄弟<65 岁时被确诊为前列腺癌；高风险：有≥2 个男性亲属在早年罹患前列腺癌 3. 专业组织建议 （1）美国预防服务工作组（USPSTF）：反对对任何年龄的健康男性做 PSA 筛查 （2）美国癌症协会、美国泌尿科协会和美国国家综合癌症网络：提供健康男性前列腺筛查。美国癌症协会（ACS）强调，只有对已了解前列腺筛查试验的不确定性和利弊的男性，才能进行筛查；对于一般风险健康人，应>50 岁才考虑筛查；对高危险人群建议早做筛查 1）如患者有父亲或兄弟<65 岁被确诊前列腺癌，则建议从 45 岁开始筛查 2）如有≥2 个亲属在早年被确诊前列腺癌，则患者可从 40 岁开始筛查；然后，根据检测结果，在 45 岁时或更早些复检 ACS 推荐复筛：如 PSA<2. 5 ng/ml，每 2 年 1 次，PSA>2. 5 ng/ml，则每年 1 次 （3）美国泌尿协会：对≥40 岁、希望筛查的男性，做 PSA 和 DRE 基线检查。对风险增加或高风险者，建议 40 岁开始进行筛查。建议定期检查 PSA 和直肠指检，无论结果是否异常，强调建立 PSA 基线值，以便随男性的老龄化进行监测 （4）美国国家综合癌症网络：对≥40 岁、希望筛查的男性，做 PSA 基线检查，从而确定之后检查的间隔时间。建议结合直肠指检和 PSA 一起检查。如初始 PSA 结果为 1. 0 ng/ml，建议在 45 岁复检。如>1 ng/ml，或有高风险，则建议每年做直肠指检和 PSA 检查

（续表）

乙型肝炎
实验室筛查：乙型肝炎表面抗原（HBsAg）试验可用于筛查高危、慢性、无症状者 筛查评价：CDC建议：有乙型肝炎风险者应做筛查，包括医疗保健和公共安全人员、生于乙肝患病率＞2%地区、男同性恋有性关系者、原因未明肝酶（丙氨酸氨基转移酶和天冬氨酸氨基转移酶）水平增高者、免疫系统抑制如器官移植者、怀孕妇女、与乙型肝炎病毒感染患者密切接触者如性活动或共用针头、剃须刀和牙刷传染及HIV感染者
丙型肝炎
实验室筛查：丙型肝炎抗体和RNA检测 筛查评价：尽管许多丙型肝炎（HCV）患者可几十年无症状，但如不经诊断和治疗，则可进展为致命的慢性肝损伤，如肝硬化和（或）肝细胞癌。风险因素：接触污染血液，如，药物滥用共用静脉注射针头、经性行为和受染母亲分娩过程输血传播。CDC、美国预防服务工作小组（USPSTF）建议所有于1945～1965年出生的高风险成人筛查丙型肝炎

五、健康体检“必选检查项目”介绍

按我国医院临床实验室检验工作的实施划分，在健康体检必选项目中：白细胞计数、红细胞计数、血红蛋白、血小板计数为血液标本常规检查；尿蛋白、尿隐血、尿红细胞、尿白细胞、尿比重、尿亚硝酸盐为尿液标本常规检查；粪常规、粪隐血试验为粪便标本常用检查；丙氨酸氨基转移酶、天冬氨酸氨基转移酶、总胆红素为血液标本生化肝功能常用检查；血尿素（氮）、血肌酐、血尿酸为血液标本常用肾功能等检查；总胆固醇、甘油三酯、低密度脂蛋白胆固醇、高密度脂蛋白胆固醇为血液标本常用生化脂肪（血脂）检查；空腹血葡萄糖为血液标本常用生化葡萄糖（即空腹葡萄糖）检查。

（一）血常规检查

血常规检查是临床各科最常申请的检验项目之一，主要筛查血液及其他系统有无疾病。一般先用血液分析仪进行分析，如结果异常，则视情况采用手工显微镜检查等其他方法复核，最终发送准确的检验报告单。目前的血液分析仪一次可分析血标本中与细胞直接或间接相关的项目约20项。红细胞沉降率测定和网织红细胞计数虽不是“血常规”检验项目，但因使用频率也较高，故一起列出。

血液分析仪血常规检查

用自动或半自动血液分析仪（血分仪）作血常规检查是临床筛查血液性、感染性、炎症性等疾病的主要方法。各医院拥有不同类型血分仪，其分析能力大小不一，检验项目的数量有多有少，虽如此，血分仪一般均具备检验下述“标准项目”的能力。

（1）“标准项目”：指各类血分仪均能检测且手工法也能检测的项目：白细胞计数（WBC）、红细胞计数（RBC）、血红蛋白（HGB）、血细胞比容（HCT）、红细胞平均体积（MCV）、红细胞平均血红蛋白浓度（MCHC）、红细胞平均血红蛋白量（MCH）、血小板计数（PLT）、中性粒细胞百分率（NEUT%）、中性粒细胞计数（NEUT#）、淋巴细胞百分率（LY%）、淋巴细胞计数（LY#）、单核细胞百分率（MO%）、单核细胞计数（MO#）、嗜酸性粒细胞百分率（EO%）、嗜酸性粒细胞计数（EO#）、嗜碱性粒细胞百分率（BA%）、嗜碱性粒细胞计数（BA#）。

（2）“扩展项目”：在“标准项目”基础上，不同血分仪增加的检验项目（不同类型血分仪增加的检验项目不一）：如，红细胞体积分布宽度（RDW）、血小板平均体积（MPV）、血小板比容（PCT）、血小板体积分布宽度（PDW）等。

【相关项目】 血涂片检查、骨髓细胞检查。

【标本要求】 静脉采血。

【参考区间】 各类血分仪设定的参考范围不完全相同。血常规“标准项目”参考区间见本节下述。

【临床用途】 主要用于临床疾病诊治的初步检验筛查。一般在血分仪分析最终结果报告之前，还结合必要的“血涂片检查”复核项目（见本节下述）。高血脂、高血葡萄糖的血标本可影响血分仪细胞计数和白细胞分类准确性。

血分仪“标准项目”的临床意义见本节下述，血分仪“扩展项目”最常见的RDW、MPV检验项目临床意义如下。

（1）RDW：反映红细胞体积大小不一致的程度，与红细胞平均体积（MCV）结合，用于贫血分类的诊断和鉴别（表6）。

（2）MPV：反映血小板平均体积大小，主要用于：

1）鉴别血小板计数（PLT）减低的病因：① MPV正常或增高：特发性血小板减少性紫癜、脾功能亢进、系统性红斑狼疮等。② MPV正常或减低：再生障碍性贫血；MPV减低见于骨髓病变引起的血小板减少，如急性白血病、艾滋病等。

表6 红细胞平均体积（MCV）/红细胞体积分布宽度（RDW）贫血分类法

MCV	RDW	分类	临床意义
减低	正常	小细胞均一性	轻型β珠蛋白生成障碍性贫血
减低	增高	小细胞不均一性	缺铁性贫血、血红蛋白H病
正常	正常	正细胞均一性	慢性病性贫血、再生障碍性贫血、白血病
正常	增高	正细胞不均一性	骨髓纤维化、铁粒幼细胞性贫血
增高	正常	大细胞均一性	骨髓增生异常综合征
增高	增高	大细胞不均一性	巨幼细胞性贫血、恶性贫血

2）评估骨髓造血功能：局部炎症MPV可正常，败血症MPV减低，白血病缓解MPV增高，MPV和PLT持续减低为骨髓造血衰竭征兆。骨髓功能受抑制（白血病化疗、骨髓移植）越严重，MPV越低，MPV的减低早于PLT的减少；骨髓功能恢复时，MPV先增高，然后PLT逐渐增高，MPV的恢复比PLT早1～2日，故MPV常为估计骨髓功能状态的较好指标。

3）评估MPV与血小板功能：有出血倾向者MPV显著低于无出血倾向者。

血分仪分析的扩展项目中，目前，血小板比容（PCT）、血小板分布宽度(PDW)的临床应用研究不多。

红细胞计数(RBC)

血液红细胞数量分析是血液常规检查项目之一，主要用于贫血等疾病的诊断。

【相关项目】 血红蛋白、血细胞比容、白细胞计数、血小板计数、血涂片检查。

【标本要求】 静脉采血或皮肤(指端、新生儿足跟)采血。

【参考区间】 成人：男性(4.09～5.74)$\times 10^{12}$/L，女性(3.68～5.13)$\times 10^{12}$/L；新生儿：(5.2～6.4)$\times 10^{12}$/L。

【临床用途】 主要应用：用于造血系统(尤红细胞系统)疾病及其他系统疾病的筛查。

健康人因年龄、性别不同，红细胞计数可不同；新生儿、高山居民等可生理性增高；女性低于男性；正常怀孕妇女较低。如红细胞计数异常时，应进一步查找原因。

减低：临床最常见红细胞计数减少的疾病：缺铁性贫血、维生素B_{12}或叶酸缺乏性等各种贫血、白血病、大量失血(如产后、手术、创伤后)、慢性失血(如寄生虫病)、出血性感染、慢性炎症等。

增高：见于肺源性心脏病、先天性心脏病、严重脱水、大面积烧伤、慢性一氧化碳中毒、真性红细胞增多症；药物如雄激素及其衍生物、肾上腺皮质激素类、庆大霉素、甲基多巴等影响。

血红蛋白(Hb)

全血血红蛋白浓度是血常规检查项目之一，主要用于贫血、红细胞增多症等疾病的诊断和鉴别。

【相关项目】 血细胞比容、白细胞计数、血小板计数、血涂片检查。

【标本要求】 静脉采血或皮肤(指端、新生儿足跟)采血。

【参考区间】 新生儿：180～190 g/L。成人：男性 131～172 g/L，女性 113～151 g/L。老年(>70 岁)：男性 94～122 g/L，女性 87～112 g/L。

【临床用途】 主要应用：用于贫血、红细胞增多症等疾病的诊断和鉴别。

血红蛋白浓度高低常与红细胞计数高低平行，两者临床意义基本相似。血红蛋白浓度：在健康人每日上午8时左右最高、下午8时左右最低；重度吸烟者较高；儿童、老年、怀孕女性血红蛋白浓度略低。血红蛋白测定比红细胞计数能更好地反映贫血的程度。贫血一旦确定，需进一步查找病因，如铁缺乏、骨髓疾病或影响骨髓的疾病如癌症、遗传性酶缺陷、急性或慢性失血、溶血性疾病，以及肝硬化、肾脏病等其他病因。

血细胞比容(HCT)

又称红细胞压积，是红细胞占血液容积的百分比；与红细胞平均体积(MCV)和数量(RBC)有关，血液常规检查项目之一，用于贫血诊断、分类和临床输液判断。

【相关项目】 血红蛋白、白细胞计数、血小板计数、血涂片检查。

【标本要求】 静脉采血或皮肤(指端、新生儿足跟)采血。

【参考区间】 成人：男性38%～50.8%，女性33.5%～45.0%。新生儿：48%～68%。

【临床用途】 主要应用：作为贫血诊断、分类和临床输液判断的依据之一。

HCT在健康成人男性较女性高、新生儿较成人高、怀孕妇女较低；剧烈运动、情绪激动较高。当怀疑病人有贫血、红细胞增多或脱水时，常需测定HCT，以决定是否输液和输液量多少。

增高：见于大面积烧伤等各种有脱水症状病人。

减低：见于各种贫血、使用药物如干扰素、青霉素、吲哚美辛(消炎痛)、维生素A，以及营养不良、遗传性血液病、慢性疾病等。

红细胞平均指数

包括：红细胞平均体积(MCV)、红细胞平均血红蛋白含量(MCH)和红细胞平均血红蛋白浓度(MCHC)，常用于贫血的形态学分类。

【相关项目】 红细胞计数、血红蛋白、血细胞比容、红细胞体积分布宽度。

【标本要求】 静脉采血、皮肤(指端、新生儿足跟)采血。

【参考区间】 见表7。

表7 MCV、MCH、MCHC参考范围

年　龄	MCV(fl)	MCH(pg)	MCHC(g/L)
成年男性	83.9～99.1	27.8～33.8	320～355
成年女性	82.6～99.1	26.9～33.3	322～362
1～3岁	79～104	25～32	280～350
新生儿	86～120	27～36	250～370

【临床用途】 主要应用：对贫血进行形态学的疾病分类(表8)。

表8 贫血形态学分类及临床意义

贫血形态学分类	MCV	MCH	MCHC	常见疾病
正常细胞性贫血	正常	正常	正常	急性失血、急性溶血、再生障碍性贫血、白血病
大细胞性贫血	增高	增高	正常	叶酸、维生素 B_{12} 缺乏或吸收障碍
单纯小细胞性贫血	减低	减低	正常	慢性炎症、尿毒症
小细胞低色素性贫血	减低	减低	减低	铁或维生素 B_6 缺乏、珠蛋白生成障碍性贫血、慢性失血

平均指数来自红细胞计数、血红蛋白测定和血细胞比容测定的计算，是全部红细胞的平均值，故可掩盖各种红细胞形态大小之间存在差异，对早期贫血如缺铁性贫血缺乏敏感性。

白细胞计数(WBC)

血液白细胞数量分析是血液常规检查项目之一，主要用于血液系统和其他炎症、感染等疾病的筛查。

【相关项目】 血红蛋白、血细胞比容、白细胞计数、血小板计数、白细胞分类计数、血涂片检查。

【标本要求】 静脉采血或皮肤（指端、新生儿足）采血。

【参考区间】 成人（4.0～10.0）$\times 10^9$/L；儿童（5.0～12.0）$\times 10^9$/L；新生儿（15～20）$\times 10^9$/L。

【临床用途】 主要应用：用于血液系统及其他炎症、感染等疾病的筛查。

健康人剧烈运动后、下午、怀孕后期、吸烟者、精神压力增大时可增高。新生儿、婴儿比成人高，老年人较低。当医生怀疑病人有细菌、病毒或真菌感染、白血病或其他疾病，以及监测抗感染、放疗、化疗效果、骨髓功能反应时，需检查白细胞计数。白细胞计数持续增高或减低提示病情差；计数恢复正常时提示病情改善。

增高：见于急性细菌感染、炎症、尿毒症、严重烧伤、急性出血、组织损伤、大手术后、白血病、脾切除（持续轻中度增高）及某些药物影响等。

减低：见于艾滋病、疟疾、再生障碍性贫血、粒细胞缺乏症、脾功能亢进、伤寒，副伤寒，以及X线、化疗、放疗和某些药物如抗癌药等影响。

白细胞分类计数（DC）

指血液中5种不同类型白细胞（中性粒细胞、淋巴细胞、单核细胞、嗜酸性粒细胞、嗜碱性粒细胞）的百分率计数，是血液常规检查项目之一。

【相关项目】 白细胞计数、血涂片检查。

【标本要求】 静脉采血或皮肤（指端、新生儿足）采血。

【参考区间】 中性粒细胞50%～70%，淋巴细胞20%～40%，单核细胞3%～8%，嗜酸性粒细胞0.5%～5%，嗜碱性粒细胞0%～1%。

【临床用途】 主要应用：辅助诊断造血系统及其他炎症、感染等疾病。

饮食、体力活动、精神压力可改变白细胞的分类。各类白细胞绝对值计数（如：中性粒细胞计数＝白细胞分类百分率×白细胞计数),更有助于疾病的诊断和治疗监测。白细胞分类计数对鉴别细菌、病毒、寄生虫等不同类型的病原体感染和不同白血病等具有重要意义。

(1) 中性粒细胞:增高:见于急性化脓性细菌或真菌感染、粒细胞白血病(明显增高)、急性出血、败血症、心肌梗死、尿毒症、糖尿病酸中毒等。减低:见于伤寒、副伤寒、流感、疟疾、粒细胞缺乏症、化学药物中毒、X线照射、放疗、抗癌药物治疗等。

(2) 淋巴细胞:增高:见于病毒感染、结核病、百日咳、淋巴细胞白血病、白血病性淋巴肉瘤。减低:见于影响免疫系统的疾病如细胞免疫缺陷病、狼疮性疾病、艾滋病、某些传染病的急性期、放射病等。

(3) 单核细胞:增高:见于某些细菌感染(如伤寒、结核、疟疾、亚急性细菌性心内膜炎)、单核细胞白血病、淋巴瘤及急性传染病恢复期等。减低:临床意义不大。

(4) 嗜酸性粒细胞:增高:见于过敏性疾病、寄生虫病、某些皮肤病、传染病、嗜碱性粒细胞白血病;减低:见于伤寒和副伤寒、使用肾上腺皮质激素后。

(5) 嗜碱性粒细胞:增高:见于慢性粒细胞白血病、嗜碱性粒细胞白血病、霍奇金病、某些转移癌等。减低:一般无临床意义。

血小板计数(PLT)

血液白细胞数量分析是血液常规检查项目之一,主要用于血栓性疾病或出血性疾病的筛查。

【相关项目】 血小板平均体积、血涂片检查。

【标本要求】 静脉采血或皮肤(指端、新生儿足)采血。

【参考区间】 $(100\sim300)\times10^{9}/L$。

【临床用途】 主要应用:用于血栓性疾病或出血性疾病的筛查。

健康人一日之内,血小板计数中午最高;在某些病人,如使用乙二胺四乙酸（EDTA）抗凝剂，可诱导血小板聚集，PLT 可假性减少。高山地区生活、剧烈运动、产后、使用药物如雌激素、口服避孕药可致血小板增高。女性在月经前血小板减少。正常时，血小板存活 8～10 日；但手术前一段时间内服用阿司匹林，可影响血小板功能，引起手术出血过多，故术前应停用影响血小板数量和功能的药物。当病人有不明原因瘀伤、无明显损伤时的鼻、口腔黏膜出血、肠出血、月经过多或延长，或轻微损伤伤口出血难止或止血延长时，需做血小板计数。

PLT 低于 20×10^9/L，可自发性出血而威胁生命。遗传性疾病如血管性血友病血小板数虽可正常，但因缺乏血管性血友病因子而影响凝血功能，在手术、拔牙或分娩时可出血。

减低：见于骨髓疾病如急性白血病、骨髓癌转移、再生障碍性贫血，慢性长期出血如胃溃疡出血、败血症，自身免疫病如系统性红斑狼疮、特发性血小板减少性紫癜，使用药物如对乙酰氨基酚、奎尼丁、磺胺类药物、地高辛、万古霉素、硝化甘油、地西泮（安定），化疗或放疗，怀孕妇女（约 5%），血小板消耗性疾病如弥散性血管内凝血、血栓性血小板减少性紫癜（TTP）和溶血尿毒症（HUS），脾功能亢进，遗传性疾病如血管性血友病（约 1%），其他罕见遗传疾病如血小板无力症、Bernard-Soulier 病、Chediak-Higashi 综合征、Wiskott-Aldrich 综合征、May-Hegglin 综合征、唐氏综合征。

增高：见于骨髓增生性疾病如原发性血小板增多症、慢性粒细胞性白血病、真性红细胞增多症（虽血小板数量增加，但因血小板功能问题而有出血倾向），急性大出血、急性溶血、恶性肿瘤、感染、缺氧、创伤、骨折，以及血栓性疾病。

（二）尿液常规分析

尿液检查项目主要用于泌尿系统疾病、代谢性疾病等其他系统性疾病的筛查、辅助诊断、确诊或鉴别诊断。主要包括尿液常规分析、尿特殊项目检查、尿细胞学检查等。目前,尿常规分析许多检验虽已进入仪器化自动化检验,但仍有许多尿分析项目同时保留了传统 的“金标准”(主要与有形成分检查相关的项目)手工检验方法如尿有形成分涂片检查等,作为仪器检测结果复核的重要组成部分。

尿液常规分析

尿液常规分析主要用于泌尿系统疾病、代谢性疾病的诊断及治疗监测。尿液常规分析包括尿液理学检查、尿试带干化学检查、尿有形成分检查(包括仪器筛查、显微镜确认等)。

【相关项目】 尿素、肌酐、肌酐清除率、尿微量清蛋白、估计肾小球滤过率。

【标本要求】 随机尿标本;2 h 内送检。

【参考区间】 ① 尿液理学检查:颜色:淡黄色~深黄;尿量:成人 1.0~1.5 L/24 h,儿童(1~12 岁)0.3~1.5 L/24 h,老年(>60 岁)0.25~2.4 L/24 h;透明度:新鲜尿透明。② 尿试带干化学检查:酸碱度(pH)5~7;比重(SG)晨尿 1.015~1.025,随机尿 1.003~1.030;蛋白(PRO)阴性;葡萄糖(GLU)阴性;酮体(KET)阴性;胆红素(BIL)阴性;尿胆原(URO):阴性~弱阳性;亚硝酸盐(NIT)阴性;白细胞(白细胞酯酶)(LEU/WBC)阴性(<25/μl);红细胞/隐血(RBC/ERY/BLD)阴性;维生素 C 20~100 mg/L。③ 尿有形成分检查:红细胞<3/HP(高倍镜视野)或<10/μl;白细胞<5/HP(<8/μl);肾小管上皮细胞偶见(新生儿较多)/HP;鳞状或移行上皮细胞偶见/HP;透明管型≤1/LP(低倍镜视野)或<10/μl;结晶:少量(非病理性结晶:如磷酸盐、尿酸、草酸钙结晶等)。

【临床用途】 主要应用:用于泌尿系统疾病、代谢性疾病的诊断及治疗监测。

尿液理学检查:一般尿液理学检查结果需结合尿干化学和尿有形成分检查,才有较大的意义。尿干化学和尿有形成分检查:目前多借助自动尿液干化学分析仪和尿有形成分分析仪。检测简便快速、标本用量少(≤10 ml),已成为临床尿液分析主要筛查方法。然而,因仪器尿液分析同样受多种干扰因素制约,目前还不能完全替代显微镜对尿液有形成分(包括细胞、管型、结晶、细菌、寄生虫及肿瘤细胞等)的最终复核确认。仅做1次尿液分析,出现结果异常并不能完全确定真有病;同样,显示结果正常也不能完全排除疾病;因疾病早期尿液可无明显改变,有的疾病尿液呈间歇性异常、有的检测结果无异常。尿液分析主要临床意义如下。

(1) 尿液理学:包括颜色、尿量和透明度。

1) 颜色:(在排除饮食、药物等影响尿液的因素外)近无色透明:过多饮水、糖尿病、尿崩症、多囊肾、慢性肾功能不全等。乳白色:泌尿系统化脓性感染、前列腺炎、丝虫病(乳糜尿呈牛奶样)、肾病或挤压伤(脂肪尿)、尿含大量磷酸盐或磷酸盐结晶。黄色:服用药物如呋喃坦啶、黄连素、维生素 B_2 等;深黄色则多见于发热性疾病、各种黄疸(将尿振荡后可产生黄色泡沫)。红色:血尿呈洗肉水样红色混浊,见于急性肾小球肾炎及其他泌尿系统的炎症、结石、肿瘤性疾病。酱油色尿:血型不合时输血、阵发性睡眠性血红蛋白尿症、服用氨基比林、柔红霉素药物等。

2) 尿量:多尿(>2.5 L/24 h):排除生理性饮水过多和使用利尿药物外,见于糖尿病、慢性肾炎、尿崩症、高血压肾病等。少尿(<0.4 L/24 h)和无尿(<0.1 L/24 h),除外生理性饮水过少或出汗过多外,见于高热、脱水、休克性疾病,各种肾性疾病(如肾小球肾炎)及肾后性疾病等。

3) 透明度:新鲜尿久置可轻度混浊;尿含黏液、精子、前列腺液、皮肤细胞脱落细胞、结晶析出、污染物等可浑浊。疾病原因的尿液混浊见于脓尿、细菌尿、血尿、乳糜尿等;极度清晰透明尿见于慢性肾衰等多尿者。

(2) 尿试带干化学检查:常用有10项。

1) 酸碱度(pH):减低:见于糖尿病、痛风、酸中毒、慢性肾小球肾炎等。增高：见于频繁呕吐、泌尿系统感染、服用重碳酸盐药、碱中毒。

2）比重（SG）：增高：见于高热、脱水等少尿者、急性肾小球肾炎、糖尿病。减低：见于尿崩症等多尿者、各种慢性肾病、肾功能不全。参见“渗透压”项目。

3）蛋白（PRO）：阳性：见于各种肾小球肾炎、肾病综合征、肾功能不全、多发性骨髓瘤、泌尿生殖道（如膀胱、前列腺或尿道）炎症、恶性肿瘤或损伤、阴道分泌物污染尿液；药物如奎宁、磷酸盐、消毒剂；尿 pH>8 时，尿蛋白检查可假阳性；使用大量青霉素、尿 pH<4 时，则可假阴性。

4）葡萄糖（GLU）：阳性：见于糖尿病、甲状腺功能亢进、怀孕后期等。强氧化剂药物可假阳性；维生素 C 超过 500 mg/L 可假阴性。

5）酮体（KET）：阳性：见于糖尿病酮症酸中毒、长期饥饿、怀孕剧吐者；药物甲基多巴等。

6）胆红素（BIL）：阳性：见于肝细胞性或阻塞性黄疸；药物如酚噻嗪可假阳性。维生素 C 超过 500 mg/L、亚硝酸盐、大量氯丙嗪可假阴性。

7）尿胆原（URO）：阳性：见于溶血性或肝细胞性黄疸。阻塞性黄疸为阴性。药物磺胺类药、维生素 K、酚噻嗪等可假阳性；亚硝酸盐、对氨基水杨酸可假阴性。

8）亚硝酸盐（NIT）：阳性：见于大肠埃希菌（大肠杆菌）引起的泌尿道感染，食用含硝酸盐丰富的食物可致假阳性。尿 pH<6、大量维生素 C 可假阴性。不是所有细菌均可使本试验阳性，故 NIT 阴性不能完全排除泌尿道感染。NIT 结合尿白细胞检查是临床筛查泌尿系统细菌感染的常用判断指标，其阳性结果与尿液细菌培养阳性结果有较高的符合率。

9）红细胞/隐血（RBC/ERY/BLD）：阳性：见于急性肾小球肾炎、泌尿道结石、肿瘤、结核；药物氧化剂、吸烟、剧烈运动、痔疮出血、阴道污染可使假阳性;大量蛋白质、葡萄糖尿、维生素 C 超过 100 mg/L 可使假阴性(干化学检测结果阴性,而显微镜检查红细胞异常增加)。

10) 白细胞(白细胞酯酶)(LEU/WBC):阳性:见于泌尿系统细菌感染、结石等。药物呋喃坦啶可使假阳性;大量维生素 C、庆大霉素、头孢拉定可使假阴性。

11) 维生素 C(VitC):有些尿液干化学试带检查还增加 VitC 检查。摄入大剂量 VitC 后,尿 VitC 浓度增高可干扰尿胆红素、葡萄糖、红细胞、亚硝酸盐、白细胞的检测;故本项目用作尿 VitC 浓度的监测。

(3) 尿有形成分检查:主要用尿有形成分分析仪和显微镜法检查尿中可能出现的细胞、管型、结晶等。

1) 红细胞(RBC):增多:见于泌尿系统的炎症、肿瘤、结石性等疾病。如见到形态异常的红细胞为主,提示肾性疾病,但也见于全身性疾病,如特发性血小板减少性紫癜、血友病、再生障碍性贫血、系统性红斑狼疮等,以及泌尿系统邻近器官的疾病,如痔疮、前列腺炎、盆腔炎等。药物如别嘌呤醇、抗凝剂、环磷酰胺、青霉素、磺胺类药等。

2) 白细胞(WBC):增多:见于泌尿系统的感染,尤其急性肾盂肾炎、炎症、结石,膀胱炎等。也可见于泌尿系统邻近器官疾病:前列腺炎、阴道炎、盆腔炎等。

3) 上皮细胞(EC):增多:肾实质损害时,如肾小球肾炎,肾小管上皮细胞增多;泌尿系统炎症时,可见较多鳞状上皮细胞、移行上皮细胞。

4) 管型(CAST):增多:出现管型表示肾脏实质损害,如急、慢性肾小球肾炎、肾功能衰竭等。红细胞管型提示肾性出血,白细胞管型提示肾盂肾炎(膀胱炎则无管型)。颗粒管型、蜡样管型提示肾疾病恶化或进入晚期。脂肪管型多见于肾病综合征、慢性肾炎等。药物如卡那霉素、两性霉素 B、头孢菌素等可使尿出现管型。

5）结晶(CRYS)：① 生理性结晶：健康人可有少量草酸钙、尿酸、磷酸铵镁结晶。② 病理性结晶：主要有胱氨酸结晶、亮氨酸结晶、酪氨酸结晶、胆固醇结晶、放射造影剂结晶、磺胺类药物结晶、阿司匹林、磺基水杨酸结晶等。

（三）粪便常规检查

粪便是食物在体内被消化吸收营养成分后剩余的产物，粪便检验对消化道的炎症、出血、细菌或寄生虫感染、肿瘤等疾病的筛查有重要价值。粪便检验最常用的项目有粪便常规检查和粪便隐血试验。

粪便常规检查

粪便检查简便直观，常规检查包括粪便理学检查和粪便有形成分检查，可初步了解消化系统有无炎症、出血、寄生虫感染，以及间接判断胃肠、胰腺、肝胆功能状况。

【相关项目】 粪便隐血试验、粪便标本不染色显微镜寄生虫检查。

【标本要求】 粪便标本；2 h 内送检。

【参考区间】 （粪便；肉眼/理学检查、显微镜法）① 理学检查：量(成人排便 1 次/天)100～300 g 重；成人便黄褐色、柱状软便；婴儿便(金)黄色、糊状或黄绿色；无恶臭；无寄生虫及虫卵。② 有形成分检查(显微镜检查法)：白细胞，无或偶见/高倍视野(HP)；红细胞，无/HP；上皮细胞，无或偶见/HP；吞噬细胞，无/HP。食物残渣：肌纤维，少量；脂肪小滴，＜6/HP；胶原纤维和弹性纤维，少见；植物细胞、植物纤维，少量；淀粉颗粒，少量。结晶(非病理性结晶)，少量。寄生虫、虫卵，无。

【临床用途】 主要应用：判断：① 是否有白细胞，如出现白细胞，提示细菌等病原体感染。② 是否有红细胞，如疑出血而未见血液，则应进一步做粪便隐血试验。③ 是否有肠道寄生虫和寄生虫卵(蛔虫卵、蛲虫卵、带绦虫卵、肝吸虫卵等)，结果阳性，则可确诊。

（1）理学检查：粪便量：正常人粪便量受食物种类、食量影响，以细粮和肉食为主者粪便量少，以粗粮、素食（多纤维蔬菜等）为主者粪便量多。如排便次数突然增加，常提示胃肠或胰腺炎症或功能紊乱。

1）颜色和性状：① 黏液便：见于各种肠类、痢疾。② 稀便：见于急性胃肠炎、伪膜性肠炎、艾滋病伴肠道隐孢子虫感染。③ 脓血便：见于食入大量咖啡、巧克力后，以及痢疾、溃疡性结肠炎、结肠或直肠癌。④ 鲜血便：见于食入大量西瓜、番茄、红辣椒，以及直肠息肉、结肠癌、肛裂、痔疮。⑤ 柏油样黑便：见于胃、十二指肠溃疡、上消化道大量出血；但食用芝麻、服用活性炭、铋剂、铁剂等药物也可出现无光泽黑便。⑥ 米泔水样便：见于霍乱、副霍乱烈性传染病。⑦ 白陶土样便：见于各种原因引起的胆管梗阻、阻塞性黄疸。⑧ 干硬便（如球形）：见于习惯性便秘，尤其是老年人。⑨ 细条状便：提示直肠狭窄，如直肠癌或息肉等。⑩ 黄白色乳凝块便：提示乳幼儿消化不良性腹泻。

2）气味：粪便有强烈恶臭，提示蛋白质发生腐败，见于慢性肠炎、胰腺疾病或结肠癌溃烂时；鱼腥味，见于阿米巴性肠炎；酸臭味见于消化不良。

（2）有形成分：① 细胞：白细胞增多：提示存在病原体如沙门菌、志贺菌、阿米巴等，见于细菌性痢疾、溃疡性结肠炎等炎症。红细胞增多：见于肠道下段炎症或出血，如痢疾、溃疡性结肠炎、直肠息肉、结肠癌、急性血吸虫病等。上皮细胞增多：见于伪膜性肠炎、结肠炎等。出现吞噬细胞：常为细菌性痢疾（是诊断依据之一）、溃疡性结肠炎等。② 食物残渣增多：见于慢性胰腺炎、胰腺功能不全、消化不良、各种腹泻、肠炎等。③ 出现结晶：夏科-雷登（Charcot-Leyden）结晶多见于过敏性肠炎、阿米巴痢疾；血晶见于肠道出血。④ 寄生虫和虫卵：通常肉眼可分辨的肠道寄生虫如蛔虫、蛲虫、带绦虫等，在驱虫治疗后可在排便时排出。

粪便隐血试验(FOBT)

粪便隐(潜)血试验是指在胃肠道出血量很少时,需用化学法或免疫法检测证明消化道出血的试验,是胃肠道肿瘤,特别是结直肠癌的筛查试验。

【相关项目】 粪便常规检查。

【标本要求】 粪便标本;夏天 1 h 内、冬天 2 h 内送检。

【参考区间】 (粪便;化学法或免疫化学法)阴性。

【临床用途】 主要应用:用于消化道出血、结直肠癌筛查。

肠息肉或肿瘤可间歇性出血,故应连续 3 天做 FOBT 检查,以提高阳性检出率的机会。① 化学法 FOBT 标本:采集前 7 天和当天,避免服用皮质类固醇、非类固醇抗炎药如布洛芬、萘普生、阿司匹林、对乙酰氨基酚(如泰诺);试验前 3 天和当天,避免服用维生素 C(≥250 mg/天,可造成假阴性结果),避免铁剂、铋剂、柑橘类果汁、动物肉类或血(可造成假阳性结果)和生食大量萝卜、花椰菜、甘蓝、辣根等蔬菜(可造成假阳性结果)。② 免疫化学法 FOBT 标本:结果不受上述食物和药物影响,但粪便内含有明显的血液可造成假阴性结果。

正常人 24 h 胃肠道生理性失血量极少,FOBT 试验多阴性。目前,FOBT 作为 50 岁以上、无症状病人的结直肠癌初筛项目之一(建议每年 1 次 FOBT 试验);结直肠癌病人早期唯一表现可能就是粪便出血量超过正常人,如能及时发现,就有可能早期诊断、提高治愈率;但 FOBT 阳性不能直接作为结直肠癌的诊断指标,需进一步用更可靠的检查方法如乙状结肠镜、X 线钡剂灌肠、特别是结肠镜检查法,以确诊或排除恶性肿瘤或寻找病人不明原因的贫血病等。

阳性:见于结直肠癌、消化道溃疡、憩室病、肠息肉、痔疮、肠结核、溃疡性结肠炎、钩虫病、肾出血综合征;以及牙龈或鼻出血。

(四) 常用肝功能检查

肝功能检验用于筛查肝脏有无疾病、肝脏损害程度以及查明肝病原因、判断预后和鉴别发生黄疸的病因等。

总胆红素（TBil）

胆红素代谢途径中每一步发生障碍，均可使血中胆红素增高发生黄疸。检测 TB 是评估肝功能最常用的试验之一。

【相关项目】 丙氨酸氨基转移酶、天冬氨酸氨基转移酶、碱性磷酸酶、γ谷氨酰转移酶。

【标本要求】 静脉采血；避免溶血、脂血、光照。

【参考区间】 成人：3.4～17.1 μmol/L。

【临床用途】 主要应用：评估肝功能；评估影响胆红素生成、吸收、储存、代谢或排泄有关的疾病；监测新生儿光疗的效果。

与胆红素异常有关的疾病可分为：胆红素生成增加（如，溶血和红细胞无效生成），胆红素排泄减低（如，胆管阻塞和肝炎）和胆红素代谢异常（如，遗传性和新生儿黄疸）。血清总胆红素测定能反映有无黄疸以及黄疸的严重程度。

增高：见于中毒性或病毒性肝炎、肝硬化、肝胆肿瘤、中毒性或胆汁淤积性肝损伤；溶血性黄疸、恶性贫血、阵发性血红蛋白尿、红细胞增多症、新生儿黄疸、输血后溶血性黄疸；胆石症、胰头癌、胆管炎、胆道闭锁及先天性胆红素代谢异常（Crigler-Najjar 综合征、Gilbert 病、Dubin-Johnson 综合征）、果糖不耐性等。

减低：临床意义不大，可见于某些药物性原因。

丙氨酸氨基转移酶（ALT）

ALT 在肝细胞内活性最高，临床上常用于肝损害的筛选与诊断指标。

【相关项目】 天冬氨酸氨基转移酶、碱性磷酸酶、γ谷氨酰转移酶、总胆红素。

【标本要求】 空腹静脉采血；避免溶血。

【参考区间】 5～40 U/L。

【临床用途】 主要应用：评估肝功能；评估影响胆红素生成、吸收、储存、代谢或排泄的疾病和监测新生儿光疗的疗效。

ALT与进食、剧烈运动有关，正常新生儿ALT比成年约高两倍，出生后3个月降至成人水平。ALT增高提示肝脏等组织损伤。

增高：见于肝脏疾病（传染性肝炎、肝癌、肝硬化活动期、中毒性肝炎、药物中毒性肝炎、脂肪肝、阻塞性黄疸）、胆道疾病、心血管疾病、胰腺疾病、重症糖尿病、甲状腺功能亢进、传染性单核细胞增多症等。一些药物和毒物也可引起ALT活性增高：如氯丙嗪、异烟肼、奎宁、水杨酸制剂、酒精、铅、汞、四氯化碳或有机磷等。

减低：见于磷酸吡多醛缺乏症。

天冬氨酸氨基转移酶(AST)

AST测定主要作为肝胆疾病的酶学诊断指标。

【相关项目】 丙氨酸氨基转移酶、碱性磷酸酶、γ谷氨酰转移酶、胆红素。

【标本要求】 空腹静脉采血；避免溶血。

【参考区间】 8～40 U/L。

【临床用途】 主要应用：诊断和监测肝脏疾病，特别是导致肝细胞破坏的疾病。

AST见于心脏、肝脏、骨骼肌和肾脏。高浓度AST可见于心肌梗死、急性肝细胞损伤、病毒性肝炎和四氯化碳中毒。轻、中度AST增高见于肌营养不良症、皮肌炎、急性胰腺炎和肌肉挤压伤。肝细胞破坏，典型的AST增高至少高于参考范围10倍。AST和ALT联合应用于肝病的诊断：急性肝炎时，AST增高程度不及ALT；慢性肝炎、肝硬化时AST增高程度超过ALT，故可根据AST/ALT比例判断肝损伤程度。AST /ALT比值＜1多为急性肝炎；≥2为肝硬化；≥3多为肝癌等严重肝病等。

增高：见于肝脏疾病（肝癌、肝硬化、慢性肝炎、药物中毒性肝炎、肝细胞坏死）、心脏疾病（心肌梗死、心肌炎等）、胆道疾病、内分泌疾病、急性胰腺炎、肺梗死、溶血性疾病、药物中毒、白血病等。

减低：见于中枢神经系统疾病等。

（五）常用肾功能检查

肾脏病变的早期常常并无明显的形态学变化，也无特异的症状和体征，而仅有血液和尿液检查改变，因此临床检验在肾脏疾病诊断、治疗和预后的评价中占有重要地位。

尿素

尿素是体内氨的主要代谢产物，主要经肾小球滤过而从尿液中排泄，是肾脏功能检测的常见项目之一。

【相关项目】 肌酐、尿酸、肌酐清除率、胱抑素C。

【标本要求】 空腹静脉采血。

【参考区间】 2.5～7.1 mmol/L。

【临床用途】 主要应用：血尿素生成受很多因素影响，高蛋白饮食、消化道出血、感染、发热、营养不良及高分解代谢等情况下，均可出现非肾性血尿素增高，故其测定只能粗略估计肾功能损害程度。若尿素异常，肾功能损害，则60%以上有效肾单位已受损害，故尿素测定不宜作为早期测定指标。

增高：见于肾前性疾病（剧烈呕吐、肠梗阻、长期腹泻等导致的失水）、肾性（急性肾小球肾炎、肾功能衰竭、中毒性肾炎）、肾后性疾病（尿路结石、尿道狭窄、膀胱肿瘤等）及长期发热、使用肾上腺皮质激素类药物、消化道溃疡出血、心衰、休克、酸中毒、烧伤等。

减低：见于重症肝病（肝炎合并广泛肝坏死）、怀孕后期、蛋白质摄入不足等。

肌酐(Cr)

肌酐是肌酸代谢的最终产物，是肾脏功能筛查试验常见项目之一。

【相关项目】 尿素、尿酸、肌酐清除率、胱抑素C。

【标本要求】 静脉采血；避免严重溶血。

【参考区间】 男性 62～115 μmol/L，女性 53～97 μmol/L。

【临床用途】 主要应用：诊断和监测急、慢性肾脏疾病治疗；调整肾脏排泄药物剂量；监测肾移植；慢性肾病[肾小球滤过率＜60 ml/(min·1.73m²)和(或)清蛋白尿(＞30 mg 尿清蛋白/g 尿肌酐)]和有慢性肾病风险因素(糖尿病、高血压、心血管疾病和慢性肾病家族史)的估计肾小球滤过率(eGFR)的计算(表 9)。

表 9 慢性肾病肾功能损害和估计肾小球滤过率(GFR)

肾功能损害阶段	描　述	估计肾小球滤过率[ml/(min·1.73 m²)]
1	肾损害；GFR 正常或增高	90
2	肾损害；GFR 轻度减低	60～89
3	GFR 中度减低	30～59
4	GFR 重度减低	15～29
5	肾功能衰竭	＜15(或透析)

血 Cr 是了解肾小球滤过功能受损情况的重要指标；肾有较强贮备能力，只在 70%以上肾单位损害时，血肌酐浓度才明显增高，故血 Cr 测定无法用于肾损害的早期诊断。血肌酐由肾小球滤过不被肾小管重吸收进入尿液排出，结果是肌酐清除率往往高估真实的肾小球滤过率(GFR)10%～20%。使用肾脏病膳食改良(MDRD)试验能可靠地估计成人血清 eGFR；计算公式涉及病人年龄、性别和种族。

增高：见于肾病，急、慢性肾衰竭，尿毒症等，以及重度充血性心力衰竭、心肌炎、肌肉损伤等。有些肌酐经肾小管分泌而清除，故抑制肾小管分泌药物如西咪替丁和甲氧苄氨嘧啶，可使血清肌酐增高，而并无 GFR 实际上的减低。

减低：见于进行性肌肉萎缩、白血病、贫血、肝功能障碍及怀孕等。

尿酸(UA)

UA 是体内嘌呤代谢的最终产物，测定血尿酸水平可作为评估肾功能损伤的指标之一。

【相关项目】 尿素、肌酐、肌酐清除率、胱抑素C。

【标本要求】 静脉采血；严格禁食富含嘌呤食物3天，排除外源尿酸干扰。

【参考区间】 男性208～428 μmol/L；女性155～357 μmol/L。

【临床用途】 主要应用：诊断和治疗肾功能衰竭，监测接受细胞毒性药物病人，以及其他多种疾病病人，包括痛风、白血病、银屑病、饥饿和其他肌肉萎缩性疾病。血尿酸浓度主要受肾小球滤过功能和肾小管重吸收功能的影响，故在严格限制饮食的基础上，血尿酸水平可作为评估肾功能损伤的指标之一。

增高：见于痛风、急慢性肾炎、肾结核、肾盂积水、子痫、慢性白血病、红细胞增多症、摄入过多含核蛋白食物、肝脏疾病、氯仿或铅中毒、甲状腺功能减低、多发性骨髓瘤、白血病等。

减低：见于恶性贫血、使用阿司匹林、先天性黄嘌呤氧化酶和嘌呤核苷磷酸化酶缺乏等。

（六）常用血脂检查

常用血脂检验主要包括4项：总胆固醇（TC）、高密度脂蛋白胆固醇（HDL-C）、低密度脂蛋白胆固醇（LDL-C）、甘油三酯（TG）。血脂异常是冠心病和缺血性脑卒中独立危险因子，血脂检验是发现血脂异常和评估心血管疾病风险、评价治疗效果的重要手段。任何进行心血管风险评价和降脂药物治疗个体，均应进行检测，即不限于因心血管病就诊的病人，而应包括就诊的所有血脂异常、心血管病易患人群和一般人群的常规健康体检。

为及时发现和检出血脂异常，建议：① ＞20岁，至少每5年检验1次血脂。② 缺血性心血管病及高危人群，每3～6个月检验1次血脂。③ 对因缺血性心血管病住院治疗的病人应在入院时或24 h内检验血脂。④ ＞40岁男性和绝经期后女性，每年均进行血脂检查。

血脂检查重点人群：① 已有冠心病、脑血管病或周围动脉粥样硬化病者。② 有高血压、糖尿病、肥胖、吸烟者。③ 有冠心病或动脉粥样硬化病家族史者，尤其直系亲属中有早发冠心病或其他动脉粥样硬化性疾病者。④ 有皮肤黄色瘤者。⑤ 有家族性高脂血症者。

我国人群血脂合适水平见表10。

表10　血脂水平分层标准

分　层	总胆固醇(mmol/L)	低密度脂蛋白胆固醇(mmol/L)	高密度脂蛋白胆固醇(mmol/L)	甘油三酯(mmol/L)
合适范围	＜5.18	＜3.37	≥1.04	＜1.70
边缘增高	5.18～6.19	3.37～4.12		1.70～2.25
增高	≥6.22	≥4.14	≥1.55	≥2.26
减低			＜1.04	

总胆固醇(TC)

TC是指血液中各脂蛋白所含胆固醇之总和，是血脂常用检查项目之一，主要用于心脑疾病风险的筛查。

【相关项目】　高密度脂蛋白胆固醇、低密度脂蛋白胆固醇、甘油三酯。

【标本要求】　空腹静脉采血。

【参考区间】　2.8～5.7 mmol/L。

【临床用途】　主要应用：用于心血管风险评估。

总胆固醇含量与年龄、性别、饮食有关；一般年龄越大，含量越高；女性稍低于男性，但绝经后超过男性。建议：成人至少每5年检查1次，常与高密度脂蛋白胆固醇、低密度脂蛋白胆固醇和甘油三酯一起作为常用血脂检查组合，在采用节食和药物减低胆固醇的病人和有心脏疾病危险因素的人，每年可多次检查总胆固醇。心脏疾病主要危险因素包括：吸烟、≥45岁男性、≥55岁女性、有早产心脏疾病家族史、高血压(140/90 mmHg)或服用高血压药物、已有心脏疾病或心脏病发作史、糖尿病。＜20岁者：如有高胆固醇或心脏病家族史、体重过高或肥胖、进食含胆固醇、饱和脂肪、反式脂肪过度者、糖尿病、吸烟等危险因素，应做检测。

增高：与动脉粥样硬化、心脏疾病和急性发作死亡有关；增高还见于高脂血症、肾病综合征、甲状腺功能减退、胆总管阻塞、怀孕（故产后 6 周应再复查）及摄入维生素 A、维生素 D、口服避孕药、β受体阻滞药、肾上腺素等药物。

减低：见于低脂蛋白血症、贫血、败血症、甲状腺功能亢进、肝病、严重感染、营养不良、肺结核和癌肿、急性疾病（心脏病发作、手术等时，总胆固醇暂时减低，故应在 6 周后复查），以及摄入对氨基水杨酸、卡那霉素、肝素、维生素 C 等药物。

甘油三酯(TG)

又称三酰甘油（酯）。TG 分为外源性和内源性甘油三酯；临床上所检验的 TG 是血浆各脂蛋白所含 TG 的总和，故是血脂常用检查项目之一。

【相关项目】 高密度脂蛋白胆固醇、低密度脂蛋白胆固醇、总胆固醇。

【标本要求】 空腹静脉采血。

【参考区间】 0.56～1.71 mmol/L。

【临床用途】 主要应用：评估高胆固醇个体的危险因素。因总胆固醇和甘油三酯均可独立变化，故同时检验比仅检验总胆固醇更有意义。

甘油三酯含量与年龄、性别、体重、饮食方式等有关。一般年龄越大，含量越高，女性稍低于男性，绝经后超过男性。当同时存在冠心病家族史、饮酒、吸烟、肥胖等其他危险因素时，对动脉粥样硬化和冠心病的诊断更有意义。TG 也受遗传和环境因素双重影响。同一个体 TG 水平受饮食和不同时间等因素的影响较大，故同一个体多次测定时，TG 值可能有较大差异。

增高：与动脉粥样硬化和冠心病的发生相关，特别同时伴随总胆固醇、低密度脂蛋白胆固醇增高或高密度脂蛋白胆固醇减低；还见于心肌硬化、肾病综合征、糖尿病、甲状腺功能减退、严重贫血、急性胰腺炎、阻塞性黄疸、胆道梗阻和原发性甘油三酯血症、先天性脂肪酶缺陷等。

减低：较少见，见于慢性阻塞性肺疾病、肝功能严重损害、甲状腺功能亢进、肾上腺皮质功能减退、营养不良、癌症晚期、肝素等药物应用等。

高密度脂蛋白胆固醇(HDL－C)

HDL－C能将外周组织如血管壁内胆固醇转运至肝脏进行分解代谢，提示HDL具有抗动脉粥样硬化作用。HDL－C是血脂常用检查项目之一。

【相关项目】 总胆固醇、低密度脂蛋白胆固醇、甘油三酯。

【标本要求】 空腹静脉采血。

【参考区间】 0.8～1.8 mmol/L。

【临床用途】 主要应用：评估和管理心血管疾病及其心血管事件病人的风险。

HDL－C含量与年龄、种族、体重、饮食、运动、饮酒、吸烟等有关。儿童期男女含量相同，青春期后男性开始下降，女性绝经后与男性接近。HDL－C有抗动脉粥样硬化作用，是冠心病的保护因子。HDL－C的含量与心血管的发病率和病变程度呈负相关，即HDL－C含量减低，患冠心病的危险性增加。

减低：见于冠心病、冠状动脉粥样硬化、高甘油三酯血症、慢性贫血、脑血管病、糖尿病、急性肝炎、慢性肝炎、肝硬化、长期吸烟者等。

增高：见于家族性高密度脂蛋白血症等。

低密度脂蛋白胆固醇(LDL－C)

LDL－C是正常空腹血浆主要脂蛋白之一，是血脂常用检查项目之一。LDL－C增高是动脉粥样硬化发生、发展的主要脂质危险因素。

【相关项目】 总胆固醇、高密度脂蛋白胆固醇、甘油三酯。

【标本要求】 空腹静脉采血。

【参考区间】 1.3～4.3 mmol/L。

【临床用途】 主要应用：评估和管理心血管疾病及其心血管事件病人的风险。

LDL－C水平随着年龄增高而上升，青春期与中年男性高于女性，更年期后女性高于男性。检测LDL－C水平可以判断高脂血症，其增高与冠心病发病率密切相关，是冠心病发作的高危因素。LDL－C与饮食、肥胖等因素密切相关，控制饮食如少吃动物内脏及油脂含量高的食品，有助于减低血中的LDL－C。一般情况下，LDL－C与TC相平行，但TC水平也受HDL－C水平影响，故最好采用LDL－C取代TC作为对冠心病及其他动脉粥样硬化性疾病的危险性评估。

增高：见于遗传性高脂蛋白血症、冠心病、肾病综合征、慢性肾功能衰竭、肝病和糖尿病、甲状腺功能低下，以及神经性厌食病人、怀孕妇女。

减低：见于营养不良、甲亢、无β脂蛋白血症、慢性贫血、骨髓瘤、急性心肌梗死、创伤、严重肝病、恶性肿瘤等。

（七）常用血葡萄糖检查

血糖检查主要指血葡萄糖浓度测定。血葡萄糖是糖尿病诊断、治疗、监测的最基本、最传统的常规检验项目；糖化血红蛋白不但是糖尿病疗效监测的良好指标，而且也已成为糖尿病诊断的可选指标之一。

葡萄糖(GLU)

血葡萄糖检测是诊断糖尿病最主要的实验室检查项目之一，是常规健康检测的组成项目。血葡萄糖经肾小球滤过，如超过近端肾小管重吸收能力或近端肾小管功能受损时，可出现尿葡萄糖；故检测尿葡萄糖用于检查近端肾小管功能。脑脊液葡萄糖检测有助于诊断和鉴别中枢神经系统感染性疾病。

【相关项目】 口服葡萄糖耐量试验、糖化血红蛋白。

【标本要求】 空腹静脉采血；避免溶血。24 h 尿标本：避免加防腐剂。脑脊液标本；避免溶血。体液（胸水、腹水、心包积液）标本：避免严重溶血

【参考区间】 血浆：3.89～6.11 mmol/L。尿液：＜2.8 mmol/24 h。脑脊液：2.8～4.4 mmol/L。

【临床用途】 主要应用：如下。

（1）血葡萄糖：用于糖尿病和其他糖代谢紊乱包括怀孕糖尿病、新生儿低血葡萄糖症、特发性低血葡萄糖和胰岛细胞癌的诊断和治疗。

糖尿病的特点是缺乏胰岛素活性。糖尿病实验室检验诊断标准（符合下列任何 1 项标准即可诊断糖尿病）：① 空腹葡萄糖（FPG）＞7.0 mmol/L；② 2 h 血浆葡萄糖（2 hPG）（口服葡萄糖耐量试验，OGTT）＞11.1 mmol/L（按 WHO 要求口服 75 g 无水葡萄糖水溶液）；③ 随机血葡萄糖（RBG）（有典型高血糖症的症状，或高血葡萄糖危象）＞11.1 mmol/L（如无明确高血糖症，则须复测以确认结果）。

前糖尿病实验室检验诊断标准（符合下列任何 1 项标准即可诊断前糖尿病）：① 空腹葡萄糖受损（IFG）：FPG 5.6～6.9 mmol/L；② 糖耐量受损（IGT）：2 h OGTT 7.8～11.0 mmol/L。

糖尿病病人均有不同程度的葡萄糖增高。血葡萄糖浓度极度增高（＞33.6 mmol/L）时，会出现高渗性高血葡萄糖昏迷，死亡率高。

增高：见于高糖饮食、情绪激动；糖尿病、甲状腺功能亢进、肾上腺皮质功能及髓质功能亢进等。

减低：见于饥饿、剧烈运动、正常孕妇；胰岛素分泌过多或对抗胰岛素的激素分泌不足、甲状腺功能不全、肾上腺功能不全、脑垂体恶病质，急性进行性肝脏疾病（急性黄色肝萎缩、急性肝炎、肝癌、磷

及砷中毒等）。药物谷胱甘肽、左旋多巴、大量维生素 C 会使结果偏低。

(2) 24 h 尿葡萄糖：用于检测近端肾小管功能，对糖尿病筛查和管理作用有限。正常情况下，血葡萄糖由肾小球滤过、在肾小管被完全重吸收，基本无葡萄糖随尿液排出体外。当血葡萄糖浓度超过近端肾小管重吸收能力，或近端肾小管功能受损，可出现尿葡萄糖。① 血葡萄糖增高性糖尿：饮食性；一过性（应激性）如颅脑外伤、脑血管意外、情绪激动、持续性糖尿如糖尿病、甲状腺功能亢进、肢端肥大症、嗜铬细胞瘤、库欣综合征。② 血葡萄糖正常性糖尿：范科尼综合征、慢性肾炎、肾病综合征、威尔逊病、遗传性糖尿、间质性肾炎。③ 怀孕后期、哺乳期妇女。

(3) 脑脊液葡萄糖：用于辅助诊断可能的中枢神经系统感染。正常时，脑脊液葡萄糖浓度约为血葡萄糖浓度的 60%，故应同时检测脑脊液和血葡萄糖。脑脊液（CSF）葡萄糖在病毒性脑膜炎通常正常，在细菌性脑膜炎减低，在真菌性脑膜炎正常或偏低。

(4) 体液（胸腔积液、腹水等）葡萄糖：用于积液性质漏出液或渗出液的鉴别（参见“胸腔积液常规分析”“腹水常规分析”项）。

（八）细胞学检查

在我国，细胞学检查一般属于病理科检查内容；本书仅选阴道细胞学（宫颈刮片细胞学）检查简要介绍，因此为女性使用频率较高、用于健康筛查早期宫颈癌的项目。

阴道-宫颈细胞学检查

本项目是筛查女性生殖系统恶性肿瘤的常用检验项目。

【相关项目】 阴道分泌物常规检查、阴道分泌物病原学检查。

【标本要求】 阴道-宫颈刮片；标本采集前 24 h 内禁止性交，避免经期采集。

按美国国家癌症研究所 Bethesda 系统（The Bethesda System,

TBS)分类的标本采集要求：在子宫颈阴道涂片上，必须有子宫颈、阴道鳞状上皮细胞、柱状上皮细胞和移行层细胞(即副基底层化生细胞、子宫颈上皮细胞和子宫内膜细胞)，“标本满意”指每张涂片上有8 000个保存良好的鳞状上皮细胞，在液基细胞学涂片上，“标本满意”指每张涂片上有5 000个保存良好的鳞状上皮细胞。

【参考区间】 ① 巴氏(Papanicolaou)细胞学分类和评价：Ⅰ～Ⅱ级。② TBS(2001 年)宫颈/阴道细胞学术语和分类及评价：未见到上皮内病变或恶性病变。

【临床用途】 主要应用：作为子宫颈癌和女性生殖道炎症的筛查，包括人乳头状瘤病毒、单纯疱疹病毒、真菌和滴虫等。

本检查用于女性生殖系统非典型细胞、癌前病变、恶性肿瘤等的筛查；主要筛查鳞状上皮损害和鳞癌，对于子宫内膜损害可靠性差；细胞学检查诊断组织类型准确性低于病理诊断；阴道细胞学诊断阴性也不排除癌或癌前病变存在，需结合临床综合分析判断或需重复采集标本。现行巴氏细胞学 5 级分类法报告将逐渐过渡到 TBS 描述性诊断报告。

(1) 巴氏细胞学分级和评价：Ⅰ级，无不典型或异常细胞；Ⅱ级，有不典型细胞，但无恶性证据；Ⅲ级，细胞学提示可能恶性；Ⅳ级，细胞学强烈提示恶性；Ⅴ级，细胞学为恶性。“巴氏Ⅲ级”：病人应继续随访，并定期做细胞学检查。“巴氏Ⅳ级”：病人应做活组织检查。“找到肿瘤细胞”或“巴氏Ⅴ级”：为典型恶性肿瘤，如子宫颈癌、卵巢癌、阴道癌和子宫癌等；其中，子宫颈癌以鳞状上皮细胞癌(简称鳞癌)多见；卵巢癌和子宫癌以腺癌为主；阴道癌也以鳞癌为主。

(2) TBS 分类及评价

1) 未见上皮内病变或恶性病变：① 微生物：滴虫性阴道炎、形态符合霉菌的念珠菌属、菌群失调提示细菌性阴道病，形态符合放线菌属和细胞形态变化符合单纯疱疹病毒。② 其他非肿瘤性病变：如炎症反应性细胞变化、放疗、子宫内节育器、子宫切除术后腺细胞、萎缩、≥40 岁女性出现子宫内膜细胞。

2）鳞状上皮细胞异常：① 不典型鳞状上皮细胞（ASC）：意义不明（ASCUS）和不排除高度鳞状上皮内病变（ASCH）。② 低度鳞状上皮内病变（LSIL）：HPV 感染、轻度不典型增生、子宫颈上皮细胞内肿瘤（CIN1）。③ 高度鳞状上皮细胞内病变（HSIL）：中度和重度不典型增生，CIN2 和 CIN3。④ 鳞癌（SCC）。

3）腺上皮细胞异常：① 不典型腺上皮细胞（AGC）：子宫颈管腺细胞、子宫内膜细胞和其他腺细胞。② 疑似肿瘤的不典型腺上皮细胞：子宫颈管腺细胞和其他腺细胞。③ 子宫颈管原位腺癌（AIS）。④ 腺癌。⑤ 其他恶性肿瘤。

（熊立凡　胡晓波　丁　磊　倪培华）

临床疾病常用检验项目

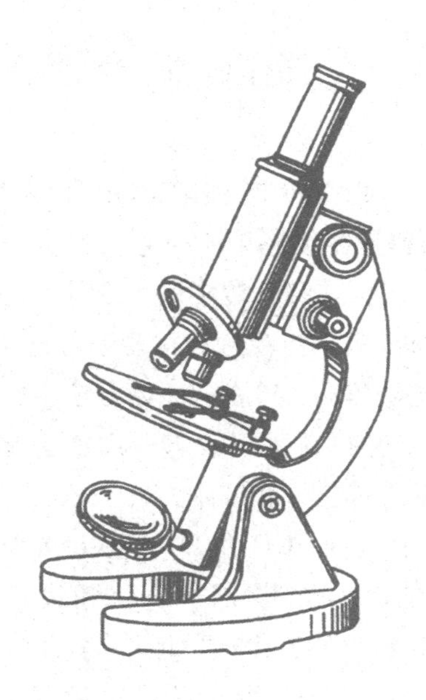

人类已知和未知的疾病繁多，本书列举的检验项目，主要针对内科系统的部分常见病，甚少涉及妇科、男科、儿科、外科（包括骨科）等科的疾病。下述列于各疾病系统中的检验项目，主要依据该检验项目的临床应用，目的是使读者知晓测定此检验项目与哪类疾病系统最相关。在一个系统中所列出的检验项目中，常与其他系统疾病有交叉，读者可互相参阅比较。此外，读者尚需了解，还有许多疾病的诊断标准，很少甚至不包括实验室的检验项目；故读者要准确了解某检验项目在特定疾病诊治中的真正临床价值，则应直接咨询临床医生。

一、感染性疾病检验项目

感染性疾病是指由病毒、细菌、真菌、衣原体、支原体、螺旋体、立克次体、寄生虫等微生物感染所引起的疾病。其中，有传染性、可导致不同程度流行的疾病又称传染病。诊断感染性疾病除了根据临床病史、体格检查外，实验检验尤显重要参考价值，特别是检出特定病原体是确诊的主要依据。检查病原体方法主要包括：显微镜直接检查病原体（简便、快速）、病原体培养分离鉴定（感染性疾病的金标准）与免疫学检测病原体抗原和抗体。当今，分子生物学技术（核酸分子杂交、聚合酶链反应即 PCR 和 DNA 芯片等）检测病原体相关基因 DNA 或 RNA，使诊断达到基因水平，具有高灵敏度、高特异性、简便快速的特点。在检出和鉴定病原体后，结合病人病史、症状或体征，快速作出诊断，并根据临床要求，进行药物敏感性试验，指导和监控临床抗微生物治疗，避免产生耐药菌株。

降钙素原（PCT）

PCT 是无激素活性的降钙素前肽物质。PCT 测定是诊断和监测细菌性感染疾病的有用参数。

【相关项目】 白细胞计数、C反应蛋白。

【标本要求】 静脉采血;避免溶血。

【参考区间】 <0.25 ng/ml。

【临床用途】 主要应用:诊断成人和儿童(包括新生儿)菌血症和败血症、儿童累及肾脏的尿路感染、中性粒细胞减少的细菌感染、败血性休克、术后系统性继发性感染、重度创伤、烧伤和多器官衰竭;监测风险分层、抗菌治疗反应;鉴别诊断、细菌性和病毒性脑膜炎、社区获得性细菌性和病毒性肺炎。

降钙素原在全身性细菌感染和脓毒症辅助和鉴别诊断、预后判断、疗效观察方面有很高的临床价值,如:① 脓毒血症(败血症)早期诊断:PCT血清浓度与细菌感染和败血症严重程度成正比。② 系统或软组织严重感染(腹膜炎或软组织感染等)早期诊断:PCT明显并持续增高。③ 细菌感染和非细菌炎症反应的鉴别诊断:如自身免疫病病人PCT轻度增高,并发感染则PCT明显增高。④ 细菌感染和病毒感染的鉴别诊断。⑤ PCT能特异性鉴别诊断器官移植感染。

增高:见于严重休克、全身性炎症反应综合征和多器官功能紊乱综合征等。

C反应蛋白(CRP)

在组织损伤急性期,肝脏合成一些血浆蛋白显著增加,这些蛋白质统称为急性时相蛋白,其中,由肝脏合成的CRP变化最为显著,对炎症最灵敏,可作为疾病急性期的一个诊断指标。

【相关项目】 白细胞计数,红细胞沉降率、高敏C反应蛋白。

【标本要求】 静脉采血;避免溶血。

【参考区间】 <10 mg/L。

【临床用途】 主要应用:检测系统性炎症过程、评估感染、抗生素疗效,鉴别感染性疾病的活动性和非活动性。

(1) 炎症时变化:CRP反应早于临床症状(包括发热)。出现急性反应后,CRP浓度6~12 h迅速增高24~48 h高峰,>100 mg/L

见于严重创伤、严重感染（脓毒症）等。肝病者，CRP 反应可能不明显。CRP 与血液白细胞数存在正相关，在疾病发作时，CRP 早于白细胞数而增高，恢复正常也快。CRP 与胆固醇同时增高，患心脏病和卒中的风险比正常人高 9 倍，但评估心血管疾病（CVD）风险时，不用 CRP 试验，而应用高敏 C 反应蛋白试验（hs－CRP）。CRP 与甲胎蛋白联合检测，可用于肝癌与肝良性疾病的鉴别诊断。

（2）区分活动性非活动性疾病：如系统性红斑狼疮、溃疡性结肠炎；监测风湿性疾病和评估抗感染治疗；确定早期术后并发症如伤口感染、血栓形成和肺炎；并区分感染和骨髓抑制排斥反应。

（3）疾病监测：术后监测 CRP 水平有助于识别意外的并发症。血清 CRP 浓度持续增高常表示感染未能控制预后严重。CRP 是非特异性试验，故检测结果必须结合完整临床病史。

增高：见于类风湿性关节炎早期、急性风湿病，肺炎、肾炎、恶性肿瘤、急性感染、败血症、外伤和组织坏死、心肌梗死、多发性骨髓瘤、结核病等。

滑膜液分析

滑膜（关节腔）液分析协助诊断关节炎症、疼痛和（或）肿胀的原因。

【相关项目】 尿酸、革兰染色、类风湿因子、环瓜氨酸肽抗体。

【标本要求】 滑膜（关节腔）液穿刺标本。

【参考区间】 外观：草黄色、清晰。中等黏稠度。少量葡萄糖、蛋白质。少量白细胞、红细胞。

【临床用途】 主要应用：协助诊断关节炎症、疼痛和/或肿胀的原因。

滑膜液分析主要临床意义如下。

（1）黏度：低黏度见于关节炎症。

（2）透明度：混浊提示存在微生物、白细胞或结晶。

（3）颜色：红色，可示出血，如血友病；但混浊的滑膜液也可见红细胞增加。草绿色，类风湿关节炎、慢性积液。橙黄色，色素性绒毛结节性滑膜炎。白色，痛风。

(4) 化学试验：葡萄糖，正常略低于血葡萄糖；明显减低见于关节炎症和感染。蛋白，细菌感染增高；尿酸，痛风时增高。

(5) 显微镜检查：细胞（白细胞和红细胞）总数，白细胞增高见于感染、痛风及类风湿性关节炎；白细胞分类，细菌感染中性粒细胞数增高，莱姆病嗜酸性粒细胞可>2%。偏振光显微镜检查，可区分结晶类型。

(6) 疑关节感染性疾病：可做革兰染色显微镜直接观察细菌或真菌，正常滑膜液无微生物；培养和药敏试验，如存在微生物应做检查指导抗菌治疗，如未查见微生物，也不排除感染，因可能数量少或抗生素治疗抑制，较少做的试验有抗酸杆菌涂片及培养协助诊断肺结核；结核分枝杆菌核酸检测法比传统培养更灵敏和特异。

(7) 主要关节疾病滑膜液改变：① 感染性疾病：细菌、真菌或病毒引起；包括急性和慢性化脓性关节炎。② 出血：出血性疾病如血友病或血管性血友病和/或关节损伤，导致血性滑膜液。③ 炎症性疾病：导致结晶形成和积聚如痛风（尿酸结晶）和假性痛风（焦磷酸钙晶体），通常累及腿脚部关节，滑膜炎如自身免疫疾病如类风湿关节炎、系统性红斑狼疮。④ 退行性疾病：如骨关节炎。

革兰染色

革兰染色是一种通用细菌染色法，广泛应用于微生物的初步分类；是最简便、最价廉、最常用的细菌识别和分类快速方法。

【相关项目】 标本染色显微镜细菌检查。

【标本要求】 血液、体液等各种标本。

【参考区间】 无菌体液阴性（未检出任何微生物或描述性报告）。

【临床用途】 主要应用：提供临床标本或培养基上生长微生物的初步信息、确定无菌体液（脑脊液、胸水、腹水、关节液）中有无微生物存在、筛查痰液标本做细菌培养的可接受性，并可初步提示感染病患者标本的细菌染色反应性，为后续的分离鉴定病原体所需培养基有重要提示作用。

标本染色显微镜细菌检查

为细菌感染性疾病病原学诊断的常用检测项目之一。

【相关项目】 细菌分离、培养和鉴定；药物敏感性试验。

【标本要求】 多种标本；无菌采集。

【参考区间】 （血液、脑脊液、心包液、胸腹水）不能查见细菌；（下疳渗液；镀银染色）不能查见棕黑色螺旋体；（痰、咽拭子、尿道、阴道分泌物、皮肤创伤分泌物）可查见少量正常菌群细菌；（粪便）可查见较多杆菌与少量球菌。

【临床用途】 主要应用：识别特征性细菌，确诊相应细菌感染性疾病。无菌标本（血液、脑脊液、心包液、胸腹水）出现阳性结果具有诊断价值；对有正常菌群寄居的腔道分泌物（痰、粪便、皮肤创伤分泌物）阳性结果不能确定诊断，需进一步作相关项目检测予以确诊。

（1）脑脊液：查见：① 革兰染色阴性或阳性细菌可诊断为细菌性脑脊髓膜炎。② 革兰染色阴性肾形双球菌，结合病人发热、喷射状呕吐、剧烈头痛和脑膜刺激体征，可诊断为流行性脑脊髓膜炎。③ 抗酸染色或金胺“O”染色阳性杆菌可诊断为结核性脑膜炎。

（2）痰液：查见：抗酸染色或金胺“O”染色阳性杆菌可疑为肺结核，需进一步检测予以确诊。

（3）咽拭子：查见：阿尔伯特染色蓝黑色异染颗粒，并用革兰染色查见革兰阳性棒状杆菌，且呈 X、V、Y 等排列，即报告为“找到有异染颗粒革兰阳性杆菌”，疑为白喉棒状杆菌。

（4）尿道、阴道分泌物：查见：① 多形核粒细胞内革兰染色阴性、卵圆形或肾形成对排列双球菌，对男性病人可诊断为淋病；对女性病人可疑为淋病，需进一步检测予以确诊。② 革兰染色不定小杆菌与其他革兰阴性杆菌（如拟杆菌），而缺乏乳酸杆菌形态，提示可能为细菌性阴道病。

(5) 粪便：如球菌杆菌比例增高，疑为抗生素相关性腹泻。

(6) 下疳渗液：查见：镀银染色棕黑色螺旋体，提示为梅毒螺旋体感染；但阴性不能排除梅毒诊断。

标本染色显微镜真菌检查

为真菌感染性疾病病原学诊断的常用检测项目之一。

【相关项目】 真菌分离、培养和鉴定；新生隐球菌荚膜抗原。

【标本要求】 多种标本；无菌采集。

【参考区间】 脑脊液不能查见真菌；阴道分泌物可查见极少量酵母菌(属正常菌群)；皮屑、甲屑、病毛发、穿刺液及分泌物不能查见真菌。

【临床用途】 主要应用：识别真菌，确诊真菌性感染性疾病。

(1) 脑脊液：查见：墨汁染色黑色背景中的透亮菌体(时见出芽)和宽厚荚膜，可报告"找到新生隐球菌"。

(2) 阴道分泌物：查见：卵圆形革兰阳性孢子或与出芽细胞相连的成链状及分支状假菌丝，疑真菌性阴道炎。

(3) 皮屑、甲屑、病毛发：查见：乳酸酚棉蓝染色标本检出蓝色菌丝和孢子，确定真菌感染。

(4) 溃疡渗出液、脓液、痂皮、组织块、脓肿或囊肿穿刺液：涂片革兰染色或PAS染色后，查见：位于巨噬细胞或中性粒细胞内阳性卵圆形或梭形孢子，疑申克孢子丝菌感染，需作进一步鉴定。

(5) 深部感染痰、血、骨髓标本：常用革兰染色法、亚甲蓝-伊红或天青-伊红(Giemsa)染色法、糖原染色、嗜银染色法、黏蛋白-卡红法 、荧光染色法，若查见菌丝和孢子，疑为真菌感染，需做进一步相关项目检查。

标本染色显微镜病毒检查

检查组织标本-宿主细胞内包涵体可早期诊断病毒或衣原体感染。

【相关项目】 病毒分离、培养和鉴定,病毒抗原检测。

【标本要求】 多种标本;无菌采集。

【参考区间】 (尿液、唾液、眼穹窿部及眼结膜上皮、尿道、子宫颈分泌物)标本涂片:不能查见包涵体;(单克隆抗体荧光染色)沙眼衣原体阴性。

【临床用途】 主要应用:辅助诊断病毒或衣原体感染。

(1) 疱疹基底组织刮片:瑞氏染色查见多核巨细胞和核内嗜酸性包涵体,可能为疱疹病毒感染。

(2) 感染组织、尿液、唾液或受损组织:查见典型巨细胞核内涵体,有助于巨细胞病毒感染诊断(阳性率不高)。

(3) 眼穹窿部及眼结膜上皮:查见包涵体,可为沙眼衣原体感染;用碘液染色或异硫氰酸荧光素(FITC)标记沙眼衣原体单克隆抗体染色,可协助诊断。

(4) 尿道、子宫颈分泌物:衣原体荧光抗体染色检出胞内散在点状荧光,提示为生殖道衣原体感染。

(5) 病犬脑组织:查见海马神经细胞胞质内嗜酸性包涵体(内基小体),为狂犬病病毒感染特征,具有诊断价值。

标本负染电镜和免疫电镜病毒检查

该项检查为对确诊某些病毒感染具有一定价值,但非临床常规应用的检查项目。粪便标本经浓缩、磷钨酸盐负染,或粪悬液加特异性抗体后,电镜下观察。

【相关项目】 病毒分离、培养和鉴定,病毒抗原检测。

【标本要求】 标本要求:无菌采集。

【参考区间】 阴性。

【临床用途】 主要应用:确诊某些病毒感染,但临床上不常规应用。婴幼儿急性腹泻粪便查见轮状病毒,可诊断为病毒感染胃肠炎。

血液标本染色显微镜疟原虫检查

血液检查是诊断疟疾的基本和确诊方法。

【相关项目】 疟原虫抗体和抗原测定。

【标本要求】 静脉采血；选择适宜采血时间（恶性疟原虫在发作开始时，间日疟原虫在发作后数小时至十余小时），制作厚、薄血膜涂片各 1 张。

【参考区间】 不能查见疟原虫。

【临床用途】 主要应用：检测疟原虫，确诊疟疾。

查见疟原虫可诊断疟疾；在薄血片上进行鉴别，可确诊疟疾并可分型。

血液标本染色显微镜微丝蚴检查

淋巴丝虫病主要是班氏丝虫和马来丝虫感染所致，血液检查是微丝蚴感染、确诊淋巴丝虫病的基本方法。

【相关项目】 血涂片检查。

【标本要求】 静脉采血；无菌采集。晚间 9 时～次晨 2 时，取耳垂或指尖血作薄血膜涂片（新鲜血片法）或作厚血膜涂片检查。

【参考区间】 不能查见微丝蚴。

【临床用途】 主要应用：可确诊微丝蚴感染并可分型。

班氏丝虫和马来丝虫均为夜现周期型，即微丝蚴白天滞留于肺毛细血管中，夜间出现在外周血液。为提高检出率，应于夜间采集外周血液。

骨髓标本染色显微镜杜氏利什曼原虫检查

利什曼原虫可引起利什曼寄生虫病，本检查是确诊黑热病项目。

【相关项目】 原虫培养。

【标本要求】 骨髓穿刺液；无菌采集。

【参考区间】 不能查见杜氏利什曼原虫。

【临床用途】 主要应用：确诊黑热病。

骨髓液查见巨噬细胞内无鞭毛体原虫即可确诊黑热病，检出率为 80％～90％。

阴道分泌物标本染色显微镜阴道毛滴虫检查

滴虫病为性传播为主的一种传染病,阴道分泌物查找毛滴虫是诊断滴虫病的最基本方法。

【相关项目】 阴道分泌物常规检查、前列腺液常规检查、毛滴虫培养。

【标本要求】 阴道分泌物;无菌采集。

【参考区间】 不能查见毛滴虫。

【临床用途】 主要应用:诊断滴虫病。

阴道分泌物、尿液和前列腺液查找毛滴虫是诊断滴虫病最基本方法。阳性:可确诊泌尿生殖道毛滴虫感染,如滴虫性阴道炎、尿道炎。

常规涂片法查找毛滴虫易受气温较冷等因素影响,或因虫体死亡,不易与白细胞区别等原因,常致阳性检出率不高或漏诊。培养法检测病原体可靠而敏感,阳性率明显高于直接涂片检查,常用于诊断无症状感染、有症状但涂片检查为阴性的女性病人、男性滴虫病的诊断,也利于临床的疗效观察。

标本不染色显微镜细菌检查

为细菌感染性疾病病原学常用实验诊断的检测项目之一。标本在不染色状态下,用暗视野显微镜或相差显微镜观察病原体。

【相关项目】 细菌分离、培养和鉴定。

【标本要求】 血液、尿液等多种标本;无菌采集。

【参考区间】 血液、尿液、皮疹渗出物、淋巴结或组织穿刺液:不能查见细菌。阴道分泌物:线索细胞阴性。

【临床用途】 主要应用:用于某些病原体的识别和感染诊断。

暗视野显微镜检查:查见钩端螺旋体确诊钩端螺旋体病;下疳渗液、二期梅毒皮疹渗出物、淋巴结或组织穿刺液:查见密螺旋体即可诊断梅毒;阴道分泌物:查见线索细胞,提示为细菌性阴道病。

标本不染色显微镜真菌检查

为真菌感染性疾病病原学常用实验诊断的检测项目之一。

【相关项目】 真菌分离、培养和鉴定。

【标本要求】 阴道分泌物、皮屑等多种标本，无菌采集。

【参考区间】 皮屑、甲屑、毛发：不能查见菌丝和孢子。阴道分泌物：可见极少量酵母菌。

【临床用途】 主要应用：确诊真菌感染。

皮屑、甲屑、毛发：查见菌丝和孢子，确定真菌感染。阴道分泌物：查见白念珠菌，疑为真菌性阴道炎。

粪便标本不染色显微镜寄生虫检查

为消化道寄生虫感染病原学诊断常用方法。

【相关项目】 粪便常规检查。

【标本要求】 粪便标本；无菌采集。一般<24 h送检(查原虫滋养体，<30 min检查)；或暂存35～37℃。避免尿液、药物、杂质污染。粪便量约拇指末节大小。

【参考区间】 阴性。

【临床用途】 主要应用：用于确诊肠道寄生虫感染及类型。

阳性：① 蠕虫卵：检查1张蛔虫卵涂片的阳性率约85%，3张涂片可达90%～95%；查见钩虫虫卵，可确诊钩虫感染，但不能区别虫种；查见鞭虫虫卵可确诊；一般采用肛门拭子法(棉签或透明胶纸)查蛲虫卵，但检出率较低。② 原虫：查见溶组织内阿米巴滋养体或包囊，即确诊阿米巴病或溶组织内阿米巴感染；查见贾第虫滋养体或包囊，即确诊贾第虫病或贾第虫感染。

血液标本细菌分离、培养与鉴定

血培养是确诊细菌血流感染的最可靠的金标准检验项目，分离的菌种可用于体外药物敏感性试验。

【相关项目】 血涂片检查，药物敏感性试验。

【标本要求】 静脉采血；无菌采集。

【参考区间】 未检出细菌。

【临床用途】 主要应用：确诊血液细菌感染。

阳性：表明病原微生物已进入血流，可造成全身播散，引起血流感染。常见病原体：金黄色葡萄球菌、溶血性链球菌、肺炎链球菌、大肠埃希菌、铜绿假单胞菌、变形杆菌、沙门菌属、克雷伯菌属等。近年来，感染病原菌种类不断变化，肠杆菌科、非发酵菌、凝固酶阴性葡萄球菌和肠球菌属引起的血流感染发病率均增加。

一旦血培养阳性，则转种培养基进行分离再培养、做直接抗菌药物敏感性试验，并鉴定细菌种属（必要时再分型）与抗菌药物体外敏感性试验。

阳性结果报告：分为 3 级：① 一级：一旦血培养仪报警阳性，即从阳性瓶取样进行涂片、革兰染色、镜检，并报告临床医生（血培养阳性以危急结果报告）；② 二级：报告直接抗菌药物敏感性试验结果；③ 三级：报告细菌种属、药物敏感性试验、结果评价与临床建议。

阳性须排除污染菌：皮肤消毒、静脉穿刺过程中无菌操作是避免污染的重要环节。有时很难区分血培养阳性菌是真致病菌或是污染菌，如疑为污染菌，则报告为“该菌株可能为采样时皮肤污染微生物，如需进一步检测，请与微生物科联系”。常见污染菌：凝固酶阴性葡萄球菌、芽孢杆菌属（除外炭疽杆菌）、棒状杆菌属、丙酸杆菌属、草绿色链球菌、气球菌、微球菌等，这些细菌在一定条件下仍能引起严重感染，故如≥2 份血培养中分离到同一种细菌，也应结合临床表现，作出病原菌诊断。

阴性：如培养一定时间（如 5～7 日）后仍无微生物生长，仪器未予报警，则再经盲目传代后证实无细菌生长，则报告为“培养 5～7 日未见细菌生长”。

血液标本真菌分离、培养与鉴定

血培养是确诊真菌血流感染的最可靠检验项目，分离的菌种可用于体外药物敏感性试验。

【相关项目】 血涂片检查、药物敏感性试验、真菌β-D-葡聚糖。

【标本要求】 静脉采血;无菌采集。

【参考区间】 未检出真菌。

【临床用途】 主要应用:确诊血液真菌感染。

疑似阳性血培养瓶应做涂片革兰染色检查,发现真菌孢子诊断为真菌血流感染。常见病原体:白念珠菌、光滑菌与热带念珠菌等。血培养仪发出阳性报警的培养瓶中抽取培养液移种于沙氏琼脂,置35℃和29℃孵育24~48 h后观察菌落形态,将分离真菌进行特异性代谢试验(包括糖同化和糖发酵试验)鉴定菌株;或接种酵母菌显色培养基,则可在24 h得到菌株的鉴定结果,缩短报告时间。

尿标本细菌分离、培养与鉴定

泌尿系统如有大量微生物繁殖可引起泌尿系统炎症;正常尿液通常是无菌,但可能被泌尿生殖道口正常菌群污染;尿液分离出一定数量病原菌是诊断泌尿系统感染的重要依据。

【相关项目】 尿液常规分析、药物敏感试验。

【标本要求】 清洁中段尿标本;无菌采集。

【参考区间】 可检出尿道口正常菌群细菌;菌落计数一般不高于10^3 CFU/ml。

【临床用途】 主要应用:诊断泌尿系统细菌感染。

泌尿系感染时,尿中细菌数常高于10^5 CFU/ml。泌尿系感染确诊有赖于病原学诊断,在临床诊断基础上,符合下述之一即可诊断:① 清洁中段尿或导尿留取尿液(非留置导尿)培养革兰阳性球菌≥10^4 CFU/ml、革兰阴性杆菌≥10^5 CFU/ml;② 耻骨联合上膀胱穿刺留取尿液培养细菌≥10^3 CFU/ml;③ 新鲜尿经离心应用相差显微镜检查(×400),在30个视野中有半数视野见到细菌;④ 无症状性菌尿症,患者虽无症状,但近期(常为1周)有内镜检查或留置导尿史,尿液培养革兰阳性球菌浓度≥10^4 CFU/ml,革兰阴性杆菌浓度≥

10^5 CFU/ml。

具有尿路刺激症状的病人,清洁中段尿菌落计数>10^2/ml应视为有意义菌尿。

尿液一般细菌定量培养,如培养18~24 h平板上无细菌生长,则继续培养至48 h;如仍无细菌生长,则报告"细菌培养阴性"。如尿液中培养出≥3种细菌,且没有优势菌,则可能为标本采集时泌尿生殖道口污染所致,建议病人重留标本。绝大多数病人是单一病原体感染,少数为2种或以上病原体感染。

阳性:① 菌落计数革兰阳性球菌菌数≥10^4 CFU/ml、革兰阴性杆菌菌数≥10^5 CFU/ml,可诊断为××菌泌尿系统感染。② 膀胱穿刺尿厌氧菌培养鉴定出菌种,可诊断为××厌氧菌泌尿系统感染。③ 钩端螺旋体培养阳性,可确诊钩端螺旋体感染。④ 尿液沉渣支原体培养阳性,可确诊支原体感染。⑤ 24 h尿培养结核分枝杆菌培养阳性,可诊断为结核分枝杆菌泌尿系统感染。

阴性:如病人已接受了抗菌药物、大量输液、利尿剂,尿液酸碱度<5.0或>8.5时,则尿培养结果可假阴性。

尿标本真菌分离、培养与鉴定

因泌尿系统中大量微生物繁殖引起泌尿系统炎症;正常尿液通常无菌,但可能被泌尿生殖道口正常菌群污染;尿液分离出一定数量念珠菌等是诊断泌尿系统真菌感染的重要依据。

【相关项目】 尿液常规分析、体外药物敏感试验。

【标本要求】 清洁中段尿标本;无菌采集。

【参考区间】 可检出尿道口正常菌群细菌;菌落计数<10^3 CFU/ml。

【临床用途】 主要应用:诊断泌尿系统真菌感染。

尿液细菌及假丝酵母菌培养菌落计数>10^5 CFU/ml提示可能泌尿系统感染。菌落计数在10^4~10^5/ml时,需结合病人临床症状分析是否为泌尿系统感染。若发现革兰阳性卵圆形的芽生孢子和管状的假菌丝，可报告检出“念珠菌”，可疑为真菌性尿路感染；尿液中白念珠菌和其他念珠菌可用显色念珠菌培养基（CHRO－Magar）快速鉴定法。

脑脊液标本细菌分离、培养与鉴定

脑脊液培养是确诊中枢神经系统细菌感染的最可靠检验项目。

【相关项目】 标本染色显微镜细菌检查、药物敏感性试验。

【标本要求】 脑脊液标本；无菌采集。脑膜炎奈瑟菌、流感嗜血杆菌等对外界抗力低，易自溶，故标本应立即置于35℃保温送检。

【参考区间】 未检出细菌。

【临床用途】 主要应用：确诊中枢神经系统细菌感染。

正常脑脊液是无菌的，当病原微生物侵犯中枢神经系统实质、被膜及血管等引起急性或慢性炎症性称中枢神经系统感染。对有脑膜刺激症状、疑为神经系统感染性疾病的病人应做脑脊液培养病原学诊断。

阳性：检出脑膜炎奈瑟菌为流行性脑脊髓膜炎；检出肺炎链球菌、流感嗜血杆菌、大肠埃希菌与链球菌为化脓性脑膜炎感染；检出结核分枝杆菌为结核性脑膜炎；检出厌氧菌或厌氧菌与需氧菌混合感染常为脑脓肿。如脑脊液培养48 h仍无细菌生长，则报告为“培养2日无细菌生长”。

脑脊液标本真菌分离、培养与鉴定

脑脊液培养是确诊中枢神经系统真菌感染的最可靠检验项目。

【相关项目】 脑脊液涂片墨汁染色显微镜真菌检查、药物敏感性试验。新生隐球菌荚膜多糖抗原检测。

【标本要求】 脑脊液标本；无菌采集。

【参考区间】 未检出真菌。

【临床用途】 主要应用：确诊中枢神经系统真菌感染。

将脑脊液接种于含抗生素沙氏培养基及血琼脂培养基上，分别在35℃和29℃孵育，观察菌落特点，进一步做生化试验、动物试验鉴定可疑真菌菌种。脑脊液涂片、墨汁染色较易发现新生隐球菌，只有在脑脊液或脑组织标本中检出新生隐球菌才可确诊为新生隐球菌脑膜炎，但脑脊液检查并非每次均能检出该菌，故需多次反复检查。新生隐球菌荚膜多糖抗体、抗原检测阳性有助于诊断，但需注意脑脊液胶乳凝集试验法的假阳性问题。脑脊液涂片染色不易发现曲霉菌菌丝及孢子，脑脊液曲霉培养可提高检出率。

阳性：检出新生隐球菌可确诊为新生隐球菌脑膜炎；脑脊液培养可见黄绿色毛状菌落生长，经多次培养阳性（因该菌为条件致病），并结合临床表现、脑组织活检或颅脑手术后病理检查（于病理组织中找到曲霉菌）才能确诊本病。

上呼吸道标本细菌分离、培养与鉴定

鼻咽拭子、咽拭子、伪膜等上呼吸道标本细菌培养、分离与鉴定是诊断白喉及百日咳病的主要病原学依据，结合临床特征明确诊断。

【相关项目】 白喉棒状杆菌异染颗粒染色显微镜检查。

【标本要求】 上呼吸道标本；无菌采集。

【参考区间】 未检出白喉棒状杆菌或百日咳鲍特菌。

【临床用途】 主要应用：用于白喉、百日咳的诊断。

白喉棒状杆菌鉴定除需有明显的异染颗粒外，还需进一步移种至亚碲酸钾血平板划线分离，取得纯培养进行各项鉴定试验和毒力试验，做出最后鉴定。

阳性：检出白喉棒状杆菌，结合临床特征明确诊断白喉；检出百日咳鲍特菌，结合临床特征明确诊断百日咳。

上呼吸道标本病毒分离、培养与鉴定

上呼吸道标本包括鼻咽拭子、喉拭子与含漱液标本。上呼吸道标本病毒分离、培养与鉴定是诊断上呼吸道病毒感染病原学的主要依据。

【相关项目】 上呼吸道标本免疫学检测，呼吸道病毒（合胞病毒、流感病毒、副流感病毒等）核酸检测。

【标本要求】 上呼吸道标本;无菌采集;需置病毒运送液中冷藏运送。

【参考区间】 未检出呼吸道病毒。

【临床用途】 主要应用:诊断上呼吸道病毒感染。

阳性:检出呼吸道病毒,结合临床特征明确诊断呼吸道病毒感染。大部分由病毒上呼吸道感染有自限性,临床较少作特定的病原学诊断,但在暴发性流行时(如 H1N5 流感病毒)诊断显得重要了。

痰液标本细菌分离、培养与鉴定

痰液标本分离、培养与鉴定出病原体或条件性致病菌及菌量是诊断下呼吸道感染主要实验诊断的依据。

【相关项目】 标本染色显微镜细菌检查。

【标本要求】 痰液标本;无菌采集。合格痰液标本采集:采用自然咳痰法;病人在早晨起床后先漱口,然后再用力(从呼吸道深部)咳出 1～2 口痰,用洁净容器立即送检。合格痰液标本标准:显微镜检查白细胞≥25 个/低倍镜视野、扁平上皮细胞≤10 个/低倍镜视野。

【参考区间】 可检出上呼吸道正常菌群细菌。

【临床用途】 主要应用:确诊上呼吸道细菌感染。

痰液标本虽是较易获得的下呼吸道标本,但因可能受到口腔正常菌群的污染,故这些标本的诊断价值有限。通过气管采集的痰液标本(气管内吸出物、气管镜采集法)可避开污染,是下呼吸道感染病原学诊断的理想标本。合格痰液标本分离培养出的细菌与呼吸道正常菌群相同细菌,应根据涂片所示解释培养结果,如涂片所示有大量的中性粒细胞,培养菌也是涂片革兰染色镜检优势菌,则培养结果具有诊断意义。下呼吸道标本中一旦疑检出肺炎支原体、军团菌、结核分枝杆菌等,即可认为是合格标本,从而可直接进行鉴定。肺炎是下呼吸系统感染严重疾病,以咳嗽、发热及有胸部体征为重要临床特征,一般根据报告“检出××菌”及菌量(纯培养、大量、中等量少量)、培养结果和标本涂片革兰染色均为优势菌，且标本中有大量的中性粒细胞，辅以胸部体征、X线检查，确诊肺部感染。细菌性肺炎最常见病原体主要有肺炎链球菌、金黄色葡萄球菌、肺炎克雷伯菌、流感嗜血杆菌、嗜肺军团菌、肺炎支原体、肺炎衣原体与结核分枝杆菌。

阳性（前提：合格痰液标本）：检出肺炎链球菌，多为肺炎链球菌肺炎；检出流感嗜血杆菌多为儿童细菌性肺炎；检出肺炎克雷伯菌、沙雷菌属、假单胞菌属、肠杆菌属细菌多为医院获得性肺炎；检出结核分枝杆菌可诊断为肺结核；检出嗜肺军团菌可诊断为嗜肺军团病；检出肺炎支原体可诊断为非典型肺炎（虽分离阳性率不高，对临床快速诊断意义不大，但对流行病学调查有重要意义）。

痰液标本真菌分离、培养与鉴定

合格痰液标本培养检出真菌，是肺部真菌感染的诊断标准。

【相关项目】 血液、胸水真菌检查。

【标本要求】 合格痰液标本；无菌采集；<1 h送检或冷藏保存。

【参考区间】 可检出少量单细胞真菌。

【临床用途】 主要应用：确诊上呼吸道真菌感染。

痰标本培养检出真菌很可能是来自上呼吸道的定植菌，可误判为感染菌。目前，国际上沿用原则是采用X线胸片结合肺组织活检，或血液、胸腔积液检出真菌作为侵袭性真菌感染诊断的标准。经支气管镜保护性导管支气管刷采集的呼吸道标本，受上呼吸道菌群污染的可能性最小，最适合进行细菌培养（包括需氧与厌氧培养）。

阳性：痰液标本培养检出真菌如曲霉菌、隐球菌、毛霉菌，念珠菌。

粪便标本细菌分离、培养与鉴定

使用选择培养基分离含脓、血或黏液的粪便致病菌并进行鉴定，有助于胃肠道感染病诊断。

【相关项目】 常规药物敏感性定性试验、常规药物敏感性定量试验、标本染色显微镜细菌检查。

【标本要求】 粪便标本。标本要求：细菌培养阳性率高低与粪便标本性状关系密切。取脓血便培养阳性率最高；应在服药前尽早采集脓血黏液部分的粪便；在不易获得粪便时，可采用直肠拭子法；病人呕吐物，可疑食物等也可作为检测标本。

【参考区间】 可检出大量肠道正常菌群细菌。

【临床用途】 主要应用：诊断胃肠道细菌感染。

常见胃肠道感染疾病：食物中毒、霍乱、伤寒、细菌性痢疾、结肠炎、胃炎与抗生素相关性腹泻等。粪便标本可检出致病菌和疾病。

1）检出霍乱弧菌可确证诊断霍乱，应做危急报告。

2）检出伤寒沙门菌可确诊伤寒；必要时可以做肥达反应作为辅助诊断；培养出伤寒沙门菌应做危急报告。

3）检出志贺菌属细菌，可准确诊断细菌性痢疾；如疑为志贺痢疾菌，可做志贺毒素检测；培养出志贺菌属细菌应做危急报告。

4）检出副溶血性弧菌，诊断为副溶血性弧菌感染。

5）检出小肠结肠炎耶尔森菌，诊断为小肠结肠炎耶尔森菌感染。

6）检出空肠弯曲菌诊断为空肠弯曲菌感染。

7）检出肠致病性大肠埃希菌，用多价抗血清凝集检测 EPEC、EIEC，用改良 Elek 法检测 ETEC，接种山梨醇麦康凯平板与血清凝集试验检测 EHEC，阳性者诊断为肠出血性大肠埃希菌消化道感染；培养出 EHEC 应做危急报告。

8）用选择性和非选择性培养基分离胃黏膜活检标本幽门螺杆菌，同时作胃黏膜活检标本直接镜检幽门螺杆菌阳性者，可诊断幽门螺杆菌感染；也可用快速脲酶试验、核素标记试验、多聚酶链反应及抗原快速检查幽门螺旋杆菌。

9）检出产气荚膜梭菌或艰难梭菌、亲水气单胞菌或肉毒梭菌及其毒素是诊断食物中毒的主要依据。

1 次粪便培养阴性，不能完全排除胃肠道病原菌；对传染性腹泻病人，需 3 次送检粪便进行细菌培养。

生殖器溃疡标本细菌分离、培养与鉴定

检测以生殖器溃疡为临床表现的性传播疾病病原体的金标准试验。

【相关项目】 标本染色显微镜细菌检查。

【标本要求】 生殖器溃疡标本。

【参考区间】 未检出杜克嗜血杆菌、沙眼衣原体。

【临床用途】 主要应用：确诊生殖器细菌感染。

细菌感染的性传播疾病有一期梅毒、软下疳与性病性淋巴肉芽肿，其病原体分别是梅毒螺旋体梅毒亚种（至今仍不能体外人工分离培养）、杜克雷嗜血杆菌与沙眼衣原体。正确生殖器溃疡标本采集方法是标本分离培养成败关键之一。杜克雷嗜血杆菌营养要求较高；沙眼衣原体需在组织细胞内生长，宜取溃疡标本或肿大淋巴结穿刺物接种在鸡胚卵黄囊，或做组织（细胞）培养或小白鼠颅内接种；还需做细菌培养和涂片革兰染色，以除外葡萄球菌或其他细菌所致的淋巴结炎症。

阳性：① 杜克嗜血杆菌培养阳性，可诊断为软下疳。② 初疮（男性阴茎体、龟头、冠状沟、包皮处，女性小阴唇、尿道口周围等处，出现无痛性丘疱疹或小水泡，疱破后呈糜烂面，严重者可形成溃疡，称初疮）沙眼衣原体培养阳性有诊断价值。

阴道分泌物常规检查

又称白带检查，是女性生殖系统疾病常用检查项目之一，包括颜色性状、清洁度、线索细胞检查等。

【相关项目】 阴道分泌物标本染色显微镜阴道毛滴虫检查、阴道（尿道）真菌分离、培养与鉴定、阴道细胞学检查。

【标本要求】 阴道分泌物；标本采集前 24 h 内禁止性交、盆浴、阴道灌洗和局部上药等，采集后应尽快检验；避免经期采集。

【参考区间】 ① 颜色和性状：白色糊状，无气味；近排卵期时，多清澈透明(蛋清样),量较多;排卵期后,白色混浊状,较黏稠,量较少。② 清洁度:Ⅰ～Ⅱ度。③ 线索细胞:无。

【临床用途】 主要应用:筛查阴道炎症或感染性疾病。

(1) 颜色和性状:① 黄色脓性:见于滴虫性阴道炎、化脓性细菌感染、慢性宫颈炎、老年性阴道炎、子宫内膜炎和阴道内有异物等。② 红色血性:见于肿瘤、息肉、子宫黏膜下肌瘤、老年性阴道炎、严重慢性宫颈炎、宫内节育器副作用等。③ 豆腐渣样:见于真菌性阴道炎。④ 黄色水样:见于子宫黏膜下肌瘤、宫颈癌、子宫癌和输卵管癌等。⑤ 量大、无色透明:见于卵巢颗粒细胞瘤、女性激素分泌功能异常。

(2) 清洁度:在生理情况下,女性生殖系统具有自净作用,一般细菌不能生存。阴道清洁度检查分为Ⅰ～Ⅳ度:Ⅰ度,有大量阴道杆菌和上皮细胞,白细胞0～5个/HP(高倍视野),有或无其他细菌。Ⅱ度,有中等数量的阴道杆菌和上皮细胞,白细胞10～15个/HP,有少量其他细菌。Ⅲ度,有少量阴道杆菌和上皮细胞,白细胞15～30个/HP,多见其他细菌。Ⅳ度,未见阴道杆菌,只见少量上皮细胞,白细胞>30个/HP,有大量其他细菌。清洁度为Ⅲ～Ⅳ度时,提示病理性,存在炎症或感染如滴虫性阴道炎、真菌性阴道炎、淋病等。

(3) 线索细胞:指黏附了大量加德纳菌的阴道鳞状上皮细胞。查见线索细胞常提示为细菌性阴道病。

阴道(尿道)细菌分离、培养与鉴定

可用于检测支原体引起人体泌尿生殖系统的感染;孕妇无乳链球菌阴道炎与生殖道正常菌群内源性感染盆腔炎病原学检测。

【相关项目】 阴道分泌物常规检查、标本染色显微镜细菌检查、药物敏感性试验。

【标本要求】 阴道分泌物标本、尿标本(首选晨尿);无菌采集。

【参考区间】 可检出正常菌群细菌,菌落计数<10^4/ml。

【临床用途】 主要应用:诊断阴道(尿道)细菌感染。

阴道分泌物无乳链球菌在怀孕期被激活而引起胎膜早破,继而上行扩散导致胎儿感染,主要引起新生儿败血症和脑膜炎。阴道(尿道)分泌物标本分离培养与鉴定是确诊细菌感染金标准。

阳性:检出解脲脲原体或人型支原体培养,需结合临床表现,且菌落计数>10^4 CFU/ml,可诊断为非淋菌性尿道炎;检出淋病奈瑟菌可诊断为淋菌性尿道炎;检出孕妇阴道分泌物无乳链球菌需引起重视;检出阴道后穹隆穿刺液厌氧菌,疑生殖道正常菌群内源性感染盆腔炎,但需排除标本采集时正常菌群污染。

阴道(尿道)真菌分离、培养与鉴定

本试验用于诊断真菌性阴道炎。

【相关项目】 阴道分泌物常规检查、标本染色显微镜真菌检查、药物敏感性试验。

【标本要求】 阴道/尿道分泌物;无菌采集。

【参考区间】 可检出正常菌群细菌,菌落计数<10^4/ml。

【临床用途】 主要应用:诊断真菌性阴道炎。

念珠菌真菌不仅存在于病人体内,也可寄居健康人阴道内,培养时也可出现阳性,故要结合阴道炎临床症状,给予明确诊断。临床上不常规应用真菌培养,只有在出现阴道炎临床症状而显微镜检查阴性,尤其是反复复发的病人,采用培养方法提高诊断准确性。如病人有典型临床表现,且显微镜见到芽生孢子和假菌丝即可作出诊断,不必再做培养。显微镜分泌物检查时,还需注意有无滴虫、淋病奈瑟菌感染。

阳性:检出白念珠菌结合临床症状(阴道奇痒难忍,白带呈豆腐渣样,同时小便刺痛,淋漓不畅)可诊断为真菌性阴道炎。

宫颈拭子淋病奈瑟菌培养、分离与鉴定

本试验是确诊女性淋病的金标准。

【相关项目】 宫颈分泌物检查、标本染色显微镜细菌检查、药物敏感性试验。

【标本要求】 宫颈分泌物拭子;无菌采集。

【参考区间】 不能检出淋病奈瑟菌。

【临床用途】 主要应用:确诊女性淋病。

女性宫颈分泌物中淋病奈瑟菌的数量较少,故从宫颈取材时拭子要停留一段时间。为提高培养阳性率,淋病奈瑟菌宜在床边即刻接种在35℃预温的淋病奈瑟菌选择培养基上,并置于5%CO_2环境中保温送检。

阳性:疑为淋病女性病人须培养阳性方可作出诊断;而男性病人生殖道分泌物涂片见到多形核粒细胞内革兰阴性卵圆形或肾形成对排列双球菌可做出淋病诊断。

皮肤软组织脓性分泌物细菌培养、分离与鉴定

本试验用于是诊断皮肤软组织感染、特别是确诊深部软组织感染病原体的常用检查。

【相关项目】 血液分析仪血常规检查、药物敏感性试验。

【标本要求】 皮肤软组织脓性分泌物;无菌采集。

【参考区间】 可检出皮肤正常菌群细菌。

【临床用途】 主要应用:诊断皮肤软组织细菌感染。

病人有局部疼痛、压痛、红、肿或热是皮肤和软组织感染的基本临床特征;所有细菌感染均可产生脓性分泌物,一些严重感染还常出现畏寒、发热、恶心、呕吐、乏力、食欲不振、心悸、休克等全身症状。

(1) 根据典型临床特征即可做出诊断的常见病原菌和疾病:① 金黄色葡萄球菌感染:皮下脓肿。② A群化脓性链球菌或(和)金黄色葡萄球菌感染:开放性深部皮肤损伤(如脓疱疮)。③ 皮肤正常菌群或肠道菌群感染:褥疮溃疡等其他多种皮肤损伤,多为院内获得性感染。④ 铜绿假单胞菌和金黄色葡萄球菌:烧伤感染(最常见病原菌)。⑤ 金黄色葡萄球菌:手术切口感染(最常见病原菌)。⑥ 多杀巴斯德菌感染:如狗和猫咬伤伤口感染。⑦ 需氧菌和厌氧菌的混合感染:人咬伤。⑧ 念珠状链杆菌和小螺菌:鼠咬伤(常见病原体）。

（2）浅表伤口感染标本：大多数浅表皮肤感染，根据其典型的临床特征、是否伴有全身症状，即可做出诊断。分离菌应在直接涂片革兰染色检查中查见并多于正常菌群细菌时，才可报告；如同时有3种以上革兰阳性棒状杆菌和球菌生长，提示为皮肤正常菌群，应结合临床确定是否需进一步检查。

（3）深部软组织感染：通常需要采集分泌物标本进行病原学诊断，如有典型恶臭味标本，或由穿透性物体刺破皮肤的任何损伤、疑为梭菌感染气性坏疽，或疑为放线菌感染标本，进行厌氧培养后分离、鉴定出破伤风梭菌、产气荚膜梭菌，列为医学危急报告。单纯蜂窝组织炎常不易获得病原学诊断，轻度感染者亦无需获得病原学诊断。

皮肤癣感染真菌培养、分离与鉴定

本试验是诊断皮肤癣真菌感染常用检查。

【相关项目】 标本染色显微镜真菌检查、药物敏感性试验。

【标本要求】 皮肤癣标本；无菌采集。

【参考区间】 可检出皮肤正常菌群细菌。

【临床用途】 主要应用：确诊皮肤和软组织真菌感染。

皮肤真菌感染主要依靠临床表现，直接显微镜查见菌丝与孢子即可诊断。如直接显微镜检查真菌阴性，而临床症状又高度怀疑，则可做真菌培养以进一步确诊。皮肤真菌通常滋生在较潮湿的皮肤表面（足趾之间、腹股沟和乳房下）；临床常见癣由不同真菌引起皮肤真菌感染，如花斑癣、足癣、股癣、头癣、体癣、甲癣与须癣等。

L型细菌感染标本培养、分离与鉴定

分离培养检查标本中是否存在L型细菌是诊断尿路感染、骨髓炎、心内膜炎等慢性感染的主要依据。L型细菌：指在使用作用于细胞壁的抗菌药物（β-内酰胺类抗生素等）治疗过程中丢失细胞壁的某些细菌；此菌仍具致病性，但毒力要比亲本菌株低，故常无急性过程。

L型细菌长期保存于宿主体内,使病人成为持久的传染源。

【相关项目】 药物敏感性试验。

【标本要求】 血液标本、骨髓穿刺标本;无菌采集。

【参考区间】 不能检出细菌L型。

【临床用途】 主要应用:诊断尿路感染、骨髓炎、心内膜炎等慢性感染。

临床上遇有症状明显而标本常规细菌培养阴性者,应考虑细菌L型感染的可能性,宜作本检查,以明确诊断L型细菌感染,并更换抗菌药物。L型细菌感染的诊断必须依据细菌学检查,因其生长缓慢,故细菌学诊断较为困难。L菌生长缓慢,一般生长2～7日后,才形成中间较厚、四周较薄的荷包蛋样细小菌落;在液体培养基中生长后,呈疏松絮状颗粒,沉于管底,培养液则澄清。

感染标本病毒培养、分离与鉴定

本试验是确诊病毒感染的金标准试验。病毒分离可用组织培养,选择恰当细胞系进行接种,根据病毒增殖指标识别,以血清学方法进行鉴定;或行鸡胚和动物接种,分离病毒。

【相关项目】 细胞培养、抗原检测、病毒核酸检测。

【标本要求】 各种标本;无菌采集。

【参考区间】 阴性。

【临床用途】 主要应用:确诊病毒感染。

一般根据临床表现特点可以作出病毒性感染初步诊断,但确诊须依靠病毒分离和血清学检查。因细胞培养法操作复杂、技术要求高、培养周期长而无法进行快速检测,且培养的敏感(阳性)率低及对标本采集、运送要求较高而限制了其临床应用。

阳性:可确诊病毒感染。

常规药物敏感性定性试验

世界卫生组织(WHO)推荐的临床常规药物敏感定性试验的基本方法是用纸片扩散法,又称Kirby-Bauer法(K-B法):是将含有一定量抗菌药物纸片贴在已接种测试菌的琼脂平板上，纸片中药物吸收琼脂水分后即溶解，并不断向纸片四周扩散，其浓度按梯度递减；在纸片药物抑菌浓度范围内四周，被测病原菌的生长受到抑制，形成抑菌圈（即无此病原菌生长的透明圈），测量抑菌圈的直径大小，即能反映被测菌对测定药物的敏感性。抑菌圈与此药对测试菌的最低抑菌浓度（MIC）呈负相关。

【相关项目】 细菌培养、分离与鉴定。

【标本要求】 无菌采集；接种测试菌琼脂平板。

【参考区间】 量取琼脂平板抑菌圈直径，参照最新临床和实验室标准学会（CLSI）标准判断结果：选用“敏感（S）”、“中介（I）”或“耐药（R）”报告。

【临床用途】 主要应用：选择对被测细菌敏感的药物。

根据化验报告明确具体病原体对药物的敏感程度。药物敏感性试验术语：① 敏感（S）：表示测试菌可被测定药物常规剂量给药后达到的血药浓度所抑制或杀灭。② 中介（I）：表示测试菌对常规剂量用药后体液或组织中的药物浓度反应性低于敏感菌株，而在测定药物浓集部位的体液（如尿液），或使用高于正常药量（如β-内酰胺类）时，临床上使用此药有效。③ 耐药（R）：表示测试菌不能被体内感染部位能达到的抗菌药物浓度所抑制。

因确定药物敏感性试验的敏感限是以药代动力学中的血药浓度作为依据，而组织与其他体液中的浓度不一定与血药浓度相同，故不同组织感染时，以上述敏感限来判断药物治疗效果可能与临床不完全相符，再者因病人的免疫功能不同，临床治疗的效果也不同。

常规药物敏感性定量试验

临床常规药敏定量试验常用最低抑菌浓度（MIC）表示，即某抗菌药物能抑制被测菌肉眼可见生长繁殖的最小药物浓度。

【相关项目】 标本染色显微镜细菌检查；细菌培养、分离与鉴定。

【标本要求】 无菌采集;接种测试菌培养基。

【参考区间】 测得药物对被测菌最低抑菌浓度,参照最新临床和实验室标准学会(CLSI)标准判断结果:选用"敏感(S)"、"中介(I)"或"耐药(R)"报告。

【临床用途】 主要应用:选择对被测细菌敏感的药物。

MIC测定是药敏试验金标准方法,结果准确可靠。根据化验报告明确具体病原体对药物的敏感程度。药物敏感性试验术语:① 敏感:MIC值≤敏感折点。② 中介:MIC值在敏感至耐药折点之间。③ 耐药:MIC值≥耐药折点。当临床必须严格监控所用药物剂量时,MIC的测定结果可帮助进行分析和判断;但须指出,本试验的结果报告只是对抗菌药物的临床疗效进行一种预测。

抗生素最小杀菌浓度(MBC)

本试验是测定使试验菌减少99.9%以上的抗生素最小药物浓度。

【相关项目】 细菌分离、培养与鉴定。

【标本要求】 含药物相关培养基。

【参考区间】 试验菌减少>99.9%。

【临床用途】 主要应用:反映药物抗菌活性>99.9%所需的最低浓度。

最低抑菌浓度(MIC)是抗菌药物能抑制培养基中细菌生长的最低浓度;MBC是抗菌药物能使活菌生长减少99%以上的最小浓度。两者是药物抗菌活性指标,表示药物抑杀病原微生物的能力。MBC/MIC比值是一个有用参数:当某抗菌药物MBC/MIC比值≤4时,该抗菌药通常被认为是杀菌剂,如β-内酰胺类、糖肽类、氨基苷类和氟喹诺酮类抗菌药。

血清杀菌水平(SBT)

本试验是测定病人摄取药物后血清的杀菌活性。

【相关项目】 细菌分离、培养与鉴定。

【标本要求】 静脉采血；无菌采集；严格按规定时间采集药物达峰浓度和谷浓度的标本。

【参考区间】 使试验菌减少＞99.9％的血清药物最高稀释度。

【临床用途】 主要应用：监测治疗感染性疾病所维持的血清药物浓度。

SBT测定时，首先对病人给药，然后采集病人血药物浓度达到峰浓度（最高浓度值）和谷浓度（最低浓度值）时的血液，用正常血清稀释病人血清后，再加入来自同一病人致病菌进行杀菌试验。为快速清除心脏赘生物中细菌，应使血液药物峰浓度SBT≥1∶64，血液药物谷浓度SBT≥1∶32；对慢性骨髓炎病人，应使血液药物峰浓度SBT≥1∶16，血液药物谷浓度SBT≥1∶4。

抗菌药物联合药物敏感性试验

本试验是一种了解2种抗菌药物联合应用时抗菌效果的试验。联合抑菌试验需计算部分抑菌浓度（FIC）指数：FIC指数＝[甲药联合时最低抑菌浓度（MIC）/甲药单用时最低抑菌浓度（MIC）]＋[乙药联合时最低抑菌浓度（MIC）/乙药单用时最低抑菌浓度（MIC）]。

【相关项目】 细菌分离、培养与鉴定。

【标本要求】 含药物相关培养基。

【参考区间】 判断标准：FIC指数＜0.5为协同作用；0.5～1为相加作用；1～2为无关作用；＞2为拮抗作用。

【临床用途】 主要应用：获得抗菌药物联合应用的协同效果，避免出现药物无关和拮抗的情况。

抗菌药物联合药敏试验结果可提供联合用药依据，从而提高疗效并减少细菌耐药发生。通常，对于威胁生命的严重细菌感染（如心、脑的严重感染），以及容易发生耐药的细菌感染（如结核菌感染），建议联合应用抗菌药物。

抗真菌药物敏感性试验

本试验是针对真菌、厌氧菌的药物敏感性试验。

【相关项目】 真菌分离、培养与鉴定。

【标本要求】 含药物真菌培养基。

【参考区间】 量取抑菌圈直径或测得试验菌最低抑菌浓度，参照最新临床和实验室标准学会（CLSI）标准判断结果：选用“敏感（S）”、“中介（I）”或“耐药（R）”报告。

【临床用途】 主要应用：提供抗真菌药物敏感性的用药依据，监测其耐药性。

随着系统性真菌感染在免疫力低下病人中的发病率逐渐增加，耐药真菌也逐年增多，以及新抗真菌药物的研发，临床均需开展各种抗真菌药物体外药敏试验。抗真菌药物敏感试验与抗细菌药物敏感试验相似，也有稀释法和纸片法；然而因真菌药敏试验影响因素较多，尤其丝状真菌接种物制备较难标准化，故目前被认可为抗真菌药物敏感性试验的标准方法仍较少。

须作抗真菌药物敏感性试验的临床情况：严重全身性感染病人分离到真菌菌株；从白细胞减少症、艾滋病、肿瘤和器官移植病人体内分离到真菌菌株；调整毒性较大抗真菌药物剂量如两性霉素B；需长时间用药病人。

厌氧菌药敏试验

本试验是针对厌氧菌感染的药物敏感性试验。

【相关项目】 厌氧菌分离、培养与鉴定。

【标本要求】 含药物厌氧菌培养基，无菌采集。

【参考区间】 量取抑菌圈直径，参照最新临床和实验室标准学会（CLSI）标准判断结果：选用“敏感（S）”、“中介（I）”或“耐药（R）”报告。

【临床用途】 主要应用：为临床提供特定厌氧菌感染的药敏试验结果，指导临床治疗特定厌氧菌感染性疾病。

本试验可明确：厌氧菌引起的严重感染疾病，如败血症、心内膜炎、脑脓肿等；已确证厌氧菌感染，但经验选药治疗失败的疾病；需长期用药而厌氧菌感染的疾病如骨髓炎等。现有厌氧菌培养基中,有15%~40%临床菌株不能生长,故可导致药物试验假性敏感结果。

β-内酰胺酶

β-内酰胺酶是细菌产生的可水解β-内酰胺环、使β-内酰胺类抗生素药物失去活性的酶;本试验主要观察和筛查临床抗生素耐药菌。

【相关项目】 细菌培养、分离和鉴定,超广谱β-内酰胺酶。

【标本要求】 分离培养获取的菌落。

【参考区间】 阴性。

【临床用途】 主要应用:观察和筛查对β-内酰胺类抗生素耐药的产β-内酰胺酶菌种。

常规需做β-内酰胺酶试验的细菌有:葡萄球菌属、肠球菌属、流感嗜血杆菌、卡他莫拉菌、淋球菌和拟杆菌属(脆弱拟杆菌除外)及其他革兰阴性厌氧菌等。头孢硝噻吩纸片法是目前最常用检测β-内酰胺酶的方法。本试验不应用于检测超广谱β-内酰胺酶。

阳性:提示该细菌对所有青霉素酶不稳定的青霉素类药物如青霉素、氨苄西林、羟氨苄西林、阿洛西林、羧苄西林、美洛西林、哌拉西林和替卡西林耐药。

超广谱β-内酰胺酶(ESBLs)

革兰阴性杆菌产生的ESBLs活性,可被β-内酰胺酶抑制剂(如克拉维酸)抑制。检测ESBLs主要用于筛查有此酶的革兰阴性杆菌。

【相关项目】 细菌分离、培养与鉴定,常规药物敏感性定性试验,β-内酰胺酶。

【标本要求】 分离培养获取的菌落。

【参考区间】 可疑阳性(可疑ESBLs产生菌);确定阳性(确证ESBL产生菌)。

【临床用途】 主要应用:确定产生ESBLs活性的革兰阴性

杆菌。

克拉维酸纸片试验是临床检测超广谱β-内酰胺酶确证试验。

阳性：提示该菌(可能)对青霉素类、头孢类和单环类抗生素耐药。临床上需常规检测 ESBLs 的细菌主要有大肠埃希菌、肺炎克雷伯菌、产酸克雷伯菌、奇异变形杆菌等其他肠杆菌科细菌、不动杆菌和铜绿假单胞菌。

耐甲氧西林葡萄球菌(MRS)

MRS 检测主要用于筛查耐甲氧西林类抗生素葡萄球菌。基于苯唑西林或头孢西丁的方法均可用于检测葡萄球菌*mecA* 介导的耐药性。

【相关项目】 细菌分离、培养与鉴定；常规药物敏感性定性试验。

【标本要求】 分离培养的葡萄球菌。

【参考区间】 对1 μg 苯唑西林纸片的抑菌圈直径≤10 mm 或 30 μg头孢西丁纸片的抑菌圈直径≤21mm，或其苯唑西林 MIC≥4 μg/ml 或头孢西丁 MIC≥8 μg/ml 的金黄色葡萄球菌，或路邓葡萄球菌(路邓葡萄球菌不做苯唑西林纸片扩散法)和对 30 μg 头孢西丁纸片的抑菌圈直径≤24mm，或苯唑西林 MIC≥0.5 μg/ml 的凝固酶阴性葡萄球菌(路邓葡萄球菌除外)被称为耐甲氧西林葡萄球菌(methicillin resistant Staphylococcus，MRS)。

【临床用途】 主要应用：筛查耐甲氧西林类抗生素葡萄球菌。

头孢西丁检测 MRS 方法简便，是常规药敏试验。对于 MRS，不论其体外药敏试验结果如何，所有β-内酰胺类药物和β-内酰胺/β-内酰胺酶抑制剂均显示临床无效；绝大多数 MRS 为多重耐药，耐药范围包括氨基糖苷类、大环内酯类、四环素类等。

细菌耐药基因

检测细菌特定耐药基因，推知被测菌是否耐药。

【相关项目】 细菌分离、培养与鉴定；常规药物敏感性定性试验。

【标本要求】 分离培养的特定细菌。

【参考区间】 阴性(未检出特定细菌耐药基因)。

【临床用途】 主要应用：检测细菌特定耐药基因。

目前，细菌耐药性基因检测主要应用包括：① 仲裁药敏结果：如最小抑菌浓度(MIC)测定结果不定或MIC测定结果处于耐药折点附近，无法判定药敏结果时，可用基因方法检测耐药基因。② 早发出耐药报告：可早于培养和药敏试验结果报告之前指导临床治疗，如对于慢生长或难以生长的微生物，直接测定耐药基因或耐药突变。③ 特定耐药菌流行病学研究：对于医院感染患病人群中耐药株的调查，采用基因方法更加准确可靠，如检测院内感染菌肠球菌耐万古霉素 vanA 基因，可跟踪其传播途径。④ 基因方法可作为金标准对新的敏感性试验方法进行评价，特别是对于药敏临界菌的结果判断。

耐药基因的检查方法有探针、靶序列核酸杂交法、靶序列聚合酶链反应(PCR)扩增法和靶序列测序法等。基因检测方法也只能达到90%～95%的细菌耐药检出率，且方法较复杂，故除少数细菌耐药基因检测可临床应用外，大多为用于研究性。

阳性：检出特定细菌耐药基因，如葡萄球菌耐甲氧西林药 *mecA* 基因。大肠埃希菌耐 β-内酰胺类药基因 *blaTEM*、*blaSHV* 和 *blaOXA*。③ 肠球菌耐万古霉素药基因 *vanA*、*vanB*、*vanC*、*vanD* 等。

结核分枝杆菌涂片抗酸染色

结核分枝杆菌是一种世界范围性主要传染病致死病因，痰液涂片抗酸染色检查是最基本、最常用的方法。

【相关项目】 结核分枝杆菌抗体、结核分枝杆菌药物敏感性试验、结核分枝杆菌脱氧核糖核酸。

【标本要求】 无菌采集：痰液、支气管肺泡灌洗液、支气管冲洗液、骨髓液、洗胃液、粪便、新鲜组织、随机尿液及伤口、组织或体液拭子。

【参考区间】 阴性。

【临床用途】 主要应用：快速诊断和隔离可能受结核分枝杆菌感染者。

此点非常重要，因结核分枝杆菌易于空气中扩散颗粒，且结核病与艾滋病相关的发病率增高。至今，出现耐1种或更多种抗结核药物的结核分枝杆菌菌株数量正在增加，检测痰标本抗酸杆菌可快速确定受感染者个体，阳性结果应看作是潜在的结核分枝杆菌感染者，同时可继续用核酸检测或培养方法检查结核分枝杆菌，以明确诊断。

结核分枝杆菌抗体(TB－Ab)

TB－Ab是结核分枝杆菌感染后，机体产生的一种抗体，是诊断结核病的一种辅助指标。

【相关项目】 结核分枝杆菌涂片抗酸染色、结合分枝杆菌药物敏感性试验、结核分枝杆菌脱氧核糖核酸、结核分枝杆菌培养。

【标本要求】 静脉无菌采血。

【参考区间】 阴性。

【临床用途】 主要应用：辅助诊断结核分枝杆菌病。结果阳性，提示结核病。体液免疫即有抗结核杆菌抗体反应虽无防御作用，但高滴度抗体可作为结核病辅助诊断手段。因正常人体内也可存在低滴度结核抗体，故检测TB－Ab仅是结核病辅助诊断，确诊结核感染为细菌学检查。

结核分枝杆菌脱氧核糖核酸(TB－DNA)

TB－DNA是结核分枝杆菌核酸部分，是快速、直接检测结核分枝杆菌的指标。

【相关项目】 结核分枝杆菌涂片抗酸染色、结核分枝杆菌药物敏感性试验、结核分枝杆菌抗体、结核分枝杆菌培养。

【标本要求】 首选标本：体液，脑脊液(CSF)，呼吸道(痰液、支气管肺泡灌洗液、支气管冲洗液)，粪便，骨，骨髓或尿液等标本。可接受标本：经处理后的呼吸道、洗胃液标本。无菌采集。

【参考区间】 阴性。

【临床用途】 主要应用：快速、直接检测结核分枝杆菌复合群。

本试验是结核分枝杆菌首选筛查方法，但确诊仍须联合结核分枝杆菌培养。TB-DNA测定可为结核病尽早治疗提供依据，但易出现假阳性，同时受抑制因素较多，故即使结果阴性，也不能排除结核杆菌感染。

结核分枝杆菌培养

结核分枝杆菌培养是确诊结核分枝杆菌感染的金标准化验检查。

【相关项目】 结核分枝杆菌涂片抗酸染色、结合分枝杆菌药物敏感性试验、结核分枝杆菌抗体、结核分枝杆菌脱氧核糖核酸。

【标本要求】 同“结核分枝杆菌涂片抗酸染色”。

【参考区间】 阴性。

【临床用途】 主要应用：确诊结核分枝杆菌感染。结核分枝杆菌是免疫功能低下和免疫活性宿主发病和死亡的原因，虽有直接的检测方法筛查出结核分枝杆菌，但细菌培养以及抗菌药物敏感性试验为临床诊治所必须。

结核分枝杆菌药物敏感性试验

针对结核分枝杆菌的药物敏感性试验。

【相关项目】 结核分枝杆菌涂片抗酸染色、结核分枝杆菌培养、结核分枝杆菌抗体、结核分枝杆菌脱氧核糖核酸。

【标本要求】 结核分枝杆菌培养阳性标本。

【参考区间】 根据结核分枝杆菌药物敏感度判断。

【临床用途】 主要应用：① 指导结核病初始治疗药物选择。② 证实结核病药物治疗不佳时的耐药性；并进一步指导选择治疗药物。③ 监测耐药结核菌的社会流行情况。本试验需较长时间才能得到药敏结果；药敏结果与临床实际的耐药情况的一致性有不确定性；各药敏试验方法间的可比性不佳。

结核分枝杆菌药物敏感性试验有多种方法：① 直接法：直接采用涂片抗酸杆菌阳性的体液标本进行药敏试验。② 间接法：采用经分离纯培养后的次代培养菌进行药敏试验。③ 其他方法：放射性同位素法、间接比例法、E试验法等。结核菌药敏试验方法基本都是生长依赖性的，即只能对分离的菌株进行检测，故需较长时间才能得到药敏结果；其次药敏结果与临床耐药结果的一致性有不确定性；再者各药敏试验方法间的可比性不佳。

腺苷脱氨酶(ADA)

ADA主要是由全血细胞生成的一种蛋白质，与感染(如结核分枝杆菌)时免疫应答中起重要作用的淋巴细胞活化相关。

【相关项目】 结核分枝杆菌抗酸染色、结核分枝杆菌培养。

【标本要求】 静脉采血；避免溶血。脑脊液标本；避免混浊。胸、腹腔积液标本。

【参考区间】 ① 全血：0.3～1.4 IU/g血红蛋白。② 脑脊液：0～1.5 U/L。③ 胸水：渗出液1.6～9.2 U/L；漏出液0～6.7 U/L。④ 腹水：渗出液0～7.6 U/L；漏出液0～7.6 U/L(不同方法测定结果有一定差异，各实验室应验证所引用参考区间或建立本实验室的适宜参考区间)。

【临床用途】 主要应用：评估肺外累及体腔(如胸膜结核感染)或脑脊液疑似结核病。

ADA用于结核病检测和诊断建议：用作辅助试验，评估肺外体液或脑脊液疑似结核病；对胸水积液诊断灵敏度92%、特异性92%；检测ADA时，应同时做体液细菌培养。ADA很少用于其他体液如腹水、脑脊液结核感染的检测。ADA虽无特异性，也不能替代细菌培养诊断结核病，但因在细菌数很低时也可阳性，故可辅助诊断结核病。ADA试验可与其他检查如胸腔积液分析、抗酸杆菌涂片及培养和(或)肺结核核酸检测一起，确定是否有结核分枝杆菌感染。在结核杆菌培养尚未得到结果前，检测ADA可有助于指导治疗。ADA

可用于高危人群结核病检查，如与活动性传染性肺结核病人密切接触者、来自结核病高发地区移民、结核病筛查试验阳性儿童（<5岁）、静脉吸毒者、住院病人、养老院居住者、免疫系统低下者如艾滋病、慢性疾病如糖尿病和肾脏疾病 、器官移植、使用免疫抑制药物者、怀孕妇女、老年人。

增高：ADA轻、中度增高的其他原因，如癌症（尤淋巴瘤）、肺栓塞、结节病、系统性红斑狼疮。胸膜积液低水平ADA并不排除其他部位有感染。如在腹腔积液和脑脊液中ADA增高，即提示这些部位存在结核感染。

DNA酶B抗体

A组链球菌培养中有许多细菌抗原，这些胞外产物主要是酶蛋白，及包括链球菌溶血素O、链激酶、透明质酸酶、链道酶（又称脱氧核糖核酸酶，有A、B、C和D四种不同的血清型）等。感染A组链球菌后可出现肾小球肾炎和风湿热，在感染后潜伏期（肾小球肾炎约10天，风湿热约20天），病人可无症状。检测链道酶B抗体可证明是否有急性或近期链球菌感染。

【相关项目】 抗链球菌溶血素O。

【标本要求】 静脉采血；避免严重溶血、脂血。

【参考区间】 0～6岁<250 U/ml；7～17岁<310 U/ml；≥18岁<260 U/ml。

【临床用途】 主要应用：急性或近期链球菌感染诊断。

DNA酶B抗体增高与A组链球菌前期感染一致。虽然检测抗链球菌溶血素O（ASO）相当可靠，但测定抗DNA酶有2个主要理由：① ASO反应并不普遍；ASO滴度增高见于85%风湿热病人，有15%病人ASO滴度正常，故检测≥2项链球菌试验，可减少假阴性。② 与喉部感染比较，皮肤感染者对ASO反应较差，故建议进行另一项链球菌抗体试验，如本试验抗DNA酶B测定。

增高：见于链球菌感染。

抗链球菌溶血素 O(ASO)

ASO 指测定病人血清中抗链球菌溶血素“O”抗体的效价,可辅助诊断风湿性关节炎、急性肾小球肾炎等链球菌感染后变态反应性疾病。

【相关项目】 类风湿因子、红细胞沉降率、C 反应蛋白。

【标本要求】 静脉采血;避免严重脂血。

【参考区间】 <200 IU/ml。

【临床用途】 主要应用:提示急性或最近有过溶血性链球菌感染。

ASO 常见于风湿性关节炎、急性肾小球肾炎等链球菌感染后变态反应疾病。ASO 增高,如无相应临床症状,不能认为有风湿性关节炎。ASO 反应并不普遍。风湿热病人 85%有 ASO 滴度增高,而 15%病人 ASO 滴度保持正常。此外,皮肤感染后(脓疱病后)的急性肾小球肾炎病人对免疫反应的链球菌溶血素 O 反应减弱。

增高:见于溶血性链球菌感染;也可见于柯萨奇 B 病毒、高胆固醇血症、溶血、肝炎、肾病综合征、类风湿关节炎等疾病(滴度不高)。

链球菌性咽喉炎试验

酿脓链球菌也称为 A 组 β 溶血链球菌或 A 组链球菌,能引起脓毒性咽喉炎,是引起炎症和喉咙痛(咽喉炎)最常见的细菌。链球菌性咽喉炎试验识别引起咽喉疼痛的病因。

【相关项目】 细菌分离、培养与鉴定,DNA 酶 B 抗体,抗链球菌溶血素 O。

【标本要求】 咽喉和扁桃体咽拭子标本。

【参考区间】 阴性。

【临床用途】 主要应用:判断急性或复发性球菌感染。

如咽拭子培养 A 组链球菌阳性,则为脓毒性咽喉炎。C 或 G 链球菌引起的咽炎很罕见,本试验结果为阴性,但培养可检出;如培养也阴性,则咽喉炎可能因自限性的病毒感染所致。

阳性：提示出现A组链球菌，可引起脓毒性咽喉炎。

阴性：提示受累个体可能非脓毒性咽喉炎，应使用咽拭培养确诊，特别是儿童和青少年。

嗜肺军团菌抗原

军团菌病由嗜肺军团菌引起的一种急性发热性呼吸道疾病，可从轻微到致命性肺炎，不易与其他呼吸感染的临床症状相区别。本试验检测嗜肺军团菌血清1型抗原。

【相关项目】 嗜肺军团菌抗体。

【标本要求】 血液、痰液、随机尿标本。

【参考区间】 阴性。

【临床用途】 主要应用：辅助细菌培养诊断近期或既往的军团菌病（军团菌血清1型）。军团菌病诊断应结合细菌培养、血清学、抗原检测结果。

阳性结果表明近期或既往感染血清1型。虽首选呼吸道标本，但军团菌病时，生成痰相对较少；也可用血清学检查，但常为回顾性；尿标本是理想的早期检测标本，可在病人出现症状后3日的尿中检测到抗原。细菌培养可确定感染。阴性结果不排除其他军团菌血清型军团菌感染的可能性，因存在军团菌其他血清型、疾病早期尚未出现抗原、抗原水平低于检测限等原因。

阳性：见于嗜肺军团菌感染。

军团菌培养

现已发现50余种、70多个血清型军团菌，至少有20种可引起人类感染。军团菌在自然淡水、供人饮水栖息地无处不在，故易于感染人。

【相关项目】 嗜肺军团菌抗原、嗜肺军团菌抗体。

【标本要求】 支气管冲洗液、支气管肺泡灌洗液、支气管液、胸水等标本。

【参考区间】 阴性。

【临床用途】 主要应用：诊断军团菌病。

阳性：从呼吸道标本中培养鉴定的军团菌可确诊军团菌病。

嗜肺军团菌抗体

嗜肺军团菌可引起肺部疾病。肺炎（通常称为军团病）多见于严重免疫抑制者。大约有85%军团病是由嗜肺军团菌引起。军团菌血清1～6型，占军团病75%。检测军团菌抗体可协助诊断军团病。

【相关项目】 嗜肺军团菌抗原、军团菌核酸检测。

【标本要求】 静脉采血；避免严重溶血、脂血。

【参考区间】 阴性。

【临床用途】 主要应用：评价可能的军团病。

虽然嗜肺军团菌培养是确诊性诊断，但灵敏度较低（25%～70%），原因是病人常为间质性肺炎，痰液较少。因此，检测尿中嗜肺军团菌抗原或间接评价血清学抗体的方法可能有用。阳性结果表明存在嗜肺军团菌抗体，提示军团菌感染。阴性结果表明未检测到嗜肺军团菌血清1～6型 IgG/A/M 抗体，但不排除军团菌感染的可能性，必须结合其他实验室检查或临床信息确立是否感染。

阳性：见于军团菌感染。

军团菌核酸检测

军团菌在自然淡水、供人饮水栖息地无处不在，故易于感染人。军团菌 DNA 检测可用于军团菌肺炎的快速诊断。

【相关项目】 嗜肺军团菌抗原、嗜肺军团菌抗体、军团菌培养。

【标本要求】 胸腔积液、痰液标本。

【参考区间】 随结果解释。

【临床用途】 主要应用：用于军团菌肺炎快速诊断。

阳性结果表明标本中存在军团菌 DNA；但标本污染可致假阳性结果。阴性结果表明标本中未检出军团菌 DNA，但不能排除存在假阴性结果。军团菌 DNA 检测不能区分嗜肺军团菌的种属，不推荐作为治疗用的试验，因治疗成功后可持续存在军团菌的 DNA。

阳性：见于军团菌肺炎。

志贺毒素核酸检测

本试验检测致病性大肠埃希菌产生的志贺毒素。自然界中存在大肠埃希菌，是人类消化过程必要成分。大多数大肠埃希菌株无害，但致病性大肠埃希菌能引起胃肠炎。某些大肠埃希菌能侵袭肠上皮引起炎症，而其他菌株能产生毒素。

【相关项目】 粪便常规检查。

【标本要求】 粪便标本。

【参考区间】 随结果解释。

【临床用途】 主要应用：检测粪便中产志贺毒素的细菌如大肠埃希菌 O157：H7 和 1 型痢疾志贺杆菌。

本试验检测致病性大肠埃希菌志贺毒素灵敏、特异和快速。本试验阳性结果意味粪便中存在产志贺毒素大肠埃希菌，提示粪便中存在志贺毒素，需做进一步试验。阴性结果表明未检出标本中的志贺毒素 DNA，但不排除存在产志贺毒素大肠埃希菌，可能因抑制 PCR 反应、序列变异或志贺毒素基因量低于检测限造成假阴性结果。

艰难梭菌培养

艰难梭菌一般寄生在人的肠道内。如过度服用某些抗生素，艰难梭菌菌群生长速度加快，影响肠道中其他细菌，引发伪膜性肠炎、抗生素相关性腹泻。尚可引起肾盂肾炎、脑膜炎、腹腔及阴道感染、菌血症和气性坏疽等。艰难梭菌培养用于诊断伪膜性肠炎和抗生素相关疾病。

【相关项目】 粪便艰难梭菌毒素核酸检测。

【标本要求】 粪便标本。

【参考区间】 阴性。

【临床用途】 主要应用：分离鉴定艰难梭菌。

本试验是诊断艰难梭菌相关性腹泻参考方法，诊断伪膜性肠炎和抗生素相关疾病(灵敏度高 97%)。阳性可能是艰难梭菌携带者、定植菌或所分离的是非产毒株艰难梭菌。

阳性：见于艰难梭菌感染。

艰难梭菌毒素核酸检测

艰难梭菌是艰难梭菌相关性腹泻(CDAD,一种抗生素相关性腹泻)和伪膜性结肠炎(PMC)的病因。在这些疾病中,通常因使用抗生素(最相关的抗生素克林霉素和广谱头孢菌素)缘故,艰难梭菌在结肠过度生长。疾病与艰难梭菌毒素 A 和(或)毒素 B 相关。PCR 核酸检测细菌产毒素 A 和 B 调节基因。

【相关项目】 艰难梭菌培养。

【标本要求】 粪便标本;首选防腐剂保存标本。

【参考区间】 随结果解释。

【临床用途】 主要应用：灵敏、特异、快速地诊断艰难梭菌相关性腹泻和伪膜性结肠炎,是首选试验。

传统诊断艰难梭菌疾病依赖于临床、流行病学特征和细菌培养(耗力和耗时)和免疫法检测毒素(不灵敏)。PCR 核酸检测阳性表明存在艰难梭菌和毒素 A 和(或)毒素 B;阴性结果表明未检出艰难梭菌相关 DNA,但不排除艰难梭菌感染;假阴性结果可见于 PCR 序列抑制、潜在引物或探针变异或艰难梭菌量低于检测限。

阳性：见于艰难梭菌感染。

淋病奈瑟菌培养、分离与鉴定

淋病奈瑟菌培养、分离与鉴定是确诊女性淋病的金标准。

【相关项目】 淋病奈瑟菌总抗体、淋病奈瑟菌核酸扩增。

【标本要求】 宫颈分泌物拭子;无菌采集、床边即刻接种于 35℃ 预温的淋病奈瑟菌选择培养基上,并置于 5% CO_2 环境中保温送检。

【参考区间】 未检出淋病奈瑟菌。

【临床用途】 主要应用：确诊女性淋病。

阳性：确诊疑似淋病女性病人(男性病人：生殖道分泌物涂片见

到特征性淋病奈瑟菌，可做出淋病诊断）。

淋病奈瑟菌总抗体

检测淋病奈瑟菌总抗体可用于判断淋病奈瑟菌感染状态。

【相关项目】 淋病奈瑟菌培养、分离与鉴定；淋病奈瑟菌核酸扩增。

【标本要求】 静脉采血；避免脂血、黄疸。

【参考区间】 阴性。

【临床用途】 主要应用：单一抗体阳性可提示既往或目前感染淋病奈瑟菌。恢复期血清抗体滴度增高为急性期的4倍，为当前或近期感染有力证据。

淋病奈瑟菌核酸扩增(NAAT)

淋病由淋病奈瑟菌（淋球菌）引起，是常见性传播感染（STI）。NAAT检测淋病奈瑟菌的rRNA，灵敏度和特异性高，是目前诊断淋球菌的推荐方法。

【相关项目】 淋病奈瑟菌培养、分离与鉴定；淋病奈瑟菌总抗体。

【标本要求】 宫颈、阴道、男性尿道拭子；避免污染血液、润滑剂和杀精子药物。尿标本。

【参考区间】 阴性。

【临床用途】 主要应用：检测淋病奈瑟菌。

淋病奈瑟菌可引起女性盆腔炎、男性淋球菌性附睾炎和前列腺炎，及淋球菌菌血症、咽炎、关节炎。鉴于女性有无症状感染的风险，建议对再感染风险增高的女性进行淋球菌筛查，高风险包括既往淋病或其他性传播感染史、未坚持使用安全套、有多重性伴侣的女性，及在性传播感染高发地区女性。细菌培养既往一直是诊断淋病奈瑟菌感染的金标准，但此菌不耐寒冷与干燥，故要求标本采集、运输和处理需规范和准确。相对而言，核酸扩增试验灵敏度和特异性高，故是目前大多数情况下诊断淋球菌的推荐方法。免疫法和非扩增

DNA 法诊断淋球菌的灵敏度和特异性明显低于本试验法。

本试验结果应结合其他临床及实验室信息进行解释。阳性：表明存在淋球菌 rRNA。阴性：表明未检测到标本中的淋球菌 rRNA，但并不能排除感染可能性；标本采集不当、使用抗生素治疗、存在抑制物或标本中细菌数量低，均可导致假阴性结果。本试验不用于评估疗效，因抗菌治疗后淋球菌核酸可持续存在>3 周。

幽门螺杆菌抗原(Hp－Ag)

Hp 感染与慢性活动性胃炎和消化性溃疡关系密切，是慢性胃炎主要致病因子。检测粪便 Hp－Ag 可确定其感染，是胃炎、消化性溃疡、胃癌的辅助诊断。

【相关项目】 革兰染色、尿素酶、幽门螺杆菌核酸、幽门螺杆菌呼气试验。

【标本要求】 粪便标本；避免过多黏液、水样痢疾标本，避免使用防腐剂；使用干净有盖容器，立即送检。

【参考区间】 阴性。

【临床用途】 主要应用：诊断幽门螺杆菌感染、监测幽门螺杆菌根除治疗，但不推荐用于无症状个体。

幽门螺杆菌根除治疗数日后，粪便 Hp 抗原即消失(转为阴性)。目前，公认用于诊断幽门螺杆菌感染的方法包括血清学试验、尿素呼气试验(UBT)、胃镜检查时获取活检标本进行培养或组织学检查或直接尿素酶试验。

阳性：表明粪便存在幽门螺杆菌抗原，见于胃炎、消化性溃疡、胃癌等。

阴性：表明未检测到抗原，但不排除感染的可能，应至少在停止治疗 2 周后重复检测。试验前 2 周内使用抗生素、铋剂或质子泵抑制剂结果可假阴性。

幽门螺杆菌抗体(Hp－Ab)

幽门螺杆菌与胃炎、胃和十二指肠溃疡、胃恶性肿瘤有关。幽门螺杆菌感染患病率随年龄增加 0.5%～2%，≥60 岁时达 50%左右。检测 Hp－Ab 用于筛查幽门螺杆菌感染者。

【相关项目】 革兰染色、尿素酶、幽门螺杆菌核酸、幽门螺杆菌呼气试验。

【标本要求】 静脉采血；避免严重脂血、溶血。

【参考区间】 IgG、IgM、IgA 抗体：阴性。

【临床用途】 主要应用：筛查接触幽门螺杆菌的病人。

诊断幽门螺杆菌病的金标准是胃活检，而检测血清幽门螺杆菌 IgA、IgG 或 IgM 抗体简便、非侵入性。血清学幽门螺杆菌检查缺乏特异性，虽感染病人总产生 IgG 抗体，但不能区别既往感染与急性、持续性感染。如有临床指征，应做尿素呼气试验或粪便抗原检测确定感染状态。Hp－Ab 检测不应用于无症状病人的筛查。阴性结果不能排除存在幽门螺杆菌抗体，因可能感染在极早期阶段或抗体滴度太低而未能检出。

阳性：见于接触幽门螺杆菌病人。

幽门螺杆菌培养和抗菌药物敏感性

【相关项目】 革兰染色、幽门螺杆菌核酸、幽门螺杆菌呼气试验、幽门螺杆菌抗体。

【标本要求】 首选胃黏膜活检标本；次选胃刷洗或胃吸取标本。

【参考区间】 未生长。

【临床用途】 主要应用：用于幽门螺杆菌抗生素敏感试验。对疑似幽门螺杆菌相关疾病，建议首选无创性粪便幽门螺杆菌抗原或尿素呼气试验。如病人对治疗无反应并疑抗生素耐药性，则做本试验进行评估。用于抗菌药物敏感性试验的药物如阿莫西林、克拉霉素、环丙沙星、甲硝唑、四环素等。

阳性：确诊存在幽门螺杆菌。阳性也可见于无症状个体。

阴性：表明无幽门螺杆菌；但因活检与送检培养中的不当操作，可发生假阴性。

幽门螺杆菌呼气试验

本试验又称尿素呼气试验为^{13}C或^{14}C标记尿素呼气试验(UBT)。用于诊断疑似活动性幽门螺杆菌感染的初始检查，灵敏、特异且无创。

【相关项目】 细菌涂片、尿素酶、幽门螺杆菌核酸、培养。

【标本要求】 呼气标本；呼气前病人应禁食、禁吸烟至少1 h，停用抗菌药物至少2周。

【参考区间】 阴性。

【临床用途】 主要应用：诊断疑似活动性幽门螺杆菌感染或监测病人对治疗反应。

当疑似病人幽门螺杆菌感染但无临床内镜检查指征时，可用呼气试验做初始诊断。此试验不宜用于无症状人群。

阳性：表明存在幽门螺杆菌。假阳性可见于胃酸缺乏病人。

阴性：不能排除幽门螺杆菌感染可能性，须用新标本或用另一种方法进行复测。抗菌药物、质子泵抑制剂、铋剂等抑制幽门螺杆菌，故试验前2周内摄入这些药物，则呼气试验可假阴性。

百日咳杆菌抗体及百日咳杆菌和副百日咳杆菌核酸检测

血清学百日咳杆菌IgA和IgG抗体检测为晚期(>4周)百日咳试验；而百日咳杆菌和副百日咳杆菌核酸检测(PCR法)和(或)培养是首选的一线诊断试验。

【相关项目】 百日咳杆菌、副百日咳杆菌培养。

【标本要求】 ① 抗体检测：静脉采血，避免严重脂血。② 核酸检测(PCR法)：各种标本如鼻咽拭子。

【参考区间】 ① 抗体检测：阴性。② 核酸检测：随结果解释。

【临床用途】 主要应用：诊断百日咳杆菌和副百日咳杆菌。

(1) IgA抗体阳性：表明目前或既往暴露或免疫接种百日咳。初次感染病人，IgA抗体可持续4～6个月，IgG抗体则在6～8周后达到峰值浓度，直到成年后仍可检测到；疫苗接种后可立即产生IgG抗体。

(2) 核酸检测阳性：表明标本中存在百日咳或副百日咳杆菌。阴性：表明未检测到标本中的百日咳和副百日咳杆菌 DNA，但不能否定细菌存在或活动或最近干扰（已知抑制率＜1%），因为 PCR 抑制、引物序列和（或）探针变异，或细菌量低于检测限，或病人症状发作后送检延误，均可假阴性，此时可考虑检测血清百日咳杆菌 IgG 抗体。

布鲁菌凝集试验（BAT）

BAT 检测血清中抗布鲁菌抗体，用于布鲁菌病的诊断。布鲁菌病是人畜共患病之一，人类通过直接接触带菌的动物感染。人类疾病可能是与受染动物直接接触或摄入肉、奶制品而感染。经骨髓、血液、体液（包括尿）或组织标本检测到布鲁菌确诊布鲁菌病。

【相关项目】 布鲁菌培养。

【标本要求】 静脉采血；避免严重溶血、脂血。

【参考区间】 ＜阴性。

【临床用途】 主要应用：协助常规培养诊断疑似布鲁菌病。

预防接种过布鲁菌病疫苗和曾患过布鲁菌病者血清中凝集效价可有轻度增高。布鲁菌抗体可能在出现症状后 1～2 周才能检测到，急性期采集血清标本阴性。布鲁菌 IgG 或 IgM 抗体阳性或可疑时，可由布氏杆菌特异性凝集试验确定。布氏杆菌实验室诊断标准：临床标本中分离到布鲁菌；急性和恢复期相隔 2 周，抗体血清效价增高≥4 倍。如未经凝集试验确证的酶免疫法筛查阳性结果，则可能为假阳性，应在 7～14 天后重新测定。

增高：在非流行区一般抗体效价阳性有诊断意义，在流行区和牧民区需较高抗体效价有诊断意义。抗体效价在病程第二周迅速增高，3～6 周达高峰或更高，高效价可维持 1 年左右，然后迅速减低；如效价再度增高，提示再感染或复发。抗体阴性或有一定抗体效价，可见于健康人群。

肥达反应（WR）

伤寒、副伤寒沙门菌为肠道杆菌，是肠热症（即伤寒和副伤寒）的病原菌。WR 是用已知伤寒菌的 H(鞭毛)和 O(菌体)以及甲型(A)与乙型(B)副伤寒沙门菌的标准液与病人血清做凝集试验。用于伤寒、副伤寒的辅助诊断。

【相关项目】 细菌培养、分离和鉴定;细菌核酸检测。

【标本要求】 静脉采血。

【参考区间】 O<1∶80,H<1∶160,A<1∶80,B<1∶80,C<1∶80。

【临床用途】 主要应用:辅助诊断伤寒、副伤寒。

感染伤寒后,O 抗体(IgM)出现早,维持时间短;H(IgG)出现晚,维持时间可达数年。O 凝集价≥1∶80,H 凝集价≥1∶160,A、B 或 C≥1∶80 有诊断价值,对可疑病人可间隔数天再次抽血检测,如血清抗体效价增长 4 倍以上有意义。如肥达反应阴性,临床表现为伤寒病时,应注意分析有无早期已进行药物治疗或用免疫抑制剂等。

增高:O、H 凝集价均增高见于伤寒;O 及 A、B 或 C 中任一项增高见于副伤寒甲、乙或丙。如 H 增高而 O 不高,可能:① 曾接受过伤寒疫苗接种。② 患过伤寒。③ 极少数伤寒病人可出现 H 增高而 O 被 Vi 抗原影响而不增高。如 O 高而 H 不高,可能是感染早期或与伤寒有共同抗原的其他沙门菌感染出现的交叉反应。此外,某些发热疾病、肺癌晚期病人血清常出现高效价 H、O,并持续较长时间。

呼吸道合胞病毒(RSV)

RSV 是人类呼吸道感染的重要原因。RSV 血清免疫法或核酸检测分别用于诊断近期呼吸道合胞病毒感染或快速确诊感染。

【相关项目】 上呼吸道标本病毒分离、培养与鉴定(包括合胞病毒、流感病毒、副流感病毒等)。

【标本要求】 静脉采血;避免明显溶血、脂血标本。实时聚合酶链反应法(RT-PCR)首选标本:鼻、鼻咽吸取物,喉或鼻拭子;可接受标本:鼻咽冲洗液、支气管冲洗液或支气管肺泡灌洗液;无菌采集。

【参考区间】（免疫荧光法）IgG、IgM 抗体：阴性。（RT - PCR 法）阴性。

【临床用途】 主要应用：血清免疫法 RSV 检测用于诊断近期呼吸道合胞病毒；核酸检测 RSV 可用于快速确诊病毒感染。呼吸道标本病毒分离、培养与鉴定是诊断上呼吸道病毒感染病原学的主要依据。

血清出现 IgM 类抗体，或双份血清 IgG 抗体效价≥4 倍表明近期感染。IgG 抗体明显增高常示既往有暴露和免疫力。低水平 IgG 抗体且无 IgM 抗体明显增高者，建议 2～4 周内采集恢复期的标本检测。PCR 法检测呼吸道合胞病毒快速且准确，结果阳性加临床特征明确诊断。

增高：见于婴幼儿毛细支气管炎、肺炎或喉炎，是常见病因，频率最高而严重；年龄较大儿童和成人感染往往较轻，并累及上呼吸道。RSV 感染为季节性，从晚秋到春天，常发生流行。大部分上呼吸道病毒感染有自限性。

EB 病毒

指检测 EB 病毒感染后血液的 EB 病毒抗体（EBV - Ab），和（或）体液中的 EB 病毒 DNA（EBV - DNA）。主要用于传染性单核细胞增多症、鼻咽癌、多种淋巴瘤的辅助诊断。

【相关项目】 嗜异性抗体凝集吸收试验。

【标本要求】 静脉采血；避免严重溶血、脂血、黄疸。脑脊液标本。

【参考区间】 血清（酶免疫法）：阴性。血清（多重流式免疫法）：EBV 病毒：衣壳抗原（VCA）IgM 抗体阴性；衣壳抗原（VCA）IgG 抗体阴性；EBV 病毒核抗原（EBNA）抗体阴性。EB 病毒早期抗原 IgG 抗体阴性。血清（免疫荧光法）：EB 病毒 IgA 抗体阴性。血液、脑脊液、体液（RT - PCR DNA 探针杂交）：阴性；若阳性则随结果解释。

【临床用途】 主要应用：用于在单个核细胞增多症的筛查阴性、传染性单核细胞增多症、疑似 EBV 感染并发症时，诊断传染性单核细胞增多症。EBV 可引起传染性单核细胞增多症，并与伯基特(Burkitt)淋巴瘤、鼻咽癌以及多种淋巴瘤发生有密切关系。

血液 EBV - IgM 抗体阳性，可诊断为 EBV 近期感染，但 VCA - IgM 检测不作为一般人群筛查试验。EB 病毒早期抗体(EA - IgA)增高，鼻咽癌危险性增高，为早期诊断指标。在鼻咽癌血清中可测出 VCA - IgG 抗体达 90%左右，病情好转。存在特异性 IgG 时，类风湿因子(RF)可致假阳性。EBV 早期 IgG 抗体用于诊断传染性单核细胞增多症初始试验(嗜异性抗体试验)阴性，以及在辅助诊断 2 型或 3 型鼻咽癌中后续检测(病毒衣壳抗原 IgG、IgM 和 EB 核抗原)结果不确定时。出现 EBV 衣壳抗原(VCA)IgA 抗体表明 EBV 复制活跃。EBV 抗体检测结果解释见表 11。

表 11 EBV 抗体检测结果解释

VCA IgG	VCA IgM	EBNA IgG	解释
—	—	—	既往未接触
+	+	—	近期感染
+	—	+	既往感染
+	—	—	见“注”
+	+	+	既往感染

注：结果表明在一定时间感染 EBV(VCA IgG 抗体阳性)。然而，不能预测感染时间(即，近期或既往)，因为 EB 病毒核心抗原 IgG(EBNA - IgG)抗体通常在原发感染后生成，或约有 5%～10%病人从不产生 EBNA 抗体(既往)

(1) 血液 EBV PCR 核酸检测：用于快速定性检测 EBV - DNA，阴性不能排除中枢神经系统感染 EBV 可能。血液定量 EB 病毒(EBV)PCR 核酸检测用于移植后淋巴增殖性疾病(PTLD)的诊断，尤在 EBV 血清反应阴性的器官移植的受者。EBV - DNA 拷贝增高可表明移植后淋巴增殖性疾病(PTLD)可能。

(2) 脑脊液EBV PCR核酸检测：用于快速定性EBV-DNA，支持临床中枢神经系统(CNS)病毒性疾病诊断，无CNS疾病的病人CSF中检测不到EBV-DNA，但阴性结果并不能排除中枢神经系统感染EBV的可能性。血液和脑脊液EBV-DNA均不用于筛查无症状的病人。

轮状病毒抗体(RV-Ab)

轮状病毒(RV)是动物和人类急性腹泻最重要的病毒抗原。RV主要通过粪-口途径传播，多在秋冬季流行，感染后潜伏期短，临床表现水样便、呕吐、轻度发热等，典型病儿排泄白色水样便。检测感染后人体出现的轮状病毒抗体(RV-Ab)常用于婴幼儿腹泻的诊断。

【相关项目】 轮状病毒核酸、轮状病毒抗原。

【标本要求】 静脉采血。

【参考区间】 阴性。

【临床用途】 主要应用：用于婴幼儿腹泻的诊断。

在我国，A组轮状病毒是引起婴幼儿腹泻最重要的病毒抗原，B组轮状病毒引起成人腹泻，C组只引起散发病例。轮状病毒主要感染2～6岁婴幼儿，引起急性腹泻；少见慢性感染，主要见于免疫缺陷儿童和骨髓移植后免疫抑制的病人；成人轮状病毒感染的症状较轻微。

阳性：见于婴幼儿或成人腹泻。

轮状病毒抗原

轮状病毒(RV)是急性胃肠炎主要原因，检测粪便轮状病毒抗原，可用于调查腹泻病人的病因。

【相关项目】 轮状病毒抗体、轮状病毒核酸。

【标本要求】 粪便标本。

【参考区间】 阴性。

【临床用途】 主要应用：调查腹泻病人，尤婴儿、年幼儿童(6个月～2岁)、老年人和免疫功能低下(骨髓移植免疫抑制)病人、疗养院或其他封闭区域内居住者和调查院内感染性腹泻。

轮状病毒感染呈季节性，冬季高峰、夏季罕见。轮状病毒感染后可长期呈携带状态。试验阳性率因年龄、天气、季节性因素、地理位置和一般健康环境而不同。本试验检测灵敏度100%，特异性92%。

阳性：见于儿童腹泻(在肠胃炎住院儿童中50%轮状病毒检测阳性)。

麻疹病毒 IgM 抗体(MV-IgM)

麻疹是儿童常见的一种急性传染病。麻疹病毒感染后血液中出现特异性IgM抗体，可用于麻疹的血清学诊断。

【相关项目】 麻疹病毒核酸，麻疹病毒IgG抗体。

【标本要求】 静脉采血；避免严重溶血、脂血。

【参考区间】 阴性。

【临床用途】 主要应用：确定麻疹病毒急性期感染；辅助诊断无免疫力病人。

麻疹是儿童常见急性传染病，传染性很强，若无并发症，预后良好。典型麻疹病例无需检验检查，根据临床症状(皮肤丘疹、发热及呼吸道症状)特征，即可诊断。麻疹对怀孕妇女、免疫低下、营养缺乏者有严重肺炎并发症和中枢神经系统受累者有高风险。如麻疹病毒IgM抗体阳性，则无论有或无IgG抗体阳性结果，均表明近期麻疹病毒感染。如IgG抗体阳性，IgM阴性则表明既往暴露于麻疹病毒，并对此病毒感染免疫。IgG和IgM抗体均阴性表明未暴露于麻疹病毒，且无免疫力。如检验结果不确定，则应在10～14日内随访，复查新的血清标本。

阳性：见于麻疹感染。

麻疹病毒 IgG 抗体(MV-IgG)

麻疹是儿童常见的一种急性传染病。麻疹病毒感染后血液中出现特异性IgG抗体，可用于麻疹的血清学诊断。

【相关项目】 麻疹病毒核酸、麻疹病毒 IgM 抗体。

【标本要求】 静脉采血；避免严重溶血、脂血。

【参考区间】 接种疫苗者：阳性。未接种疫苗者：阴性。

【临床用途】 主要应用：检测个体对麻疹病毒感染的免疫状态。提供无麻疹病毒免疫接种史的个体既往感染麻疹病毒的证据。

麻疹病毒 IgG 抗体阳性并不表示抗体存在的量，而表明既往有暴露或有接种过麻疹病毒。阴性示未检出 IgG 抗体，表明对免疫接种无特定免疫反应或既往暴露于麻疹病毒。

阳性：可见于数月内曾接受过血液制品，但还未被麻疹病毒免疫或感染过的个体。

阴性：见于早期麻疹病毒急性感染期。

登革热抗体(DF－Ab)

登革病毒(DV)全球分布，主要由埃及伊蚊传播。病人暴露登革病毒 3～7 日后即有血清学反应，检测急性期和恢复期血清登革病毒(DV)IgM、IgG 类抗体是最常用的诊断方法。

【相关项目】 登革病毒反转录酶-聚合酶链反应。

【标本要求】 静脉采血；避免严重溶血、脂血和黄疸。

【参考区间】 阴性。

【临床用途】 主要应用：协助诊断登革热病毒感染。

(1) DF－IgM 抗体阳性：表示 DV 感染急性期。确定早期 DV 感染可采用 DV NS1 抗原作为血清学检测辅助手段。在感染后 24 h 内至症状出现后 9 日，可检测 NS1 抗原。

(2) DF－IgG 抗体阳性：提示既往暴露病毒。暴露此病毒 3 周后，几乎所有有免疫力的个体均形成 IgG 抗体。假阳性见于西尼罗河病毒、圣路易斯脑炎病毒感染、既往数月曾接受输血或血液制品者。

乙型脑炎病毒抗体(EV－Ab)

指检测乙型脑炎病毒感染后血液中出现的特异性抗体，用于流行性乙型脑炎的血清学诊断。

【相关项目】 乙型脑炎病毒抗原、乙型脑炎病毒核酸。

【标本要求】 静脉采血。

【参考区间】 阴性。

【临床用途】 主要应用：用于流行性乙型脑炎的血清学诊断。

乙型脑炎感染后 4 日即可出现特异性 IgM 抗体，2～3 周内达高峰，在 3 周内阳性率达 70%～90%，可作早期诊断，与血凝抑制试验同时测定，符合率可达 95%。恢复期抗体滴度比急性期增高 4 倍以上有诊断价值。

阳性：见于流行性乙型脑炎。

细小病毒 B19 抗体

多数细小病毒感染暴发是直接接触呼吸道分泌物所致，并于春天发生。学校、幼儿园、医院人员之间的密切接触引起感染。检测细小病毒 B19 抗体，即 IgG 和 IgM 抗体，以判断其是否感染。

【相关项目】 细小病毒 DNA。

【标本要求】 静脉采血；避免严重溶血、脂血、黄疸。

【参考区间】 IgG、IgM 抗体：阴性。

【临床用途】 主要应用：细小病毒 B19 的 IgM 抗体用于诊断细小病毒最近感染；IgG 抗体用于评估既往感染（如筛查怀孕妇女）和细小病毒感染免疫性。

怀孕期间，感染可传播胎儿，导致胎儿宫内死亡（死亡率 1%～9%）。对 IgG、IgM 抗体测定值如不能确定感染，应于 10～14 天后重测；IgG 抗体阳性，表明目前或过去可有感染。IgM 抗体阳性表明目前或近期感染，感染后低水平的 IgM 抗体可能会持续>12 个月。

阳性：见于胎儿损伤（胎儿水肿）、再生障碍性贫血和关节痛。

水痘-带状疱疹病毒抗体（VZV－Ab）

指检测水痘-带状疱疹病毒（VZV）感染后血液中出现的特异性 IgG 和 IgM 抗体，用于儿童水痘及成人带状疱疹的诊断。VZV 导致

2种不同皮疹疾病：水痘和带状疱疹。VZV初次感染后有严重并发症的风险人群如孕妇，病毒可通过胎盘传给胎儿，导致婴儿先天性疾病；免疫抑制病人可发生皮肤播散性疾病和内脏器官受累风险。

【相关项目】 水痘-带状疱疹病毒核酸检测。

【标本要求】 静脉采血；避免严重溶血、脂血。

【参考区间】 IgG、IgM抗体：阴性。

【临床用途】 主要应用：用于急性/近期水痘带状疱疹病毒(VZV)感染诊断、个体VZV免疫状态检测、证明既往VZV感染。

如VZV-IgG抗体、VZV-IgM抗体测定值不能确定感染，应于10～14天后复测。感染或免疫后，低水平IgM抗体可持续>12个月。VZV感染人有2种类型，即原发感染水痘和复发感染带状疱疹。在儿童初次感染时能引起水痘，恢复后病毒潜伏在体内，而潜伏体内的病毒受到某些刺激后复发引起带状疱疹，多见于成人和老年人。临床典型的水痘或带状疱疹，依据临床症状一般可不需要化验诊断。IgG和IgM抗体阳性：提示近期感染水痘-带状疱疹病毒(VZV)，但此结果应结合临床表现。IgG抗体阳性、IgM抗体阴性：表明既往接种过VZV或感染过VZV，有免疫性。IgG和IgM抗体均阴性：表明既往未暴露于VZV，无免疫性。然而，一种阴性结果并不能排除VZV感染，如在抗体可检出之前采集标本；结果阴性但可疑为早期VZV感染者，应在2～3周后再采集新标本重测。

阳性：见于儿童水痘及成人带状疱疹感染。

水痘-带状疱疹病毒核酸检测

儿童期感染的水痘虽是良性疾病，但有高度传染性。初次感染水痘-带状疱疹病毒(VZV)，人体有免疫性而防止继发感染，然而，VZV仍潜伏于背根感觉神经节内，一旦重新激活，就再发病。检测VZV-DNA，可快速定性VZV感染。

【相关项目】 水痘-带状疱疹病毒抗体。

【标本要求】 血液、体液(如脑脊液等)、痰液、支气管冲洗液等标本；皮肤、眼、鼻、喉等拭子。

【参考区间】 阴性。

【临床用途】 主要应用：用于临床快速定性检测 VZV-DNA。

VZV-DNA 阳性支持此 VZV 感染的临床诊断；通常≥50 岁人群可能复发带状疱疹病毒感染症状。

阳性：见于水痘-带状疱疹病毒感染。

腺病毒抗体

人类腺病毒引起各种各疾病，包括肺炎、膀胱炎、结膜炎、腹泻、肝炎、心肌炎和脑炎。一年之中的任何时间、各年龄组均可发生感染。

【相关项目】 腺病毒 PCR 定性。

【标本要求】 血液（避免严重溶血）；体液、脊髓液、支气管洗涤液、支气管肺泡灌洗液、鼻咽吸入或洗涤液、痰液、气管吸取液、脊髓液、粪便、尿标本；鼻、喉、呼吸道或眼拭子。

【参考区间】 阴性。

【临床用途】 主要应用：诊断腺病毒感染。

单次检测抗体滴度阳性，表明近期或当前感染。滴度水平未达阳性：提示既往或最近期感染。在急性期和康复期，滴度增加≥4倍可确定诊断。

增高：见于腺病毒感染。

腺病毒定性 PCR

检测腺病毒 DNA，是一种迅速、特异、灵敏的协助诊断腺病毒感染的方法。

【相关项目】 腺病毒抗体。

【标本要求】 血液等多种标本、拭子。

【参考区间】 随结果解释。

【临床用途】 主要应用：协助诊断腺病毒感染。

关于参考区间，通常应认为应“阴性”，但在某些情况下，在无症状个体可检出腺病毒 DNA，故此试验只用于检测临床病史、症状与腺病毒疾病相一致的病人，而非用于筛查健康者。

阳性：表明存在腺病毒。

阴性：不能排除存在腺病毒，如病毒量低于此试验方法可检测的水平，故腺病毒 PCR 定性试验结果为辅助诊断。腺病毒培养是诊断金标准，然而需耗时 3 周才能获得结果，而 PCR 法检测腺病毒 DNA 则快捷、特异和灵敏。

甲型肝炎病毒抗体(HAV－Ab)

指人体受甲型肝炎病毒刺激所产生的特异性抗体，分为 IgM、IgG 型抗体。HAV 经粪口途径传播，90% 5 岁以下儿童易感染，表现为隐性感染或无黄疸性感染；成人感染后，75%病人表现为临床显性急性肝炎；孕妇感染 HAV 不会发生母婴传播。主要用于甲型肝炎的辅助诊断。

【相关项目】 丙氨酸氨基转移酶、清蛋白。

【标本要求】 空腹静脉采血。

【参考区间】 阴性。

【临床用途】 主要应用：甲肝 IgM 抗体用于急性或近期甲肝感染的诊断。甲肝总抗体用于近期、既往甲肝或甲肝疫苗接种检测。

感染甲型肝炎病毒后，病人血清中很快出现 HAV－IgM 抗体，一般在感染后 2～3 周内出现于血中，6 个月后逐渐消失。IgM 抗体出现较晚，可持续几年或终生，IgG 抗体可作为人群甲肝既往感染的一个指标。

阳性：IgM 抗体阳性主要为甲肝病毒早期诊断指标，IgG 抗体阳性证明曾经感染过甲肝病毒。

乙型肝炎病毒组合试验

本组合试验包括：乙型肝炎表面抗原(HBsAg)、乙型肝炎表面抗体(HBsAb)、乙型肝炎 e 抗原(HBeAg)、乙型肝炎 e 抗体(HBeAb)、乙型肝炎核心抗体(HBcAb，包括 HBcAb－IgA、HBcAb－

IgG 及 HbcAb－IgM 型)、乙型肝炎病毒脱氧核糖核酸(HBV－DNA)和乙型肝炎病毒耐药性。乙肝病毒变异性高,可在药物或自身免疫压力下发生基因变异。

【相关项目】 丙氨酸氨基转移酶、清蛋白。

【标本要求】 静脉采血;病人宜空腹。

【参考区间】 HBsAg、HBsAb、HBeAg、HBeAb、HBcAb 和 HBcAb－IgM 阴性。HBV－DNA＜500 拷贝/ml。乙型肝炎病毒耐药性:未发现突变。

【临床用途】 主要应用:乙肝病毒组合检测用于疾病分期、感染程度判定、预后判断和观察病人暴露乙肝病毒的免疫状态。HBsAg 用于急性、近期或慢性乙肝感染的诊断,慢性乙肝感染状态的判断。HBsAb 用于识别既往乙肝病毒,判断乙肝疫苗的免疫是否足够。HBsAb 用于监测静脉内或肌肉内注射乙肝疫苗的血清乙肝表面抗体,以预防肝移植受体被已知慢性乙肝者的乙肝病毒再感染。HBeAg 和 HBeAb 用于判断乙肝病毒(HBV)携带者感染,监测慢性 HBV 感染病人、慢性 HBV 感染者抗病毒治疗血清学反应。HBcAb－IgM 用于诊断急性乙肝感染,识别血清 HBsAg 和 HBsAb 阴性窗口期的急性乙肝病毒感染,鉴别 HBcAb 阳性的急性和慢性/既往乙肝感染。总 HBcAb 联合 HBcAb－IgM 用于检测和分类近期和既往/缓解或慢性乙肝病毒(HBV)感染,诊断血清 HBsAg 和 HBsAb 阴性的窗口期近期 HBV 感染。HBV－DNA 用于确诊慢性乙肝感染,慢性乙肝感染(HBsAg 阳性之前)病人血清 HBV DNA 的定量,监测慢性乙肝感染和(或)抗 HBV 治疗反应。

(1) HBsAg 阳性:见于急性乙肝潜伏期后期以及携带者。HBsAg 本身无传染性而有抗原性,是乙肝病毒感染的标志之一,是 HBV 感染后第一个出现的血清学标志物。在急性自限性感染者,血清中 HBsAg 存在时间≯6 个月。如 HBsAg 持续存在＞6 个月,一般认为处于携带状态。如仅 HBsAg 阳性而肝功能及其他乙肝感染指标都正常，且无症状，则提示病人可能是携带者或者曾经患过乙肝。

（2）HBsAb阳性：见于接种过疫苗或曾经感染过乙肝者。HBsAb是乙型肝炎病毒感染后主要的保护性抗体，说明病毒基本清除。对病人而言，有HBsAb既表明曾感染乙型肝炎病毒，也是乙型肝炎痊愈的临床标志。对注射疫苗者而言，HBsAb阳性是免疫成功的标志。

（3）HBeAg阳性：见于急性或慢性乙肝病人。HBeAg是HBV复制的指标之一。一般认为，HBeAg阳性是HBV急性感染的早期标志，代表肝细胞进行性损伤和高度传染性，一般HBeAg持续存在不超过10周，否则提示感染转为慢性化。乙肝加重之前HBeAg增高有助于预测肝炎病情。在乙肝潜伏期和整个病程中，均可检出HBeAg。

（4）HBeAb阳性：见于急性乙肝、慢性乙肝病人、无症状携带者及既往感染者。HBeAb是HBeAg的相应抗体，阳性说明人体对HBeAg有一定免疫清除能力，HBeAg消失和HBeAb出现是病情趋于好转的征象，但并不意味着HBV-DNA停止复制或传染性消失。HBeAb单独存在或与HBsAb、HBcAb合并存在，仅说明HBV既往感染。

（5）HBcAb阳性：见于急性肝炎窗口期，慢性乙肝病人，无症状携带者以及既往感染者，被动获得HBcAb，如经输血和胎盘获得。HBcAb是反映肝细胞受到乙肝病毒（HBV）侵害的一种指标，急性感染恢复期和慢性持续性感染以IgG型抗体为主，持续时间可达数十年甚至终生。当HBsAg、HBeAg及HBcAb同为阳性时，称“大三阳”；当HBsAg、HBeAb及HBcAb同为阳性时，称“小三阳”。HBcAb IgG为HBV感染后常规检测项目，其阳性表示人体有过HBV感染。

（6）HBcAb-IgM阳性：见于急性乙型肝炎、慢性乙肝病变活动期。HBcAb-IgM是乙肝病毒感染人体后出现较早的抗体，但对乙肝无保护作用。HBcAb-IgM阳性提示乙肝病毒复制，有传染性；对急性乙肝病情监测及预后判断有价值，但慢性乙肝也可持续低效价阳性。

(7) HBV－DNA 增高：可证实病人血中乙肝病毒复制活跃，传染性强。如在治疗前进行 HBV－DNA 的检测，根据结果可决定是否需进行抗病毒治疗，当病人经抗病毒药物治疗后，HBV－DNA 含量持续下降，维持在低水平或者低于检测下限，说明治疗有效；定量检测 HBV－DNA，可用于肝移植手术前后的监测；也可用于血液及血液制品安全性的检测。

(8) 乙型肝炎病毒耐药性：临床上，使用核苷类似物等抗病毒药物几乎都可导致乙肝病毒复制能力下降，而一旦病人对所用药物产生耐受力，病毒就仍能复制。本测定能精准判断、检测病人体内病毒是否发生耐药情况，动态监测、判断治疗药物的疗效，为病人有效清除体内病毒，实现科学转阴提供依据。如发生病毒变异，可考虑换用其他抗病毒药物或与其他抗病毒药物联合应用等。

丙型肝炎病毒组合

本组合试验包括：丙型肝炎病毒抗体(HCV－Ab)、丙型肝炎病毒核糖核酸(HCV－RNA)和丙型肝炎病毒基因分型，主要用于预测丙肝病情及治疗。

【相关项目】 丙氨酸氨基转移酶、清蛋白。

【标本要求】 静脉采血。

【参考区间】 HCV－Ab：阴性。HCV－RNA：＜1 000 拷贝/ml。丙型肝炎病毒基因分型：测定 1a、1b、1c、2a、2b 等。

【临床用途】 主要应用：判定丙肝病人暴露血液和体液中病毒，筛查既往(缓解)或慢性丙肝。丙肝病毒抗体检测用于确诊血清出现 HCV 特异性抗体。HCV－RNA 检测用于在血清出现 HCV 抗体前(如暴露时间＜2 月)急性 HCV 感染的检测，慢性 HCV 感染检测和确诊，慢性 HCV 感染和(或)抗 HCV 治疗反应的监测。丙肝病毒基因型检测用于测定肝炎病毒基因型(1～5 型)，以指导慢性丙肝病人的抗病毒治疗，鉴别丙肝病毒 1a 和 1b 亚型。

(1) HCV－Ab 阳性：见于急性自限型丙肝、慢性丙肝。阳性证明 HCV 感染。目前，尚无证据说明抗 HCV 抗体是保护性抗体。丙肝抗体在急性自限型丙型肝炎病人恢复后可消失，但在慢性感染病人中却可持续存在，故丙肝抗体阳性仅可作为预示疾病慢性化进程及指导抗病毒治疗的标志。HCV－Ab 检测可有假阳性或假阴性结果，故应结合定量检测结果综合考虑。

(2) HCV－RNA 增高：证实病人血中丙肝病毒复制活跃，传染性强。因个体免疫功能差异，免疫功能低下者和长期使用免疫抑制剂治疗者可不产生 HCV 抗体，故 HCV－RNA 是确诊 HCV 感染的标志。测定 HCV－RNA 还可用于指导治疗，监测抗病毒治疗效果，也可用于检测血液及血液制品安全性。

(3) 丙型肝炎病毒基因分型：基因型与血清 HCV－RNA 含量高低之间无相关性，且不同基因型之间与丙肝病毒传染性和致病性也无相关性，而与抗病毒治疗的效果密切相关。因为基因型 1 型尤其是 1b 型，与基因 2 型和 3 型相比，使用干扰素治疗效果较差，故在治疗前先确定病人 HCV 基因类型，对于抗病毒治疗有很大指导意义。基因分型也可用于了解 HCV 型别的进化、分布特征，以及用于探讨 HCV 传播途径、预测病情及治疗反应，同时有助于疫苗的研究。

丁型肝炎病毒抗体(HDV－Ab)

HDV－Ab 主要用于检测丁型肝炎病毒(HDV)感染，后者常伴随 HBV 感染。

【相关项目】 丙氨酸氨基转移酶、清蛋白。

【标本要求】 静脉采血。

【参考区间】 阴性。

【临床用途】 主要应用：判断 HDV 感染。

阳性：检出抗体。提示急性或慢性 HDV 感染。在急性期，HDV 抗体呈一过性，典型的感染恢复期抗体消失。相反，HDV 抗体通常在慢性感染病人中持续存在。测定 HDV-IgM 有助于鉴别急性和慢性感染。

阴性：即未检出抗体。可疑：如临床考虑，在首次检查后 3～4 周采集第二份标本。

戊型肝炎病毒抗体(HEV-Ab)

HEV-Ab 是戊型肝炎病毒感染人体后产生的特异性抗体，是确诊戊型肝炎的指标，可分为 IgM 型、IgG 型抗体。

【相关项目】 丙氨酸氨基转移酶、清蛋白。

【标本要求】 静脉采血。

【参考区间】 阴性。

【临床用途】 主要应用：HEV-Ab IgG 型抗体用于戊肝病毒暴露后的诊断。HEV-Ab IgM 型抗体用于确诊戊肝病毒感染，用于急性或近期(<6 月)戊肝感染的诊断。

阳性：HEV-Ab IgM 型阳性表示 HEV 感染的早期或急性感染期；HEV-Ab IgG 型阳性表示曾感染 HEV，或 HEV 感染恢复期。HEV-Ab IgG 型抗体阳性，结合肝功能情况及身体状况即可判断是否曾经感染 HEV。HEV-Ab IgM 型抗体阳性结合肝功能情况以及身体状况即可判断是否为急性感染期。HEV 感染为自限型感染，一般认为无慢性化过程，无慢性 HEV 携带者。

人类免疫缺陷病毒抗体和抗原(HIV-CO)

人类免疫缺陷病毒(HIV)是艾滋病(AIDS)病原体，目前临床多用 HIV 抗体、HIV 抗原联合检测试剂进行 HIV 感染的筛查，以缩短窗口期。感染人体后出现特异性抗体。HIV-Ab 测定用于 HIV 感染的诊断，分初筛及确诊实验。p24 抗原检测阳性结果提示感染的可能性大，但不能单独用于 HIV 感染的诊断。

【相关项目】 T 细胞亚群、人类免疫缺陷病毒核糖核酸、人类免疫缺陷病毒耐药基因。

【标本要求】 静脉采血。

【参考区间】 阴性。

【临床用途】 主要应用：HIV-1和HIV-2抗原和抗体检测用于无症状病人HIV-1和HIV-2感染的筛查，有症状病人的HIV-1和HIV-2感染的诊断，HIV快速检测结果的随访。Western Blot法HIV-1抗体确诊用于有反应或可疑HIV-1感染病人的补充试验。HIV-2抗体确诊用于HIV-1和HIV-2抗体筛查试验或HIV-2抗体筛查试验出现有反应的结果。HIV抗体筛查试验呈阴性反应或经确证试验后为阴性反应，即报告HIV抗体阴性，见于未感染HIV的个体；HIV感染者HIV抗体确证试验结果阳性。p24抗原检测易出现假阳性，阳性结果必须中和试验确认，才可作为HIV感染的辅助诊断依据。HIV-1 p24抗原检测阴性，只表示在本试验中无反应，不能除外HIV感染。HIV感染者进行抗病毒治疗时，病毒载量下降不明显或抗病毒治疗失败时，需要进行HIV病毒耐药性检测。

阳性：见于HIV携带、艾滋病。HIV是艾滋病的病原体，AIDS是危及全球、以机会感染及局部肿瘤为特点的免疫低下性致死性传染病。HIV-Ab在病毒感染后，除早期短暂“窗口期”外，整个生命期间长期稳定地存在并可被检测到。初筛HIV抗体阳性的，必须经HIV确认实验室进行确认。HIV阳性的母亲所生婴儿，如18个月内检测到血清抗HIV阳性，不能诊断为HIV感染。

人类免疫缺陷病毒核糖核酸(HIV-RNA)

指测定人类免疫缺陷病毒（HIV）感染人体后的病毒核酸（RNA），分定性和定量测定两类。用于“窗口期”HIV感染的诊断及抗病毒疗效监测。

【相关项目】 人类免疫缺陷病毒抗体、T细胞亚群、人类免疫缺陷病毒耐药基因。

【标本要求】 静脉采血。

【参考区间】 阴性。

【临床用途】 主要应用：感染 HIV 病人的血浆 HIV－1 的 RNA 水平定量，用在首次抗 HIV 治疗前、抗 HIV 治疗出现 HIV－1 耐药时及不做抗 HIV－1 药物治疗的病人；监测 HIV－1 病程；评价母亲为 HIV 感染者、出生 18 月内的婴儿。

可在其他血清学和病毒学标志出现前，检测 HIV－RNA 序列，可判定无症状、血清标志物阴性病人潜在 HIV 的传播性，可监测潜伏期病人，以及在抗病毒治疗期间的病毒水平。定量检测可预估病人病程及评估抗病毒治疗效果。

增高：证实病人存在 HIV 感染，病毒复制活跃，具传染性。

人乳头瘤病毒核酸(HPV－DNA)

指用聚合酶链反应(PCR)法检测人乳头瘤病毒核酸 DNA，包括定性、定量、分型检测，用于尖锐湿疣等疾病的诊断。

【相关项目】 阴道细胞学检查。

【标本要求】 采集病变部位分泌物、脱落细胞。

【参考区间】 阴性。

【临床用途】 主要应用：用于伴宫颈癌的高危基因型检测；辅助评价阴道细胞学检查结果异常妇女；个体如出现 HPV－16 和(或) HPV－18 基因型可辅助判断阴道细胞学检查阴性的高危型 HPV。

阳性：可作为人乳头瘤病毒感染的诊断指标；分型检测可为潜在危险性分类提供治疗决策信息。常见于 HPV 引起的生殖器疣、子宫颈及肛门、生殖道癌。HPV6、11、42、43、44 等型别，常引起外生殖器湿疣等良性病变包括宫颈上皮内低度病变。高危险型 HPV 包括 HPV16、18、31、33、35、39、45、51、52、56、58、59、68 等型别，与宫颈癌及宫颈上皮内高度病变的发生相关，尤 HPV16 和 18 型。不属于此区间的 HPV 均属正常。

人 T 细胞白血病病毒(HTLV)

检测人 T 细胞病毒(HTLV)感染，有助于建立成人 T 细胞白血病或淋巴瘤 HTLV 相关脊髓病的诊断。

【相关项目】 全血细胞计数，白细胞分类计数，免疫表型，骨髓穿刺和活检。

【标本要求】 静脉采血；脑脊液标本（极少使用）。

【参考区间】 阴性。

【临床用途】 主要应用：确诊和鉴别人血清中Ⅰ型和Ⅱ型人类T淋巴细胞病毒特异性IgG抗体。

HTLV检测包括初始试验和随后的确诊试验。如初始试验阴性，病人症状可能由其他原因所致，无需进一步检测。如初步和确诊试验均检出HTLV－Ⅰ或HTLV－Ⅱ抗体，则病人可能感染了HTLV。如无症状病人初始试验结果阳性，可能受母亲、性伴侣或阳性供血者感染，如确诊试验也阳性常提示感染可能，也可能是既往感染，应引起关注。初始试验阳性、确诊试验阴性可能是假阳性或非HTLV感染。应在几周后重做确诊试验，如仍阴性，病人可能是非HTLV感染。HTLV－Ⅰ/Ⅱ核酸检测阳性提示病人HTLV－Ⅰ或HTLV－Ⅱ感染，如阴性，则很可能无感染，但不能排除标本病毒量太少的原因。HTLV检测的某些典型结果见表12。

表12 人T细胞白血病病毒检测典型结果举例

初始抗体试验（HTLV Ⅰ/Ⅱ）	确诊试验（Western blot）	其他试验	可能解释
阴性	—	—	未感染
阳性	阴性	重复Western blot试验阴性	初始试验假阳性
阳性	HTLV－Ⅰ阳性	—	HTLV－Ⅰ感染
阳性	HTLV－Ⅱ阳性	—	HTLV－Ⅱ感染
阳性	未定	HTLV－Ⅰ或HTLV－Ⅱ核酸检测（PCR）阳性或重复Western blot试验阳性	HTLV－Ⅰ或HTLV－Ⅱ感染
阳性	未定	分子试验（PCR）阴性或未定或重复Western blot试验阳性阴性或仍未定	可能初始试验假阳性

风疹病毒抗体(RV－Ab)

人体感染风疹病毒后产生特异性抗体，检测 RV－Ab 是判断风疹病毒感染的一项参考指标，主要用于产前诊断。

【相关项目】 单纯疱疹病毒抗体、弓形虫抗体、巨细胞病毒抗体。

【标本要求】 静脉采血。

【参考区间】 阴性。

【临床用途】 主要应用：判断接种疫苗个体对风疹病毒的免疫状态。

风疹病毒易感人群是 1～5 岁的儿童及孕妇。病毒可由感染者分泌物经呼吸道传播给易感人群。如怀孕 4 个月内的妇女被感染，病毒可通过胎盘感染胎儿，导致胎儿器官缺陷或畸形，但是 IgM 型 RV－Ab 阳性结果应结合临床综合判断，不能仅以此抗体阳性来作为终止怀孕的依据。

阳性：IgM 抗体阳性常用于风疹急性期或新近感染的诊断，IgG 抗体阳性表示曾经感染过该病毒。

巨细胞病毒抗体(CMV－Ab)

人体感染巨细胞病毒产生特异性抗体，检测 CMV－Ab 是判断巨细胞病毒感染的一项参考指标，主要用于产前诊断。

【相关项目】 风疹病毒抗体、单纯疱疹病毒抗体、弓形虫抗体。

【标本要求】 静脉采血。

【参考区间】 阴性。

【临床用途】 主要应用：IgG 型 CMV－Ab 用于判断病人曾感染或巨细胞病毒，特别是移植受体，器官和血液供者。IgM 型 CMV－Ab 用于诊断原发性、急性期感染巨细胞病毒，特别是传染性单核细胞增多症和怀孕妇女。

CMV 可通过多种途径传播，如性接触、输血、器官移植等。CMV 可通过胎盘感染胎儿，引起胎儿先天性畸形，重者导致流产或者死胎。成人感染多见于免疫功能受损者，如艾滋病、癌症等。IgM 型 CMV－Ab 阳性结果应结合临床综合判断，不能仅以此抗体阳性来作为终止怀孕的依据。

阳性：IgM 型 CMV－Ab 阳性证实病人处于 CMV 感染急性期，IgG 型 CMV－Ab 阳性证实曾经感染过 CMV。

单纯疱疹病毒抗体（HSV－Ab）

人体感染巨细胞病毒产生特异性抗体，检测 HSV－Ab 是判断单纯疱疹病毒感染的一项参考指标，主要用于产前诊断。

【相关项目】 风疹病毒抗体，巨细胞病毒抗体，弓形虫抗体。

【标本要求】 静脉采血。

【参考区间】 阴性。

【临床用途】 主要应用：IgM 型 HSV－Ab 用于辅助诊断单纯疱疹病毒感染；IgG 型 HSV－Ab 用于确定病人既往是否接触过 1 型和 2 型单纯疱疹病毒（HSV－1 和 HSV－2）；区分亚临床型 HSV 感染或感染未明病人的 HSV－1 和 HSV－2。

HSV 病毒有两个血清型，HSV－1 和 HSV－2。HSV－1 主要引起生殖器以外的皮肤、黏膜和器官感染，HSV－2 则主要引起生殖器疱疹，也与子宫颈癌发生有关。HSV 可通过胎盘传染给胎儿，导致胎儿畸形、流产等。人群中 HSV 感染十分普遍，故绝大部分人 IgG 型 HSV－Ab 均为阳性，而 IgM 型 HSV－Ab 抗体阳性结果应结合临床综合判断，不能仅以此抗体阳性来作为终止怀孕的依据。

阳性：IgM 型 HSV－Ab 抗体阳性提示有近期感染，IgG 型 HSV－Ab 阳性说明既往感染过，具有一定免疫力。

真菌 β－D－葡聚糖（BG）

本试验是检查侵袭性真菌感染疾病、特别是免疫损伤病人的检验项目。

【相关项目】 体液、血液和组织标本真菌分离、培养和鉴定。

【标本要求】 体液标本、血液标本、组织标本；无菌采集。

【参考区间】 阴性。

【临床用途】 主要应用：诊断侵袭性真菌感染。

真菌β-D-葡聚糖(BG)是一种真菌广谱循环标志物，念珠菌病及曲霉菌感染者，可在其体液、血液和组织中检测到，但不存在于细菌、病毒和人类细胞中。BG试验可用于高度疑似侵袭性真菌感染(invasive fungal infections，IFI)住院病人的初筛诊断及其疗效评价。对真菌培养阳性病人进行检测，可以区分出定植和感染。与半乳-甘露聚糖(GM)试验联合使用可提高对曲霉感染的诊断，对于肺孢菌肺炎感染也具有一定诊断参考价值。

阳性：念珠菌病、曲霉菌病(可用于早期诊断)。

嗜异性凝集及吸收试验

又称Paul-Bunnell反应。检测人血清嗜异性抗体，常为传染性单核细胞增多症的血清学诊断。

【相关项目】 EB病毒抗体。

【标本要求】 静脉采血。

【参考区间】 <1∶7。

【临床用途】 主要应用：传染性单核细胞增多症的血清学诊断。

嗜异性凝集试验为一种非特异性试验，霍奇金病、血清病等可出现高凝集价，但经吸收试验处理后凝集价下降，可资鉴别。传染性单核细胞增多症发病后1周即可出现IgM型嗜异性抗体，2～3周达高峰，以后逐渐下降，大多数3个月后完全消失。发病2～3周凝集价达1∶56以上者，结合临床表现可确诊。如第一次检查增高不明显，追踪检查时凝集价上升4倍以上则有诊断价值。

增高：见于传染性单核细胞增多症、白血病、霍奇金病、血清病、流行性肝炎、单纯疱疹等。

肺炎支原体血清学试验(Mpn-st)

肺炎支原体是人类支原体肺炎的病原体，Mpn-st指检测肺炎支原体感染人体后出现的血清学变化，用于肺炎支原体感染的诊断。脑脊液（CSF）肺炎支原体抗体用于中枢神经系统感染的诊断。

【相关项目】 冷凝集素。

【标本要求】 静脉采血；脑脊液标本。

【参考区间】 阴性。

【临床用途】 主要应用：血清肺炎支原体 IgG 和 IgM 抗体用于肺炎支原体相关疾病的辅助诊断；脑脊液（CSF）肺炎支原体抗体用于中枢神经系统感染诊断。

肺炎支原体感染出现症状后第七日即可检测到 IgM 抗体，IgA、IgG 抗体随后出现。少数情况下，肺炎支原体急性感染不出现 IgM 和 IgA 抗体，唯有依靠 IgG 抗体滴度的增高方可做出诊断。脑脊液（CSF）肺炎支原体抗体用于中枢神经系统感染的诊断，证明鞘内产生的特定抗体；低滴度抗体水平可解释为源自血液抗体的被动转移和血源性污染；解释 CSF 结果须考虑感染因子的 CSF 和血清抗体比率。肺炎支原体核酸检测用于肺炎支原体感染的诊断。

阳性：（血清）见于原发性非典型肺炎、咽炎和气管支气管炎；（脑脊液）中枢神经系统肺炎支原体感染。

支原体药敏试验

本试验是针对病原菌支原体感染的药物敏感性试验。

【相关项目】 支原体分离、鉴定。

【标本要求】 培养液。

【参考区间】 药物敏感度判断：敏感（S）、中度敏感（M）或耐药（R）。

【临床用途】 主要应用：掌握支原体流行状况和耐药程度，为临床提供选择药物的信息，减少或防止耐药株的出现。

一般采用分离鉴定、计数、药敏一体化试剂盒进行药敏试验；通过观察药敏孔中培养液颜色变化得出培养结果：① 有支原体生长。② 有细菌或酵母菌生长，不记录结果。目前，支原体药敏试验尚无国际标准,即使采用公认效果最好的支原体药敏试剂盒,也仅是企业标准。检测结果很大程度上依赖于标本采集,故1次试验结果报告阴性并不能确定无感染;结果阳性虽提示泌尿生殖道存在支原体,但也不能作为临床诊断支原体感染的充分依据,须结合临床症状才能判断。

冷凝集素(CA)

CA通常附于病人红细胞,引起各种症状,如溶血性贫血,或因皮肤毛细血管局部淤血所致耳、手指或脚趾肢端青紫。冷凝集素是IgM型抗红细胞抗体,在0～4℃时,最易与红细胞膜抗原结合。

【相关项目】 全血细胞计数、网织红细胞计数、支原体检查。

【标本要求】 静脉采血。

【参考区间】 阴性(<1∶32)。

【临床用途】 主要应用:用于疑似冷凝集素病病人的检测。冷凝集素试验现已少用,因有更特异的试验。

冷凝集素可存在于正常人血清中,低效价一般无临床意义。冷凝集素暴露在寒冷中,可引起红细胞聚集、破坏,导致溶血性贫血。原发性冷凝集素病常累及中老年,继发性冷凝集素病可累及任何人。

阳性:可见于肺炎支原体感染(75%病人,但无特异性)、传染性单核细胞增多症(>60%病人,但罕见贫血)、某些癌症(淋巴瘤、白血病、多发性骨髓瘤)、其他细菌感染(军团菌病、梅毒)、寄生虫感染(疟疾等)、病毒感染(艾滋病毒、流感病毒、巨细胞病毒、EB病毒、丙型肝炎病毒感染)、自身免疫性疾病。

沙眼衣原体抗体(CT-Ab)

指检测细胞内寄生的沙眼衣原体感染后产生的特异性抗体。沙眼衣原体感染是非淋球菌性尿道炎、宫颈炎和全身衣原体感染并发症的常见原因;检测CT-Ab主要用于非淋菌性尿道炎、沙眼等疾病诊断。

【相关项目】 沙眼衣原体抗原、沙眼衣原体核酸扩增。

【标本要求】 静脉采血;避免严重溶血、脂血。

【参考区间】(血清;酶免疫法、微量免疫荧光法,MIF)阴性。

【临床用途】主要应用:用于衣原体感染临床诊断辅助诊断。

沙眼衣原体感染病人血清中可检出特异性抗体,IgM出现较早,持续约1个月,其阳性提示近期感染沙眼衣原体,可作为早期诊断的指标;然而,IgM抗体对多种微生物有交叉。IgG出现较晚,持续时间较长,用于回顾性诊断和流行病学调查;IgG抗体阳性是当前感染的证据,阴性示病人当前无感染。存在IgG抗体交叉反应时,IgA抗体可有助于确定感染的微生物,初发感染时IgA抗体常低下,但在复发性或慢性感染时可增高。

阳性:见于非淋菌性尿道炎、沙眼、成人包涵体结膜炎、新生儿包涵体结膜炎、Reiter综合征;男性尿道炎、附睾炎;女性盆腔炎、宫颈炎、子宫内膜炎、输卵管炎和性病性淋巴肉芽肿等。偶见于严重直肠炎、结直肠炎。

沙眼衣原体核酸扩增(CT-PCR)

传统上,沙眼衣原体感染的疾病由细胞学或培养方法进行诊断。如今,核酸检测方法沙眼衣原体核酸扩增(CT-PCR)是更灵敏的首选诊断方法。

【相关项目】沙眼衣原体抗体。

【标本要求】采集宫颈、阴道、男性尿道拭子;首次晨尿标本。

【参考区间】阴性。

【临床用途】主要应用:检测沙眼衣原体。

阳性表明存在沙眼衣原体rRNA;阴性表明未检测到标本中的沙眼衣原体rRNA。在性传播疾病高发病率地区,CT-PCR阳性结果可能为真阳性;在低流行地区,或在病人临床症状、体征或危险因素与衣原体或淋菌性泌尿生殖道感染不一致情况下,应慎重解释阳性结果。

肺炎衣原体抗体(Cpn-Ab)

肺炎衣原体是人类呼吸道疾病重要病原体,可引起急慢性呼吸道疾病。Cpn－Ab是检测肺炎衣原体感染后出现的特异性抗体，用于肺炎衣原体感染的诊断。

【相关项目】 肺炎衣原体核酸。

【标本要求】 静脉采血。

【参考区间】 IgM、IgG抗体：阴性。

【临床用途】 主要应用：用于协助诊断肺炎衣原体相关疾病病因。

肺炎衣原体可引起急、慢性上呼吸道感染，肺炎，心内膜炎，脑膜炎等疾病，也参与动脉粥样硬化及慢性冠心病的发病。检测特异性IgM和IgG抗体，有利于区别原发感染和再感染。急性感染时双份血清抗体效价可增高4倍；既往感染时IgG在1∶(8～256)。

增高：见于肺炎、支气管炎、咽炎和鼻窦炎等。

肺炎衣原体DNA

用于筛查或诊断衣原体感染。

【相关项目】 肺炎衣原体抗体。

【标本要求】 支气管冲洗/灌洗液、痰液、喉、鼻咽拭子标本。

【参考区间】 阴性。

【临床用途】 主要应用：协助诊断肺炎衣原体感染。

阳性：须结合临床指标。阴性：不能排除衣原体疾病。

梅毒螺旋体抗体(TP－Ab)

梅毒是由苍白螺旋体感染引起的一种性传播疾病，其病原体感染人体后出现特异性抗体。TP－Ab用于梅毒初筛试验后的进一步确认。

【相关项目】 快速血浆反应素试验。

【标本要求】 静脉采血。

【参考区间】 阴性。

【临床用途】 主要应用：用于辅助解释密螺旋体(如酶免疫法检测)和非密螺旋体(如快速血浆反应素试验)筛查试验的差异。

待测血清用含 Reiter 株螺旋体提取物吸收后作为梅毒的确认试验。一般在非密螺旋体试验阳性时，或临床高度怀疑梅毒感染而非密螺旋体试验无反应时检测 TP－Ab，阳性者可确诊。部分病人治愈后可终身阳性。

阳性：见于梅毒。

快速血浆反应素试验（RPR）

梅毒是由苍白螺旋体感染引起的一种性传播疾病。RPR 用于梅毒的筛查和治疗效果监测。

【相关项目】 梅毒螺旋体抗体。

【标本要求】 静脉采血。

【参考区间】 阴性。

【临床用途】 主要应用：测定当前梅毒状态，评价梅毒治疗的反应。

RPR 为梅毒诊断的非特异性实验，受某些自身抗体疾病和传染病的影响，常出现假阳性，故用于梅毒低危人群筛查。RPR 阳性时，应做梅毒螺旋体特异性试验如梅毒螺旋体抗体测定、梅毒螺旋体血细胞凝集试验加以确诊。RPR 滴度也是判断梅毒愈后的标准，阴性说明已治愈。

阳性：见于梅毒。

解脲脲原体抗体（UU－Ab）

解脲脲原体寄居于人泌尿生殖道，主要传播途径为性接触和母婴传播，亦可引起流产、早产。UU－Ab 主要用于非淋菌性尿道炎的诊断。

【相关项目】 解脲脲原体核酸检测。

【标本要求】 静脉采血。

【参考区间】 阴性。

【临床用途】 主要应用：诊断非淋菌性尿道炎。

UU－Ab 阳性提示解脲脲原体感染，有些无症状者也有解脲脲原体低效价的抗体。本测定可检测出解脲脲原体血清型别以及抗体类型，有早期诊断意义。

阳性：见于非淋菌性尿道炎、男性前列腺炎或附睾炎、女性阴道炎、宫颈炎等。

解脲脲原体核酸检测

解脲脲原体寄居于人泌尿生殖道，主要传播途径为性接触和母婴传播，亦可引起流产、早产。核酸检测诊断用于快速、灵敏、特异性识别泌尿生殖道、骨和关节、下呼吸道的解脲支原体和微小脲原体。

【相关项目】 解脲脲原体抗体测定。

【标本要求】 拭子(阴道、宫颈、尿道、泌尿生殖道)；体液标本(盆腔积液、羊水、前列腺分泌物、精液、生殖引流液，滑膜液、胸腔积液、心包液，下呼吸道液)；尿标本。

【参考区间】 (各种标本；实时聚合酶链反应，RT－PCR)阴性。

【临床用途】 主要应用：快速、灵敏且特异性地确定泌尿生殖道、骨和关节、下呼吸道解脲支原体和微小脲原体。

解脲脲原体与临床大量感染有关，因解脲脲原体是正常生殖道菌群的一部分，故临床意义可能并非总很明确。解脲脲原体培养费力，需高度技能和花时数日，培养本身并不鉴别解脲脲原体和微小脲原体。PCR阳性结果表明标本中存在解脲脲原体或微小脲原体的DNA。PCR阴性结果表明未检出标本中的解脲脲原体和微小脲原体DNA，但不排除感染。本试验结果应结合临床和流行病学研究结果解释。

阳性：见于尿道炎、附睾炎引起上尿路感染、肾结石；也见于早产妇女羊水、胎膜早破、自然足月分娩、绒毛膜羊膜炎、新生儿脑膜炎和肺炎、关节假体感染。

疟原虫抗体和抗原

疟原虫是疟疾病原体，检测疟原虫感染后血液中的抗原和抗体，结合临床表现用于疟疾的辅助诊断。

【相关项目】 血涂片检查、疟原虫核酸。

【标本要求】 静脉采血。

【参考区间】 阴性。

【临床用途】 主要应用：辅助诊断疟疾。

疟原虫抗体和抗原测定提示疟原虫感染，结合病人临床表现用于疟疾及不同型别的辅助诊断。因抗体产生于疟原虫血症之后，故临床上查疟疾抗体对初发病人无早期诊断价值，对多次寒冷发作又未查明病因者，疟疾抗体检测将有助于诊断。

阳性：见于疟疾。

阿米巴原虫抗原/抗体

检测人体肠道溶组织阿米巴原虫抗原和致病后病人所产生的抗体，用于阿米巴病的诊断。

【相关项目】 粪便常规检查。

【标本要求】 粪便标本（抗原检测）；选取含脓、血、黏液等粪便成分，立即保温送检，避免污染防腐剂。静脉采血（抗体检测）；避免严重溶血、脂血。

【参考区间】 阴性。

【临床用途】 主要应用：辅助诊断阿米巴病。

最可靠的阿米巴病诊断依据是粪便直接涂片显微镜检查溶组织内阿米巴原虫（滋养体或包囊），但误诊、漏诊多。用抗原抗体检测可弥补粪便镜检的不足。① 抗原：只检测致病性溶组织阿米巴抗原，不检测非致病性阿米巴抗原。② 抗体：用于肠外阿米巴病辅助诊断，特别是肝脓肿。阳性表明当前或既往有溶组织内阿米巴感染。因显微镜检查不能鉴别致病性和非致病性阿米巴，故血清学阳性表明存在致病性阿米巴。抗体检测对诊断无肠阿米巴病史、无长时逗留于阿米巴流行地区的肝脓肿病人特别有用。在肠外并发症时，即使粪便检查阴性，抗体阳性也可表明阿米巴病。

阳性：见于阿米巴肝脓肿、阿米巴痢疾病人或带虫者。

隐孢子虫抗原

隐孢子虫是家畜常见寄生虫原虫，可污染地表水。人可通过粪-口途径或通过摄入受污染水感染。检测隐孢子虫抗原用于诊断隐孢子虫感染。

【相关项目】 隐孢子虫改良抗酸染色。

【标本要求】 粪便采集(加10%福尔马林防腐剂，1 h内采集)；避免大量黏液、血液。

【参考区间】 阴性。

【临床用途】 主要应用：确立肠道隐孢子虫病诊断。

隐孢子虫病发病，在艾滋病病人呈严重腹泻，在年幼儿童，尤在幼儿园人员及亲属为自限性中度腹泻。本试验诊断灵敏度87%、特异性99%、阳性预测值98%。为提高检出率，可能需多份粪便标本进行检查。

阳性：见于隐孢子虫感染。

贾第鞭毛虫抗原

贾第鞭毛虫可见于受污染的天然河流、湖泊、水库和地表水，经饮食和粪-口途径可发生感染。贾第虫主要感染小肠引起腹泻、吸收不良；贾第虫病是儿童(尤日托儿童)、旅行者腹泻和水源流行的常见原因。

【相关项目】 粪便标本不染色显微镜寄生虫检查。

【标本要求】 粪便采集(加10%福尔马林防腐剂，1 h内采集)；避免大量黏液、血液。

【参考区间】 阴性。

【临床用途】 主要应用：协助诊断贾第虫病。

本试验诊断灵敏度96%、特异性97%，阳性预测值95%，但结果解释仍应结合病人症状等临床表现。少量贾第虫可居于十二指肠，本试验可阴性。一次检测不作为临床诊断唯一标准，应连续检测3份粪便标本，才能确定结果。

阳性：见于贾第鞭毛虫感染。

弓形虫抗体(To－Ab)

人体感染刚地弓形虫后出现特异性抗体，检测 To－Ab 可用于诊断弓形虫感染。To－Ab 常与风疹病毒、巨细胞病毒、人疱疹病毒组合检测用于围产期感染的诊断。

【相关项目】 弓形虫核酸、风疹病毒抗体、巨细胞病毒抗体、单纯疱疹病毒抗体。

【标本要求】 空腹静脉采血。

【参考区间】 阴性。

【临床用途】 主要应用：检测 To－Ab(IgG)抗体可确定病人是否有过接触或感染弓形虫。

弓形虫常引起怀孕妇女感染，导致流产、早产、死胎和各种异常。急性感染期 IgM 抗体阳性或同时伴有 IgA 和(或)IgG 抗体阳性；亚急性感染期 IgA 抗体阳性或同时伴有 IgG 抗体阳性；慢性感染期仅 IgG 抗体阳性。To－Ab 阳性结果应结合临床综合判断，不能仅以此结果作为孕妇终止怀孕的依据。

阳性：常见于流产、早产、死胎史的妇女，免疫缺陷者、器官移植后病人等。

（洪秀华　张　军　胡晓波　熊立凡）

二、理化因素性疾病检验项目

理、化等因素可引起急性或慢性毒性或损伤性反应性疾病。这些疾病的病因包括农药中毒如有机磷药物中毒、有害气体中毒如一氧化碳中毒、金属中毒如铅中毒、急性酒精中毒、放射病损害、药物中毒等。通过病史、相关物质接触史、饮食史或现场等调查。结合临床症状、体征等表现，可确诊许多急性中毒性疾病；如结合特殊检查，则可逐步明确诊断慢性中毒性疾病。

胆碱酯酶(ChE 或 CHE)

CHE 由肝生成,并参与神经系统正常功能。可分为两类:① 乙酰胆碱酯酶(ACHE),即真胆碱酯酶,分布于红细胞及肺、脾、神经末梢和脑灰质中。② 丁酰胆碱酯酶(BuCHE),即假/拟胆碱酯酶(PCHE),分布于血清、肝、肌肉、胰腺、心脏和脑白质中。检测血清 CHE 主要用于确定或监测有机磷中毒、评估肝脏合成功能。

【相关项目】 总蛋白、前清蛋白。

【标本要求】 空腹静脉采血。

【参考区间】 血浆/血清(定量酶法):2 900～7 100 U/L(血浆值略低);血清(比色法):130～310 U/L。

【临床用途】 主要应用:确定是否暴露有机磷农药或中毒;监测农药使用者的胆碱酯酶水平。也用于使用肌肉松弛剂琥珀胆碱麻醉前,鉴别遗传性假性胆碱酯酶缺乏症,或帮助确定手术麻醉后长时间呼吸暂停的原因。

减低:见于有机磷中毒(减低程度与中毒严重度不一定平行)、遗传性假性胆碱酯酶缺乏症。可反映肝受损,与肝病变程度成正比,慢性肝病如病毒性肝炎、亚急性重型肝炎、肝硬化失代偿期等,如持续减低则预后不良。也见于营养不良、恶性贫血、急性感染、心肌梗死、肺梗死、慢性肾炎、休克、怀孕晚期、某些癌症及摄入雌激素、皮质醇、奎宁、吗啡、可待因、氨茶碱、巴比妥等药物。

增高:见于甲状腺功能亢进、肥胖、脂肪肝、糖尿病、高血压、肾病综合征、Ⅳ型高脂蛋白血症、支气管哮喘、肾衰、神经系统疾病、精神分裂症等。

乙醇

乙醇(酒精)是啤酒、葡萄酒和其他酒类的活性成分。酒精对脑功能的抑制作用类似全身麻醉药。

【标本要求】 静脉采血;随机尿标本。

【参考区间】 阴性。

【临床用途】 主要应用:血液、尿液酒精检测用于酒精使用前的浓度定量测定。血液酒精浓度定量与中毒程度直接相关,而尿液酒精定量与中毒程度相关性较差。酒精的抑郁作用可引起思考力损害、判断力模糊和行为改变等典型症状;浓度越高,损害程度越重。

血液酒精中毒浓度取决于个人的酒精摄入史。公认血液酒精浓度>300 mg/L(>0.03%)提示病人使用的饮料含有酒精。血液酒精含量≥4 000 mg/L,可抑制正常呼吸因而可致命。长期消耗酒精的病人对药物有耐受,且达到中毒所需酒精的浓度较高。各国对车辆驾驶人员血液酒精浓度的限定值不一,中国规定的临界值为:饮酒驾车 200 mg/L,醉酒驾车 800 mg/L。

一氧化碳(CO)

CO 测定指血液碳氧血红蛋白百分比,是血气分析项目之一,是反映一氧化碳中毒的重要指标。CO 吸入体内后,85%与血液中红细胞的 Hb 结合,形成稳定的 COHb。CO 与 Hb 的亲和力比氧与 Hb 的亲和力大 240 倍,吸入较低浓度 CO 即可产生大量 COHb。COHb 不但不能携带氧,还能使血红蛋白结合的氧不易释放给组织,最终造成细胞缺氧。

【相关项目】 动脉血气。

【标本要求】 动脉采血。

【参考区间】 成人 0.5%~1.5%;吸烟者 8%~9%。

【临床用途】 主要应用:确诊疑似一氧化碳暴露的中毒病人。

增高:为一氧化碳中毒。每日吸烟 1 包,即可使血液碳氧血红蛋白(COHb)浓度增高 5%~6%,故吸烟者 COHb 的百分比较高。

地高辛

地高辛口服后吸收良好,广泛分布于组织,尤其是心脏、肾脏、肝脏。地高辛广泛用于治疗充血性心衰和各种心律失常,故检测地高辛可监测地高辛治疗。

【标本要求】 静脉采血;避免溶血。

【参考区间】 治疗浓度：0.5～2.0 ng/ml;中毒浓度：≥4 ng/ml。

【临床用途】 主要应用：监测地高辛治疗。应在给药后至少6～8 h采集地高辛分析用的血标本。地高辛主要由尿液排泄,有肾脏疾病、肾功能衰竭者可发生中毒。如地高辛>4 ng/ml,则可危及生命。

水杨酸盐

水杨酸盐是一组药物,包括阿司匹林,属于处方药和非处方药。常用于缓解疼痛和炎症,减少发热,预防凝血。血液中水杨酸盐检测有助于检测和(或)监测药物过量(水杨酸盐中毒)。

【相关项目】 葡萄糖、肌酐。

【标本要求】 静脉采血;在服药后4 h采集。

【参考区间】 成人治疗浓度：20～200 mg/L,中毒浓度：≥500 mg/L。

【临床用途】 主要应用：评估水杨酸盐毒性;但不用于评价低剂量阿司匹林的治疗。

阿司匹林和其他水杨酸盐正常治疗浓度与药物使用有关,解释血液浓度应结合病人用药史、症状和体征。血液药物低浓度足以缓解疼痛,减低血液凝固风险;治疗关节炎需高浓度,但高浓度可出现副作用。治疗炎症时,水杨酸盐血液浓度与症状相关,中毒程度与治疗浓度增加有关;浓度逐渐增高(当病人不再服用水杨酸盐)提示未达到水杨酸盐浓度峰值,减低提示体内大量排出,剂量过度得以缓解。

醋氨酚

醋氨酚(对乙酰氨基酚)俗称扑热息痛,是一种镇痛解热药而缺乏明显的抗炎活性。在肝脏代谢,正常消除半衰期<4 h。醋氨酚在正常治疗剂量,可在肝脏解毒;在过量时,与细胞蛋白质产生毒性反应,如不及时治疗,甚至可引起死亡。

【相关项目】 总胆红素、丙氨酸氨基转移酶。

【标本要求】 静脉采血。避免明显溶血、脂血标本。

【参考区间】 治疗浓度<50 mg/ml；正常半衰期<4 h。

【临床用途】 主要应用：监测血清醋氨酚浓度是否过量。血清醋氨酚浓度和半衰期是评估早期醋氨酚中毒程度的唯一途径，因其他肝功能检查（如胆红素、肝酶）直到组织发生损伤时，才出现有临床意义的异常，而此时开始治疗已经无效。

增高：可见于以下药物浓度过高：康泰克、对乙酰氨基酚、泰诺等药物。中毒浓度≥120 mg/ml，毒性半衰期>4 h。中毒水平取决于半衰期。

巯嘌呤甲基转移酶（TPMT）

TPMT 是一种分解巯嘌呤类药物的酶。巯嘌呤类药物用于抑制免疫系统，治疗各种免疫相关疾病或血液病（如白血病）。在应用巯嘌呤类药物前，监测 TPMT 酶活性水平或代谢酶活性，以确诊个体对治疗药物的代谢能力。检测 TPMT，可判定用免疫抑制剂治疗出现严重副作用的风险。

【相关项目】 血细胞计数、巯嘌呤甲基转移酶基因。

【标本要求】 静脉采血。

【参考区间】 提供解释性报告。

【临床用途】 主要应用：预测巯嘌呤药物（6-巯嘌呤、6-巯鸟嘌呤和咪唑巯嘌呤）潜在毒性。

如检测不出病人 TPMT 活性或 TPMT 活性极低，则使用巯嘌呤药物有严重副作用的风险。检测 TPMT 基因遗传变异有助于判断 TPMT 活性和 TPMT 活性减低所致副作用的风险。

丙戊酸（VPA）

丙戊酸是一种治疗癫痫药物，可与抗癫痫药物如苯妥英或苯巴比妥的联合应用。检测血液丙戊酸浓度，以控制维持其狭窄的治疗范围浓度。

【相关项目】 卡巴咪嗪、苯妥英、苯巴比妥。

【标本要求】 静脉采血。

【参考区间】 治疗浓度：50～125 μg/ml，中毒浓度：≥151 μg/ml。

【临床用途】 主要应用：监测丙戊酸抗癫痫治疗，评价并发症和潜在毒性。

总丙戊酸治疗范围为 50～125 μg/ml，游离丙戊酸为 5～22 μg/ml。推荐治疗范围是 50～100 μg/ml，推荐治疗急性狂躁症的浓度范围为 85～125 μg/ml。当结果在丙戊酸治疗范围时，大多数病人对药物治疗不产生副作用，但每个个体的反应不同。某些病人在低治疗剂量范围会出现过量的副作用。故病人应配合医师，找到最佳治疗剂量和浓度。

万古霉素

万古霉素是抗微生物药物，用于治疗严重革兰阳性菌感染，包括对其他微生物耐药如耐甲氧西林金黄色葡萄球菌（MRSA）的治疗。本试验检测血液万古霉素的浓度。

【相关项目】 尿素、肌酐、肌酐清除率、难辨梭菌、难辨梭菌毒素、耐甲氧西林金黄色葡萄球菌。

【标本要求】 静脉采血。

【参考区间】 25.0～50.0 μg/ml。

【临床用途】 主要应用：检测对接受万古霉素治疗病人的药物浓度。

控制感染的最低万古霉素浓度为 10 μg/ml。对明确感染者，推荐治疗范围为 15～20 μg/ml。如万古霉素浓度超出最低浓度，病人必须接受足够量的有效药物。如病人感染对治疗无反应，而长期连续用药，或可考虑选择其他治疗。如万古霉素峰值浓度低于最高值，病人很少有肾毒性或耳毒性风险，反之，则风险增加。万古霉素峰值与标本采集时间和药物清除率有关。

汞(Hg)

检测血液、尿液汞（Hg）含量用于判断汞中毒性程度。

【标本要求】 全血：避免严重黄疸、污染。随机尿标本：避免污染。24 h 尿标本：首选冷藏保存。如使用过含钆或碘造影剂，则避免 96 h 内采集标本。

【参考区间】 全血：0～9 μg/L。随机尿（≥16 岁）：0～9 μg/L。24 h 尿（≥16 岁）：0～15 μg/24 h。

【临床用途】 主要应用：检测汞毒性。

① 全血汞：正常＜10 ng/ml。轻度暴露者，如牙医血汞常可能达 15 ng/ml。如暴露烷基汞，全血汞＞50 ng/ml 或如暴露汞离子＞200 ng/ml，提示明显暴露。② 随机尿汞：排泄浓度与临床症状之间的相关性差，但是评估暴露无机汞最可靠的方法。③ 24 h 尿汞：每日尿排泄量＞50 μg 为明显暴露（按世界卫生组织标准）。

锂(Li)

锂可影响神经内儿茶酚胺代谢，主要经肾脏排泄，可用于躁狂抑郁精神病治疗。

【标本要求】 静脉采血；避免严重溶血、脂血、黄疸。

【参考区间】 随结果解释。

【临床用途】 主要应用：监测双相（周期性躁狂症和抑郁症）情感障碍病人的治疗，评价锂的毒性。给药后血清锂浓度与随时间变化，应在标准时间（给药后 8～12 h）采集血液标本。治疗浓度0.8～1.2 mmol/L（谷浓度）；中毒浓度＞1.6 mmol/L。峰浓度与中毒程度无关联。

铝(Al)

生理条件下，日常饮食中摄入铝（5～10 mg）由肾小球滤过完全去除。肾功能衰竭病人丧失铝清除能力，可发生铝中毒。检测血、尿铝，用于判断铝中毒。

【标本要求】 静脉采血：避免严重黄疸。随机尿标本：避免污染。24 h 尿标本：首选冷藏保存。如使用过含钆或碘造影剂，则避免 96 h 内采集标本。

【参考区间】 血清：0～6 ng/ml，＜60 ng/ml（透析病人）。随机

尿：0～7 μg/L。24 h 尿：0～10 μg/24 h 尿。

【临床用途】 主要应用：首选监测透析病人铝毒性，可用于常规铝筛查试验、监测金属假体磨损。

(1) 血清：假体磨损可致循环金属离子浓度增高，有假体植入未透析病人血清铝浓度＞10 ng/ml，提示有明显的假体磨损，未透析治疗的肾功能衰竭病人血清铝可＞60 ng/ml。如血清微量元素增高，但无相关临床信息不能单独预测假体磨损或失效。

(2) 随机尿：用于监测铝暴露、监测金属假体磨损，但本试验不建议用于常规筛查铝浓度。

(3) 24 h 尿：用于监测金属假体磨损。接受去铁敏螯合治疗病人（铁或铝过负荷状态）的尿铝高于正常。

铅（Pb）

铅是一种人类环境中常见的重金属，铅中毒可急性，也可慢性。检测血、尿铅，用于判断铅中毒。

【标本要求】 静脉采血：避免严重黄疸。随机尿、24 h 尿标本：首选冷藏，使用洁净塑料尿容器。如使用过含钆或碘造影剂，则避免 96 h 内采集标本。

【参考区间】 全血：0～49 μg/L。随机尿：0～4 μg/L。24 h 尿：0～31 μg/24 h。

【临床用途】 主要应用：检测铅毒性。血铅检测是铅毒性临床最佳相关指标，尿铅测定不能替代血铅筛查。

(1) 血铅：未暴露铅成人血铅浓度第 95 个百分位＜60 μg/L。患儿铅可能在 50～90 μg/L，对健康有不利影响，有必要 3～6 个月后随访。

(2) 随机尿、24 h 尿铅：用于检测临床明显的铅暴露。检测螯合疗法前后的尿铅浓度之比作为铅暴露指标。螯合疗法后尿铅浓度是螯合疗法前的 6 倍。

（胡晓波　刘湘帆　倪培华　熊立凡）

三、营养性疾病检验项目

营养性疾病是指营养缺乏或营养过剩两型。营养物质主要包括蛋白质、糖、脂肪、维生素、微量元素等。通过评价和检测营养状态，包括临床检查、膳食营养计算、体格检查和实验室检查等综合分析，可为临床诊断和治疗营养性疾病提供依据。实验室检查主要是血液、生化检查，可直接测定血液各种营养素水平、各种营养成分尿排出率、各种营养素有关酶活性、蛋白质结合载体等。如测定前清蛋白、清蛋白等是比较可靠的评估营养状态化验指标之一（见本书“健康体检和基本检验项目”）。

前清蛋白(PA)

前清蛋白由肝脏合成，检测 PA 可反映肝脏合成和分泌蛋白质功能，是测定血清蛋白质常用检验项目之一。

【相关项目】 清蛋白。

【标本要求】 静脉采血。

【参考区间】 0.28～0.35 g/L。

【临床用途】 主要应用：评估营养状态，特别是监测急诊病人对营养支持的反应。

因前清蛋白生物半寿期短（12 h），可作为评价营养不良和肝功能不全的指标，检测前清蛋白比清蛋白更敏感，有助于肝病的早期诊断和疗效观察。

增高：见于肾病综合征（饮食充分时，PA 可增高）等。

减低：见于急性炎症、恶性肿瘤、肝功能不全、阻塞性黄疸、肝硬化、肝癌、肾炎、营养不良等（PA 是负性急性时相反应蛋白）。

维生素 B_{12} ($VitB_{12}$)

$VitB_{12}$（钴胺素）是 B 族维生素成分，是形成正常红细胞、组织、细胞修复、DNA合成及正常神经功能所需基本物质。人体 $VitB_{12}$ 唯一来源是动物蛋白，其吸收需内因子(IF)。人体利用 $VitB_{12}$ 很经济，从回肠重吸收 $VitB_{12}$ 并回到肝脏，极少排泄。$VitB_{12}$ 缺乏可能是：因缺乏胃黏膜分泌的内因子（如胃切除、胃萎缩可致恶性贫血）或肠吸收不良（如回肠切除、小肠疾病）。

【相关项目】 全血细胞计数，甲基丙二酸，同型半胱氨酸，叶酸，内因子抗体，壁细胞抗体，网织红细胞计数，血涂片。

【标本要求】 静脉采血；避免严重溶血。

【参考区间】 180～914 ng/L。

【临床用途】 主要应用：检测大红细胞性贫血、巨幼细胞性贫血。

$VitB_{12}$ 缺乏常引起巨幼细胞性贫血、舌炎、周围神经病变等；许多病人有神经功能缺损者可无巨红细胞性贫血。$VitB_{12}$ 缺乏时，血清甲基丙二酸和（或）同型半胱氨酸水平也可增高。血清 $VitB_{12}$ < 180 ng/L 可引起巨幼红细胞性贫血和（或）外周神经病变。$VitB_{12}$ < 150 ng/L 是 $VitB_{12}$ 缺乏证据，建议检测内因子抗体，如无抗体，则检测甲基丙二酸和（或）同型半胱氨酸。血清 $VitB_{12}$ 在 150～400 ng/L 为临界，应进一步评估 $VitB_{12}$ 缺乏，血浆同型半胱氨酸是一个很好的筛查试验，但特异性不高，如在正常水平则可有效排除无症状病人的 $VitB_{12}$ 和叶酸缺乏。评估巨红细胞性贫血最好同时测定叶酸。

增高：见于摄入维生素C、雌激素、维生素A、肝细胞损伤、骨髓增生性疾病、尿毒症、慢性骨髓增生性肿瘤、糖尿病、心力衰竭、肥胖、艾滋病等。

减低：见于怀孕期、阿司匹林、抗惊厥药物、秋水仙碱、摄入乙醇、避孕激素、吸烟、血液透析、多发性骨髓瘤等。

叶酸(FA)

FA是一种水溶性维生素，与维生素 B_{12} 同称为红细胞成熟因子。大约20％叶酸为食物来源，其余由肠道微生物合成。血清叶酸(SF)

测定主要用于巨幼细胞贫血的病因诊断。血清叶酸测定变异小，故优于红细胞叶酸测定。

【相关项目】 血清铁、维生素 B_{12}。

【标本要求】 空腹静脉采血；避免严重溶血。

【参考区间】 血清或血浆；放射免疫法；化学发光免疫法≥4 μg/L。

【临床用途】 主要应用：检查疑似叶酸缺乏症和巨幼细胞贫血的病因诊断（常同时测定血清维生素 B_{12}）。

膳食叶酸摄入量减少，血清叶酸水平通常会在几天内减低，正常组织的贮存也减低。叶酸缺乏最常见于因膳食摄入量不足的孕妇或酗酒者。相对而言，血清叶酸是非特异性试验。

减低：见于巨幼细胞贫血、溶血性贫血、骨髓增生性疾病、神经精神疾病、老年痴呆症、胎儿神经管缺陷症孕妇、近期有自发性流产妇女、过度利用（如肝脏疾病或恶性肿瘤）、罕见的先天性代谢异常（如二氢叶酸还原酶缺乏症、亚胺甲基转移酶缺乏症、5,10-亚甲基四氢叶酸还原酶缺乏症和四氢叶酸甲基转移酶缺乏症）。

维生素 A（VitA）

本试验检测血液视黄醇浓度。视黄醇主要来自动物 VitA。VitA 是健康人视力、皮肤生长和完整、骨生长、免疫功能和胎儿发育所需的基本营养物。VitA 缺乏会导致夜盲，引起眼损伤，严重病例可致失明。急性或慢性 VitA 分泌过多可致中毒，引起一系列症状，有时可导致出生缺陷。

【相关项目】 血细胞计数、维生素 B_{12}、叶酸、维生素 D、铁、视黄醇结合蛋白。

【标本要求】 血液标本。

【参考区间】 0～6 岁：113～647 μg/L。7～12 岁：128～812 μg/L。13～17 岁：144～977 μg/L。≥18 岁：325～780 μg/L。

【临床用途】 主要应用：诊断维生素 A 缺乏症和中毒；监测维

生素A治疗。

VitA浓度正常提示病人有足够VitA。血液VitA维持相对稳定水平，直至贮存耗尽。VitA减低提示所有VitA贮存耗尽和缺乏。VitA增高提示贮存VitA能力，而循环血液VitA过量，可沉积在其他组织中而导致中毒。

减低：见于夜盲症、皮肤病、免疫功能低下、血红蛋白合成障碍、生殖失调、儿童生长发育迟缓。

增高：见于急性、慢性致畸中毒。

维生素D(VitD)

本试验检测血液维生素D。VitD是牙齿和骨生长和形成所需的基本成分，在血液中有2种形式，25-羟维生素D(主要形式)和1,25-二羟维生素D。25-羟维生素D最常用于评价和监测个体维生素D状态。

【相关项目】 钙、磷、镁。

【标本要求】 静脉采血。

【参考区间】 1,25-二羟维生素D：男性：<16岁，24～86 pg/ml；≥16岁，18～64 pg/ml。女性：<16岁，24～86 pg/ml；≥16岁，18～78 pg/ml。

【临床用途】 主要应用：评价VitD状态，特别是肾病病人；调查有VitD缺乏临床证据的病人(如遗传性肾1-α羟氧化酶缺乏症，或终末器官抵抗1,25-二羟维生素D所致维生素D依赖性佝偻病)。

内分泌协会定义维生素D缺乏：25-羟维生素D浓度<20 ng/ml(50nmol/l)，维生素D不足是21～29 ng/ml(52.5～72.5nmol/l)。如25-羟维生素D浓度>20 ng/ml示骨质足够健康。

(1) 25-羟维生素D：减低：示病人未晒太阳或摄入足够维生素D。使用抗癫痫药物尤其是苯妥英，能干扰肝脏产生25-羟维生素D。有证据表明，维生素D缺乏可增加某些肿瘤、免疫性疾病和心血管疾病的风险。增高：通常反映维生素或营养补充过量。

(2) 1,25-二羟维生素 D：减低：见于肾病和早期肾衰竭早期。增高：见于甲状旁腺激素过多或其他疾病，如肉瘤或淋巴瘤。

甲基丙二酸(MMA)

MMA 是人类代谢和能量所必需的底物。在代谢中，维生素 B_{12} 促进甲基丙二酸单酰 CoA 转化为琥珀酰辅酶 A。如无足够维生素 B_{12} 可用，则 MMA 浓度积聚，导致血、尿 MMA 增高，故 MMA 增高是维生素 B_{12} 缺乏灵敏的早期指征。

【相关项目】 维生素 B_{12}、叶酸、总同型半胱氨酸、内因子抗体。

【标本要求】 静脉采血；尿标本。

【参考区间】 血清或血浆＜0.40 nmol/ml；尿液＜3.60 mmol/mol 肌酐。

【临床用途】 主要应用：评价有甲基丙二酸血症症状和体征的儿童；需做确诊试验；评价与各种原因引起钴胺素缺乏症状和体征有关的个体；有研究提示，与直接测定钴胺素相比，测定血清或尿液甲基丙二酸是钴胺素缺乏症更可靠的标志物。

在评估血、尿 MMA 的浓度时，应考虑饮食、营养状况和年龄的影响。

增高：见于早期和(或)轻度维生素 B_{12} 缺乏症、甲基丙二酸血症(一种罕见的遗传性代谢性疾病)。

钙(Ca)

钙盐是人体内含量最高的无机盐，主要参与骨的形成、肌肉收缩、神经冲动的传递和血液凝固。血钙检测是提示与甲状旁腺、骨骼、肠道和胃功能相关的检测项目。尿钙检测，可反映血钙变化，但尿钙变化很大，钙、蛋白质摄入和磷的排出可影响钙的排出，尿磷高则尿钙低。

【相关项目】 磷。

【标本要求】 静脉采血；24 h 尿标本。

【参考区间】 血清：2.25～2.75 mmol/L。尿液：2.7～

7. 5 mmol/24 h。

【临床用途】 主要应用：血钙用于提示反应钙、磷代谢的甲状旁腺素、降钙素等变化的甲状旁腺、骨骼等疾病。尿钙用于反映血钙的变化。

血钙：增高：见于高钙血症，甲状旁腺功能亢进、维生素 D 或维生素 A 中毒、胰腺炎、骨髓瘤、艾迪生病等。减低：见于怀孕晚期、低钙血症，甲状旁腺功能减退、维生素 D 缺乏、肾移植后或血液透析的病人、婴儿手脚抽筋等。

磷(P)

磷是构成人体细胞多种重要成分的原料，也是构成骨骼和牙齿的主要成分之一。检测血清磷离子浓度，是反映骨骼代谢的检测项目之一。

【相关项目】 钙。

【标本要求】 静脉采血。

【参考区间】 成人：0. 97～1. 45 mmol/L；儿童：1. 45～2. 1 mmol/L。

【临床用途】 主要应用：反映机体对磷的代谢及调节。

增高：见于甲状旁腺功能减退、慢性肾病、维生素 D 过多症、多发性骨髓瘤、淋巴瘤、白血病、骨折愈合期等。使用雄激素、合成类激素及某些利尿药物时，血磷也会增高。

减低：见于甲状旁腺功能亢进、维生素 D 缺乏、软骨病、严重糖尿病、磷吸收不良等。正常怀孕亦可轻度减低。服用含铝抗酸药物、合成雌激素、避孕药及苯巴比妥等药物时血磷也会减低。

镁(Mg)

镁是人体内含量较多的阳离子之一，对神经、肌肉的兴奋性有镇静作用，与体内重要的生物大分子蛋白质、核酸、酶的结构、代谢与功能都有密切关系。检测血清镁离子浓度是反映骨骼代谢疾病及神经传导功能辅助诊断项目之一。

【相关项目】 钙、磷。

【标本要求】 静脉采血。

【参考区间】 0.67～1.04 mmol/L。

【临床用途】 主要应用：辅助诊断骨骼代谢疾病及神经传导功能。

增高：见于硫酸镁治疗或过量；病理性增高多见于尿毒症、急慢性肾衰、慢性肾小球肾炎、内分泌疾病、多发性骨髓瘤、系统性红斑狼疮等。

减低：见于低钙血症、镁丢失过多、长期吸收不良、消化液丢失、佝偻病、手脚抽筋及慢性肾炎多尿期等。

锌(Zn)

锌是人体必需元素，是伤口愈合所需重要元素，是碳酸酐酶、碱性磷酸酶、RNA 和 DNA 聚合酶、乙醇脱氢酶和其他许多生理性重要蛋白质的关键性辅酶。

【标本要求】 静脉采血：避免严重溶血、黄疸。随机尿、24 h 尿标本：首选冷藏保存。如使用过含钆或碘造影剂，则避免 96 h 内采集标本。

【参考区间】 血清(≥11 岁)：660～1 100 μg /L。随机尿：150～1 200 μg /L。24 h 尿：150～1 200 μg /24 h。

【临床用途】 主要应用：血清锌用于检测锌缺乏。随机尿、24 h 尿锌用于识别异常血清锌原因。

(1) 血清锌：肢端皮炎、灼伤病人血清锌可低至 0.4 μg /ml，病人对补充锌反应迅速。血清锌增高少有临床价值，溶血标本血清锌可假性增高。

(2) 随机尿、24 h 尿锌：粪便是锌主要消除途径，肾排泄为次要途径。高尿锌、低血清锌见于肝硬化、肿瘤或分解代谢增强。尿锌增高、血清锌正常或增高表示来源膳食，通常是摄入大剂量维生素。血清锌、尿锌均减低，可能是饮食缺乏锌，或常见于灼伤病人渗出丢失和胃肠损失的病人。

铜(Cu)

健康人血清>95%铜与铜蓝蛋白结合，剩余铜与白蛋白松散结合。检测铜用于威尔逊病、原发性胆汁性肝硬化、原发性硬化性胆管炎的诊断。

【标本要求】 静脉采血：避免严重黄疸。随机尿、24 h尿标本：首选冷藏保存。如使用过含钆或碘造影剂，则避免96 h内采集标本。

【参考区间】 血清：(≥11岁)0.75～1.45 μg/ml。随机尿、24 h尿：(≥16岁)15～60 μg/L。

【临床用途】 主要应用：血清铜用于诊断肝豆状核变性、原发性胆汁性肝硬化、原发性硬化性胆管炎；随机尿、24 h尿铜用于肝豆状核变性和阻塞性肝病的检查。

(1) 血清铜：血清铜减低，常因摄入铁或锌过量、少见的膳食摄入铜不足所致，是生长严重紊乱和红细胞生成受损。减低：见于威尔逊病(肝豆状核变性)，但在威尔逊病急性期(暴发性肝衰竭)，铜蓝蛋白和铜可能均正常。肝脏炎症程度与铜蓝蛋白和铜的水平相关。过量使用含锌义齿霜可致低铜血症。增高：见于原发性胆汁性肝硬化、原发性硬化性胆管炎。

(2) 随机尿、24 h尿铜：胆道系统是铜排泄的主要途径。增高：见于威尔逊病、门克斯病(卷发病)、血色素沉着症、胆汁性肝硬化、甲状腺毒症、各种感染及其他各种急性、慢性和恶性疾病(包括白血病)、服用避孕药或雌激素、怀孕、螯合疗法、大剂量含锌维生素和急性炎症。减低：见于营养不良、低白蛋白血症、吸收不良和肾病综合征、急性炎症恢复期。

(刘湘帆　倪培华　胡晓波　熊立凡)

四、内分泌系统和代谢性疾病检验项目

内分泌系统疾病是指垂体、甲状腺、甲状旁腺、胰岛、性腺等内分泌腺,通过神经系统、激素、细胞因子、生长因子影响人体各器官的功能发生障碍。内分泌系统与其他各系统有交叉且十分复杂,如内分泌系统疾病首发症状常见于其他系统。内分泌激素与生长发育(如生长激素缺乏、甲状腺功能低下等),内环境稳定(如甲状旁腺素对钙、磷的调节,胰岛素对血葡萄糖的调节),生殖状态(如性激素对怀孕、性功能的调节)等密切相关。内分泌疾病诊断必须综合临床表现、体格检查和各种辅助检查,包括影像学和实验室检查。与内分泌疾病有关的疾病如肥胖症、2 型糖尿病、血脂紊乱、甲状腺功能亢进症、甲状腺功能减退症、甲状旁腺功能亢进症、不育症等,均可经实验室检查得到提示或诊断。

代谢性疾病是指物质合成代谢和分解代谢障碍所致的疾病。合成代谢是人体将简单分子(葡萄糖、氨基酸、脂肪酸)合成大分子(糖原、蛋白质、脂肪)的过程,作用是储存能量。分解代谢是人体将大分子物质分解为小分子物质的过程,作用是产生并利用能量。代谢性疾病包括:遗传性代谢性缺陷性疾病,因基因突变、DNA 结构变化导致人体蛋白质结构和功能紊乱、影响细胞器官功能,如家族性高胆固醇血症、苯丙酮尿症等;获得性代谢性疾病更多见,常为肝、肾、心、肺、胰、胃肠疾病并发症,如胰腺损伤后的胰源性糖尿病等。代谢性疾病的诊断在全面掌握临床表现(病史、症状和体征)的基础上,进行实验室检查是确诊依据,如对无症状糖尿病病人测定血葡萄糖即可确诊。实验室检查(最常用检查见本书“健康体检和基本检验项目”)包括血、尿、粪常规化验,生化蛋白质、葡萄糖、脂肪、激素、水、钠、钾、钙、磷、代谢物质及遗传基因等检查。

胰岛素

胰岛素是由胰岛B细胞分泌的蛋白激素，血中葡萄糖或氨基酸浓度高时，可促进胰岛素的分泌。胰岛素测定可用于评估胰岛B细胞功能状态并间接反映血葡萄糖控制状况。

【相关项目】 胰高血糖素、C肽。

【标本要求】 空腹静脉采血。

【参考区间】 17.8～173 pmol/L。

【临床用途】 主要应用：已知胰岛素自身抗体型糖尿病的管理。血清胰岛素结合胰岛素原和C肽测定结果用于胰岛素瘤的诊断、鉴别诊断，可动态观察相关疾病的发生发展过程、疗效及预后评估。

增高：见于肝硬化、2型肥胖型糖尿病、胰岛素瘤、甲状腺功能亢进、肢端肥大症、营养不良型肌强直、胰腺增生导致的低血葡萄糖症；部分氨基酸、胰高血葡萄糖素、睾素、生长激素及口服避孕药。

减低：见于1型糖尿病、部分2型糖尿病、垂体功能低下症、肾上腺皮质功能低下、继发性胰腺损伤和慢性胰腺炎。使用儿茶酚胺、β受体阻滞剂及利尿剂。

血红蛋白A1c(HbA1c，A1c)

HbA1c又称糖化血红蛋白，指测定血葡萄糖化血红蛋白占总血红蛋白的百分比，是反映糖代谢重要的实验室检查项目，主要用于诊断糖尿病和评估疗效。此试验反映了检测之前一段时间(8～12周)的平均血葡萄糖糖浓度，对监测长期血葡萄糖浓度优于血、尿葡萄糖测定。

【相关项目】 葡萄糖。

【标本要求】 静脉采血；无需空腹。

【参考区间】 ≥18岁：4.0%～6.0%。

【临床用途】 主要应用：诊断糖尿病及其前期、监测糖尿病治疗。

糖尿病长期治疗后，如能有效控制血葡萄糖水平，则可防止酮症酸中毒和高血葡萄糖急性并发症，以及长期性并发症如视网膜病变、神经病变、肾病和心血管疾病。HbA1c 诊断成人糖尿病标准：中国＞6.3%，美国＞6.5%。美国诊断成人前糖尿病标准：HbA1c 5.7%～6.4%。用 HbA1c 诊断糖尿病的长处包括：可评估慢性高血葡萄糖；不必空腹采血；个体变异非常小；单次检测即可用于糖尿病诊断和监测；尤对 1 型糖尿病和怀孕期糖尿病治疗、监测有用。

增高：主要见于糖尿病及其治疗未控制病人。用胰岛素治疗糖尿病病人，若 HbA1c 高于 6.5%，则需调整胰岛素剂量。

减低：HbA1c 若低于 5.7%，多不考虑糖尿病或表明糖尿病治疗得到控制。HbA1c 减低也见于溶血性疾病，引起红细胞寿命缩短的其他原因如近期有大量失血，或大量生成新生红细胞。

C 肽

C 肽是胰岛 B 细胞分泌产物，与胰岛素有共同前体胰岛素原。C 肽不被肝脏破坏，半寿期较胰岛素明显为长，故测定血 C 肽水平能反映 B 细胞合成与释放胰岛素功能。

【相关项目】 胰岛素。

【标本要求】 避免溶血标本。

【参考区间】 1.1～4.4 ng/ml。0.8～3.5 ng/ml。

【临床用途】 主要应用：检测胰岛素瘤；可能有助于区分 1 型与 2 型糖尿病、诊断胰岛细胞瘤及判断胰岛素瘤手术效果、鉴别低血葡萄糖原因等，但不用于诊断糖尿病。

在诊断胰岛素诱导的低血葡萄糖（C 肽抑制试验）时，检测有无生理性内源性胰岛素分泌抑制；评估有胰岛素自身抗体或正在接受胰岛素治疗的糖尿病病人的胰岛素分泌和储备状态；评价内源性胰岛素分泌储备；监测胰腺和胰岛细胞移植功能；监测 1 型糖尿病临床前期或极早期阶段的免疫调节疗法。

胰岛素/C 肽比率：胰岛素 1 pmol/L＝1 μIU/ml×6.945，C 肽

1 pmol/L＝1 ng/ml×331。人为所致低血葡萄糖，血清胰岛素增高，C肽减低或检测不到，而生理性的胰岛素/C肽比率≥1。在胰岛素瘤，胰岛素和C肽均增高，胰岛素/C肽比率≤1；摄入磺酰脲类，仍保留胰岛素/C肽比率≤1。在有胰岛素自身抗体病人，胰岛素/C肽比率可>1，此因自身抗体结合胰岛素的半衰期延长。故有必要动态检测低血葡萄糖，最常用是C肽抑制试验。

糖尿病相关自身抗体

检测糖尿病相关自身抗体，主要用于评价1型糖尿病。

【相关项目】 胰岛素。

【标本要求】 静脉采血；避免严重溶血、脂血、黄疸。

【参考区间】 谷氨酸脱羧酶自身抗体(GAD-Ab)≤0.02 nmol/L；胰岛素自身抗体(IAA)<0.02 nmol/L；胰岛细胞抗原2抗体(IA-2A)抗体<0.02 nmol/L。

【临床用途】 主要应用：区别1型与2型糖尿病；确定有1型糖尿病风险的个体(包括糖尿病病人的高危亲属)；预测成人型糖尿病病人胰岛素治疗需求。

已确定的特异性胰岛细胞自身抗原包括谷氨酸脱羧酶65(GAD65)、酪氨酸磷酸酶相关胰岛抗原2(IA-2)和胰岛素。这些抗原自身抗体对1型糖尿病的诊断灵敏度：GAD-Ab为91%、IA-2A为74%、IAA为49%。组合试验对1型糖尿病的诊断灵敏度为98%、特异性98%～100%。在糖尿病临床发病前，也可检测到这些自身抗体。对1型糖尿病病人亲属，这些自身抗体也是1型糖尿病进展的早期标志物。由这些自身抗体确定病人发生1型糖尿病的年龄通常<3岁。有些1型糖尿病病人初期误诊为2型糖尿病，原因是病人在成年期发病、肥胖和初始依赖于胰岛素；如能检出>1个胰岛自身抗体，就可推定在“2型糖尿病”中有“成年期隐匿型自身免疫糖尿病”的病人。血清胰岛细胞自身抗体≥1种阳性，支持1型糖尿病诊断。只有2%～4%的1型糖尿病病人抗体阴性；90%病人有≥1

种抗体，70%病人有3种抗体。怀孕期糖尿病病人抗体阳性，则产后有糖尿病的高风险。然而，本试验阴性结果不能排除1型糖尿病的诊断或风险。

增高：见于1型糖尿病。

酮体(KET)

酮体是肝脏脂肪酸氧化分解的中间产物乙酰乙酸、β-羟基丁酸及丙酮三者统称。故酮体是脂肪、而非葡萄糖的分解产物。检测血酮体主要用于筛查、检测和监测1型或有时2型糖尿病的酮症酸中毒(DKA)。

【相关项目】 尿酮体、血气分析、葡萄糖。

【标本要求】 静脉采血；<2 h内分离血清。

【参考区间】 <0.4 mmol/L。

【临床用途】 主要应用：监测糖尿病酮症酸中毒；对任何急诊入院病人的鉴别诊断，如低血葡萄糖、酸中毒、疑乙醇摄入或不能解释的阴离子隙增高；伴或不伴酮血症/酮尿症的儿科病人新生儿代谢病的鉴别诊断；血清β-羟丁酸监控是24 h禁食的参数。

检测血酮体，常需同时血气分析、葡萄糖和电解质等，以鉴别非糖尿病酮症酸中毒。严重酮症病人β-羟丁酸(BHB)/乙酰乙酸比率为3∶1和7∶1。血清BHB增高与禁食相关，整夜禁食(超过12 h)不能超过0.4 mmol/L。

增高：见于酮血症或酮酸症。

减低或正常：见于未生成过量酮体的病人，或酮体虽增高但未能检出。

乳酸

乳酸是糖代谢的中间代谢产物，测定乳酸是糖代谢紊乱常用检查项目之一，主要用于糖尿病乳酸酸中毒的诊断。

【相关项目】 葡萄糖。

【标本要求】 空腹及休息状态下静脉采血；采血时不用止血带、不用力握拳。剧烈运动时血乳酸可达 11 mmol/L 以上，恢复时迅速减低。

【参考区间】 0.5～1.7 mmol/L。

【临床用途】 主要应用：乳酸酸中毒的诊断和监测。

糖尿病病人因胰岛素绝对或(和)相对不足，人体不能有效利用血葡萄糖，丙酮酸大量还原为乳酸，导致体内乳酸堆积，称为糖尿病乳酸酸中毒。糖尿病酮症酸中毒昏迷时，血乳酸增高，但一般不超过 7 mmol/L，而在非酮症糖尿病酸中毒病人，血乳酸可明显增高，特别多见于口服降糖灵治疗的病人。

增高：见于糖尿病乳酸酸中毒、休克不可逆期、心肺功能失代偿期等。

瘦素(LEP)

LEP 是一种由脂肪组织分泌的激素。一般认为，LEP 参与调节糖、脂肪及能量代谢，使人体进食减少、能量释放增加，并抑制脂肪细胞合成，使体重减轻。LEP 分泌呈生物节律变化，通常夜间高于白天。缺乏 LEP 可致肥胖，检测 LEP 可了解体内瘦素与肥胖的关系。

【相关项目】 甘油三酯、甲状腺素、葡萄糖、糖化血红蛋白、胰岛素。

【标本要求】 静脉采血。

【参考区间】 成人(体重指数 BMI = 22 kg/m^2)：男 0.7～5.3 ng/ml，女 3.3～18.3 ng/ml。

【临床用途】 主要应用：了解体内瘦素与肥胖的关系。

增高：见于大多数肥胖者；LEP 浓度增加常提示存在 LEP 抵抗。

减低：见于约 10%肥胖者，LEP 减低，提示 LEP 缺乏。LEP 明显减低，常提示遗传性瘦素缺乏症，且与肥胖严重程度有关，但此现象极为罕见。

胰高血糖素

胰高血葡萄糖素主要由下丘脑和胰腺胰岛细胞生成，与胰岛素相对抗，使血葡萄糖增高。测定胰高血葡萄糖素有助于糖尿病原因的分析，也是胰高血糖素瘤诊断和疗效观察的指标，并辅助诊断和监测胰高血糖素瘤。

【相关项目】 胰岛素、葡萄糖、C肽。

【标本要求】 空腹采血；避免溶血。

【参考区间】 20～100 ng/L。

【临床用途】 主要应用：用于胰高血糖素瘤和其他生成胰高血糖素肿瘤的诊断和随访、评估糖尿病病人高血葡萄糖。

影响胰高血糖素分泌的因素很多，血葡萄糖浓度是重要因素。血葡萄糖减低时胰高血糖素分泌增加，血葡萄糖增高时胰高血糖素分泌减少。胰高血糖素分泌过多致高血葡萄糖或加重原有高血葡萄糖，分泌不当有时可见于糖尿病，尤糖尿病酮症酸中毒。

增高：见于生理性增高如禁食时间过长、应激状态时，如疼痛、紧张、剧烈运动后、精神刺激等；糖尿病、胰高血糖素瘤、慢性胰腺炎伴钙化、急性心肌梗死、创伤、休克、低血葡萄糖症、高血脂、类癌和其他神经内分泌肿瘤、肝细胞癌。

减低：见于先天性胰岛细胞功能缺陷(导致胰高血糖素分泌不足)。

反三碘甲腺原氨酸(rT_3)

rT_3为甲状腺素(T_4)在外周组织脱碘的产物，虽生物活性很低，但其代谢慢，血清浓度男女间无差异。临床常用以检测甲状腺功能。

【相关项目】 甲状腺素、三碘甲腺原氨酸、游离甲状腺素、游离三碘甲腺原氨酸、促甲状腺激素、甲状腺球蛋白。

【标本要求】 静脉采血；避免溶血。

【参考区间】 200～640 ng/L。

【临床用途】 主要应用：辅助诊断“正常甲状腺功能病态综合征”。甲状腺功能紊乱的诊断及疗效评估。

rT_3浓度常跟随T_4水平变化，在甲状腺功能减退症减低，在甲状腺功能亢进症增高。三碘甲腺原氨酸(T_3)增高的病人，rT_3增高与“正常甲状腺功能病态综合征”一致。同样，危重病人rT_3水平增高有助于排除诊断甲状腺功能减退症。

增高：见于甲状腺功能亢进症；也见于老年人、饥饿、营养不良、神经性厌食症、严重创伤、失血性休克，肝功能异常、重症肝炎、肾病、术后状态、应激、严重感染和灼伤病人（即“正常甲状腺功能病态综合征”）及药物如丙硫氧嘧啶、碘泊酸盐、普萘洛尔、胺碘酮、地塞米松和麻醉剂氟烷。

减低：见于甲状腺功能减退症、药物苯妥英钠等。

抗甲状腺球蛋白抗体（ATGA）

ATGA是针对甲状腺球蛋白的IgG型抗体，检测ATGA主要协助诊断、监测甲状腺自身免疫病，并与其他甲状腺炎症进行鉴别。

【相关项目】 三碘甲腺原氨酸、甲状腺素、促甲状腺激素、甲状腺球蛋白。

【标本要求】 静脉采血。

【参考区间】 ＜116 IU/ml。

【临床用途】 主要应用：辅助诊断自身免疫性疾病，如Hashimoto病、产后甲状腺炎、新生儿甲状腺功能减退和Graves病；鉴别滤泡细胞性甲状腺癌。

ATGA阳性可见于30%～50%自身免疫性甲状腺功能低下病人，50%甲状腺功能亢进症病人，15%～20%甲状腺癌病人。ATGA可作为甲状腺肿块鉴别诊断的指标，阳性一般考虑为慢性淋巴细胞性甲状腺炎（桥本病），而非甲状腺肿块。母亲体内存在ATGA可增加胎儿或新生儿甲状腺功能减退或亢进的风险。ATGA可监测甲状腺肿瘤治疗。

增高：见于桥本甲状腺炎即桥本病、甲状腺功能亢进症、原发性甲状腺功能减退等；某些肝脏病、各种胶原性疾病和重症肌无力；部分（18%）正常妇女。

促甲状腺激素（TSH）

TSH由腺垂体分泌，具有促进甲状腺滤泡上皮细胞增生、甲状腺激素合成和释放作用，是常用的甲状腺激素功能测定的项目之一。

【相关项目】 甲状腺素、三碘甲腺原氨酸、游离甲状腺素、游离三碘甲腺原氨酸，反三碘甲腺原氨酸、甲状腺球蛋白。

【标本要求】 避免明显溶血和脂血标本。

【参考区间】 0.34～4.95 μIU/L（清晨 2～4 时最高，下午 6～8 时最低）。

【临床用途】 主要应用：筛查异常甲状腺功能，检测轻度（亚临床型）、原发性甲状腺功能减退症或亢进症的急诊病人；监测甲状腺替代治疗的病人；确诊甲状腺癌病人甲状腺素抑制治疗对促甲状腺激素（TSH）的抑制作用；预测促甲状腺素释放激素刺激 TSH 的反应。

TSH 单独或配合甲状腺激素测定及动态功能试验，对甲状腺功能紊乱及病变部位诊断很有价值。

增高：见于原发性甲状腺功能减退、伴有甲状腺功能低下的桥本病、外源性 TSH 分泌肿瘤（肺、乳腺）、亚急性甲状腺炎恢复期。金属锂、碘化钾、TRH 使 TSH 值增高。

减低：见于垂体性甲状腺功能低下、非 TSH 瘤所致的甲状腺功能亢进症、阿司匹林、皮质激素及静脉使用肝素等。

抗甲状腺过氧化物酶抗体（ATPO）

TPO 是甲状腺微粒体的主要抗原成分，参与甲状腺激素合成。TPO 可激活补体破坏甲状腺细胞，与甲状腺功能紊乱和甲状腺功能减退的发病有关。检测 ATPO 可用于诊断甲状腺自身免疫病，并用于与非自身免疫性甲状腺肿或甲状腺功能低下疾病的鉴别。

【相关项目】 三碘甲腺原氨酸、甲状腺素、促甲状腺激素、甲状腺球蛋白。

【标本要求】 静脉采血。

【参考区间】 <9.0 IU/ml。

【临床用途】 主要应用：辅助诊断甲状腺自身免疫性疾病；鉴

别甲状腺自身免疫性疾病和非自身免疫性甲状腺肿或甲状腺功能减退;作为是否对亚临床型甲状腺功能减退病人进行治疗决策的诊断项目。

ATPO与抗甲状腺球蛋白抗体(ATGA)的临床意义大致相同,某些病人ATGA阴性而ATPO阳性,故同时检测此2种抗体,可提高抗甲状腺自身抗体阳性检出率,并可作为临床诊断和鉴别诊断自身免疫性甲状腺炎的重要依据。ATPO存在于亚临床型甲状腺功能减退病人,对疾病发展风险有较高的预示。

阳性:见于桥本甲状腺炎、甲状腺功能亢进症、原发性甲状腺功能减退、非甲状腺自身免疫病(如恶性贫血、1型糖尿病、类风湿关节炎等)及健康人(10%~12%)。

促甲状腺素受体抗体(TRAb)

TRAb是一种甲状腺自身抗体,产生于毒性弥漫性甲状腺肿自身免疫过程,可刺激甲状腺产生甲状腺激素。测定TRAb有利于研究毒性弥漫性甲状腺肿发病机制。

【相关项目】 甲状腺素、三碘甲腺原氨酸、促甲状腺激素。

【标本要求】 静脉采血;避免溶血。

【参考区间】 <5.0 U/L。

【临床用途】 主要应用:下列疾病的随访:鉴别诊断甲状腺功能亢进症病因,如临床表现不明和(或)有禁忌证(如怀孕或母乳进食)或非诊断性甲状腺放射性同位素扫描;临床可疑Graves病(如甲状腺外Graves病,包括内分泌眼球突出症、胫前黏液性水肿、甲状腺杵状指)而甲状腺功能正常病人的诊断;活动性或非活动性Graves病怀孕妇女新生儿甲状腺功能亢进症风险的检测;一过性甲状腺毒症与怀孕前3月或Graves病复发的鉴别诊断;评估抗甲状腺药物治疗后Graves病复发的风险。

TRAb对Graves病的诊断、治疗和预后的估计均具有重要的意义,可作为Graves病的诊断依据。应用抗甲状腺药物治疗时,随着病情的缓解，TRAb 的活性可明显下降，当血中甲状腺激素水平正常后，如 TRAb 逐渐下降，以至转阴，则停药后复发的可能性小；如治疗后 TRAb 持续阳性，则说明治疗效果欠佳，停药后复发的可能性大。

增高：见于毒性弥漫性甲状腺肿、甲状腺功能减退症、自身免疫性甲状腺炎。

甲状腺素（T_4）

T_4是在垂体促甲状腺素（TSH）促进下，由甲状腺滤泡细胞合成及分泌的激素，而 TSH 的分泌又受下丘脑促甲状腺激素释放激素的控制；T_4测定是临床判断甲状腺功能的基本筛查试验。

【相关项目】 三碘甲腺原氨酸、游离甲状腺素、游离三碘甲腺原氨酸、反三碘甲腺原氨酸、促甲状腺激素、甲状腺球蛋白。

【标本要求】 静脉采血；避免溶血。

【参考区间】 62.67～150.84 nmol/L。

【临床用途】 主要应用：测定病变甲状腺状态；检测已知有异常甲状腺结合球蛋白的病人；对患儿有帮助。

T_4以游离形式释放入血循环中，并迅速与血浆甲状腺结合球蛋白（TBG）、清蛋白、甲状腺结合前清蛋白相结合，仅 0.03%呈游离状态。在 TBG 浓度正常时，T_4对健康人、甲状腺功能亢进症未治疗者及甲状腺功能低下病人的诊断符合率＞96%。如 TBG 浓度及其结合力改变（如怀孕、哺乳、肝硬化、肾病综合征等），则 T_4浓度发生变化。

增高：见于甲状腺功能亢进症。

减低：见于甲状腺功能减退症、肾功能衰竭等。

游离甲状腺素（FT_4）

FT_4为甲状腺素游离形式，主要用于甲状腺功能的判断。

【相关项目】 甲状腺素、三碘甲腺原氨酸、游离三碘甲腺原氨酸、反三碘甲腺原氨酸、促甲状腺激素、甲状腺球蛋白。

【标本要求】 静脉采血；避免溶血。

【参考区间】 9.01～19.05 pmol/L。

【临床用途】 主要应用：常与促甲状腺激素（TSH）一起，用于检测疑似甲状腺功能紊乱。

甲状腺素以游离形式释放入血循环中，并迅速与血浆甲状腺结合球蛋白（TBG）、清蛋白、甲状腺结合前清蛋白相结合，仅 0.03% 呈游离状态；检测血清 FT_4 是判断甲状腺功能的灵敏指标，即使在生理及病理情况下引起 TBG 结合力和浓度改变时，也能较准确反映甲状腺的功能。

增高：见于甲状腺功能亢进危象等疾病、使用肝素等。

减低：见于甲状腺功能减退、使用锂盐等。

甲状腺结合球蛋白（TBG）

TBG 由肝脏产生，分布在血液中，是 T_3、T_4 在血循环中主要的血浆结合蛋白。定期随访血清 TBG 有助于诊断甲状腺癌复发和转移、评价病人预后和监测治疗效果。

【相关项目】 甲状腺素、三碘甲腺原氨酸、促甲状腺激素。

【标本要求】 静脉采血；避免溶血。

【参考区间】 14～780 ng/L。

【临床用途】 主要应用：总甲状腺激素水平与甲状腺代谢状态无关的病例，如怀孕和使用类固醇激素病人，本试验特别有用。

甲状腺全切除术成功时病人术中血清甲状腺球蛋白下降，几乎测不出，在术后随访中如血清甲状腺球蛋白水平再次增高，则提示有转移灶的发生。

增多：见于甲状腺功能减退症；怀孕、雌激素治疗、传染性肝炎、骨肿瘤、先天性 TBG 增多症、急性间歇性卟啉症等。

减低：见于甲状腺功能亢进症；肾病综合征、肝硬化、转移性恶性肿瘤、先天性 TBG 缺乏症、雄激素治疗，蛋白丧失性肠炎等。

三碘甲腺原氨酸（T_3）

T_3 是由甲状腺滤泡细胞合成及分泌的激素，是诊断甲状腺功能亢进的特异性指标。

【相关项目】 甲状腺素、游离甲状腺素、游离三碘甲腺原氨酸、反三碘甲腺原氨酸、促甲状腺激素、甲状腺球蛋白。

【标本要求】 静脉采血；避免溶血。

【参考区间】 0.89～2.44 nmol/L。

【临床用途】 主要应用：是甲状腺功能亢进症二线试验，用于促甲状腺激素低值和甲状腺素水平正常的病人；诊断三碘甲腺原氨酸中毒。

T_3除在甲状腺内合成外，主要是由外周组织中的 T_4转换而来。血清 T_3浓度较 T_4低得多，但它的生理作用却比 T_4强数倍。

增高：见于甲状腺功能亢进、T_3型甲状腺功能亢进危象早期、缺碘性甲状腺肿、高甲状腺素结合球蛋白（TBG）血症。

减低：见于甲状腺功能减退、低 TBG 血症以及急性和亚急性疾病。

游离三碘甲腺原氨酸（FT_3）

FT_3具有生物活性，故检测 FT_3能较准确反映甲状腺的功能。

【相关项目】 甲状腺素、三碘甲腺原氨酸、游离甲状腺素、反三碘甲腺原氨酸、促甲状腺激素、甲状腺球蛋白。

【标本要求】 静脉采血；避免溶血。

【参考区间】 2.62～6.49 pmol/L。

【临床用途】 主要应用：FT_3是用于检测甲状腺功能的二线或三线试验，能进一步提供确诊甲状腺功能亢进症，作为甲状腺素（T_4）、高敏甲状腺激素（sTSH）和三碘甲腺原氨酸（T_3）试验的补充；用于评价临床甲状腺功能正常而有结合蛋白异位分布的病人；监测甲状腺激素替代治疗。

FT_3虽仅占三碘甲腺原氨酸（T_3）量的 0.3%，但能透过细胞膜进入组织细胞，发挥生理效应，其浓度既与组织中 T_3浓度一致，也与人体的代谢状态一致。

增高：见于甲状腺功能亢进、T_3型甲状腺功能亢进。

减低：见于甲状腺功能减退。

17α-羟孕酮(17α-OHP)

血清 17α-OHP、皮质醇和雄烯二酮联合检测，均是先天性肾上腺皮质增生症(CAH)最佳的筛选试验。CAH 是一种遗传性、代谢性常染色体隐性疾病。

【相关项目】 皮质醇、雄烯二酮。

【标本要求】 静脉采血；避免明显溶血、脂血。

【参考区间】 足月儿：0～28 天，＜6 300 ng/L(6 个月内逐步降到青春期前水平)。青春期：男性＜1 100 ng/L；女性＜1 000 ng/L。成人：男性＜2 200 ng/L；女性：卵泡期＜800 ng/L，黄体期＜2 850 ng/L，绝经后＜510 ng/L。

【临床用途】 主要应用：筛查先天性肾上腺皮质增生症(CAH)。CAH 因 11 或 21-羟化酶缺乏症所致。

17α-OHP 明显增高，可用于先天性肾上腺皮质增生症(CAH)诊断和鉴别诊断。有 21-α 羟化酶基因突变(CYP21A2)的 CAH 病人通常雄烯二酮增高 5～10 倍，而皮质醇水平低下或检测不到。17α-OHP 也是评估女性多毛症或不孕症有用的试验，此两疾病均可因成人 CAH 发病所致。

促肾上腺皮质激素(ACTH)

ACTH 为腺垂体分泌的微量多肽激素，是肾上腺皮质活性的主要调节者。测定 ACTH 有助于判断下丘脑-垂体-肾上腺皮质的功能状态。

【相关项目】 黄体生成素、卵泡刺激素、孕酮、雌二醇、雌三醇、泌乳素。

【标本要求】 空腹静脉采血；一般选择早上 8 点采血，避免溶血。

【参考区间】 12.0～78.0 pg/ml。

【临床用途】 主要应用：判断下丘脑-垂体-肾上腺皮质的功能

状态，确定皮质醇增多症和肾上腺皮质功能减退的原因。

ACTH 的分泌受到由下丘脑分泌的促肾上腺皮质激素释放激素的控制，响应低浓度皮质醇和应激的反馈作用。正常 ACTH 分泌与皮质醇的昼夜节律相同，上午高（6～8 时高峰），下午和晚上低（晚 11 时低谷）。在非常罕见病例，如异位促肾上腺皮质激素综合征，ACTH 生物活性可增高，但免疫测定法检测不出。服用糖皮质激素病人可明显抑制有高水平皮质醇的促肾上腺皮质激素，此可能因与皮质醇有交叉免疫反应。如疑外源性库欣病，应使用液相色谱-串联质谱法（LC－MS/MS）测定皮质醇水平。

增高：见于皮质醇增多症如应急状态、原发性肾上腺功能不全、库欣综合征、Nelson 综合征、先天性肾上腺增生、垂体 ACTH 细胞瘤、肾上腺增生、异位 ACTH 分泌肿瘤、异位促肾上腺皮质激素释放激素分泌综合征。

减低：见于肾上腺皮质功能减退如艾迪生病（原发性肾上腺功能不全）、继发性肾上腺功能不全、垂体功能不全、下丘脑功能不全、先天性肾上腺皮质增生（皮质醇合成酶缺陷）。

孕烯醇酮（PGL）

孕烯醇酮是一种内源性类固醇激素，是孕激素、盐皮质激素、糖皮质激素、雄激素、雌激素及神经活性类固醇的前体。检测孕烯醇酮有助于诊断、监测和排除罕见的先天性肾上腺皮质增生（CAH），是排除常见 CAH 原因后使用的检验项目。

【相关项目】 17α-羟孕酮、皮质醇、促肾上腺皮质激素、醛固酮、睾酮、雄烯二酮、17-羟孕烯醇酮。

【标本要求】 静脉采血。

【参考区间】 ① 儿童：男性：7～9 岁＜2 060 ng/L，10～12 岁＜1 520 ng/L，13～15 岁 180～1 970 ng/L，16～17 岁 170～2 280 ng/L；青春期Ⅰ期＜1 570 ng/L，Ⅱ期＜1 440 ng/L，Ⅲ期＜2 150 ng/L，Ⅳ～Ⅴ期 190～2 010 ng/L。女性：7～9 岁＜1 510 ng/L，10～12 岁

190～2 200 ng/L，13～15 岁 220～2 100 ng/L，16～17 岁 220～2 290 ng/L；青春期Ⅰ期＜1 720 ng/L，Ⅱ期 220～2 290 ng/L，Ⅲ期 340～2 150 ng/L，Ⅳ～Ⅴ期 260～2 350 ng/L。② 成人（≥18 岁）：330～2 480 ng/L。

【临床用途】 主要应用：CAH 辅助试验，特别是排除 21-羟化酶和 11-羟化酶缺乏症诊断；确诊 3-β-羟脱氢酶缺乏症和 17-α-脱氢酶缺乏症诊断；联合 17-羟孕酮分析，可用于评价女性多毛症或不孕。

孕烯醇酮检测结果需与其他前体和激素结果一起解释。

增高：见于类固醇激素产生过程的酶缺乏，增高程度与酶缺乏严重程度相关；3-β-羟甾类脱氢酶缺乏症（伴 17-羟孕烯醇酮和 DHEA 明显增高，17-羟-孕酮增高、皮质醇和醛固酮减低）；17-α-脱氢酶缺乏症（伴孕酮、11-去氧皮质酮增高，其他前体和激素如 17-羟-孕酮、17-羟孕烯醇酮、17-脱氧皮质醇、脱氢表雄酮、雄烯二酮、皮质醇、睾酮、雌激素和醛固酮减低）。

皮质醇

皮质醇系肾上腺皮质束状带分泌的糖皮质激素，其分泌受垂体前叶促肾上腺皮质激素（ACTH）的控制，主要用于肾上腺皮质功能亢进及库欣综合征鉴别诊断。

【相关项目】 促肾上腺皮质激素。

【标本要求】 静脉采血；24 h 尿标本，避免加防腐剂。

【参考区间】 ① 血液：上午 8 时：60～230 μg/L；下午 5 时：0～90 μg/L；午夜使用 1 mg 地塞米松 8 h 后：0～50 μg/L；静脉注射 ACTH 25 单位 30～60 min 后：＞200 μg/L。② 尿液：21～111 μg/24 h。

【临床用途】 主要应用：鉴别诊断库欣综合征，筛查和诊断原发性和继发性肾上腺皮质功能不全，可动态观察疾病发生发展过程、疗效及预后评估。

皮质醇分泌存在昼夜变化规律，分别于早 8 时、下午 8 时及午夜 12 时取静脉血测定血浆游离皮质醇的含量，或留取 24 h 尿测定游离皮质醇的水平。尿游离皮质醇量与血浆游离皮质醇的量成正比。皮质醇测定受非肾上腺疾病影响，各种原因的应激状态、营养不良、慢性消耗性疾病、慢性肝病、肥胖、药物和食物均可影响检测结果。

增高：见于肾上腺皮质增生和肿瘤、单纯性肥胖，使用药物苯丙胺、ACTH、酒精、口服避孕药等。

减低：见于肾上腺皮质结核及萎缩、垂体功能减退、甲状腺功能减退和一些慢性消耗性疾病，使用药物地塞米松、左旋多巴和金属锂等。

醛固酮(ALD)

ALD 是由肾上腺球状带分泌的盐类皮质激素，是体内影响水盐代谢的最重要激素，分泌入血经由肾脏排出。ALD 检测可了解肾上腺皮质醛固酮分泌是否正常。

【相关项目】 肾素。

【标本要求】 静脉采血；24 h 尿标本(完整采集 24 h 内全部尿液，须防腐和冷藏)。

【参考区间】 ① 血清：卧位采血：29.4～161.5 pg/ml；立位采血：38.1～313.3 pg/ml。0～30 天，170～1540 ng/L；31～11 个月，65～860 ng/L；1～10 岁，≤400 ng/L(卧位)或≤1240 ng/L(立位)；＞11 岁，≤210 ng/L(上午、外周静脉标本)。② 24 h 尿液：2.25～21.4 μg。0～30 天，0.7～11.0 μg；31 天～11 月，0.7～22.0 μg；≥1 岁，2.0～20.0 μg。

【临床用途】 主要应用：用于原发性醛固酮增多症和继发性醛固酮增多症检查，最好同时测定肾素。

正常时，如 24 h 尿钠排泄量＞200 mmol/L，24 h 尿醛固酮排泄应＜10 μg；作为醛固酮抑制试验的一部分，24 h 尿醛固酮＞12 μg 符合醛固酮增多症。正常血清醛固酮水平依赖于钠摄入量、病人直立或仰卧位采血。高钠摄入会抑制血清醛固酮，而低钠摄入会使血清醛固酮增高。血清醛固酮参考区间基于正常钠摄入量。

减低：见于醛固酮减少症、垂体前叶功能减退症、肾上腺皮质功能减退症等，使用药物抗惊厥药、脱氧皮质酮、普萘洛尔等。

增高：见于肾上腺腺瘤/癌、肾上腺皮质增生症、肾血管性疾病、缺盐、钾负荷、伴腹水心脏衰竭、Bartter综合征 、充血性心力衰竭、肝硬化并发腹水、肾病综合征和怀孕毒血症，使用药物如血管紧张素、呋塞米(速尿)、口服避孕药以及限制钠钾的饮食。

肾素活性

肾素即血管紧张素原酶，与血管紧张素、醛固酮三者成为肾素-血管紧张素-醛固酮系统。肾素由肾脏分泌，其最重要作用是激活血管紧张素原为血管紧张素Ⅰ。血管紧张素Ⅰ经酶灭活转成血管紧张素Ⅱ，后者为强效血管加压素，是造成肾源性高血压原因，还可刺激肾上腺皮质的球状带释放醛固酮。肾素因肾脏受刺激而分泌，如肾小球血压下降、肾小管远端钠浓度减低，或交感神经入肾脏刺激如肾血管性疾病。故检测肾素活性可用于评价肾上腺生成的醛固酮，鉴别醛固酮缺乏或分泌过多的潜在原因。

【相关项目】 皮质醇、钾、醛固酮、醛固酮/肾素活性比率，醛固酮刺激试验，醛固酮抑制试验。

【标本要求】 静脉采血(直立位)。

【参考区间】 ① 去钠饮食：18～39岁，10.8(2.9～24.0)ng/(ml·h)；≥40岁，5.9(2.9～10.8)ng/(ml·h)。② 含钠饮食：18～39岁，1.9(0.6～4.3)ng/(ml·h)；≥40岁，1.0(0.6～3.0)ng/(ml·h)。

【临床用途】 主要应用：用于原发性醛固酮增多症(如肾上腺腺瘤/腺癌和肾上腺皮质增生症)和继发性醛固酮增多症(肾血管疾病、缺盐、钾负荷、心衰伴腹水、怀孕、Bartter综合征)的检查。

血清醛固酮(SA, ng/dl)/血浆肾素活性(PRA, ng·ml^{-1}·h^{-1})比率增高为筛查结果阳性，需进行进一步检查。SA/PRA≥20和

SA=50 ng/L 表示可能为原发性醛固酮增多症。肾脏疾病,如单侧肾动脉狭窄,肾素和醛固酮水平可增高。肾静脉的肾素比值(动脉狭窄侧/正常侧)>1.5 为阳性。原发性醛固酮增多症因肾上腺产生醛固酮过多所致,通常是一种腺体的良性肿瘤。继发性醛固酮增多症较原发性多见,引起醛固酮增多的原因常较明显,见于肾动脉狭窄致肾血流减少、血压减低、低钠水平等情况,也可见于充血性心衰、肝硬化、肾病、产前子痫和脱水。醛固酮水平减低常见于肾上腺功能不全,原因是脱水、血容量减低、血钠低和血钾高。各种疾病肾素、醛固酮和皮质醇的变化情况见表 13。

表 13　各种疾病肾素、醛固酮和皮质醇的变化

疾　　病	醛固酮	皮质醇	肾素
原发性醛固酮增多症(Conn 综合征)	高	正常	低
继发性醛固酮增多症	高	正常	高
肾上腺功能不全(Addison 病)	低	低	高
库欣综合征(Cushing 综合征)	低	高	低

抗利尿激素(ADH)

ADH 又称精氨酸加压素,可通过控制肾脏重吸收水量调节体内水平衡。ADH 缺乏症称为尿崩症。检测 ADH 可判断抗利尿激素缺乏或过多的病因、调查低血钠症、鉴别中央型和肾源型尿崩症。

【相关项目】 渗透压、尿素、肌酐、钠、尿液分析。

【标本要求】 静脉采血;尿液。

【参考区间】 血浆:1～10 ng/ml。尿液:11～30ng/24 h。

【临床用途】 主要应用:本试验临床未广泛应用。诊断尿崩症常根据临床病史及其他实验室检查如血、尿渗透压及电解质。

中枢性尿崩症:因下丘脑生成抗利尿激素缺乏、垂体释放障碍及其他原因所致,包括遗传缺陷、头部外伤、脑肿瘤、脑炎或脑膜炎。肾源性尿崩症:因肾缺乏对 ADH 的应答能力而无法浓缩尿液所

致，包括遗传性或各种肾病。许多药物可影响抗利尿激素水平。如刺激 ADH 释放和利用的药物，如巴比妥类、吗啡、尼古丁、阿米替林、卡马西平、乙酰氨基酚、二甲双胍、阿司匹林、茶碱、乙醇、锂、苯妥英等。

增高：见于“抗利尿激素分泌异常综合征”（SIADH），产生 ADH 或 ADH 样物质的肿瘤如白血病、淋巴瘤、肺癌、胰腺癌、膀胱癌和脑癌。ADH 中度增高，可见于神经系统疾病如 Guillain-Barré 综合征、多发性硬化、癫痫、急性间歇性卟啉病、囊性纤维化、肺气肿、结核及艾滋病。

儿茶酚胺（CA）

CA 包括多巴胺、去甲肾上腺素和肾上腺素等 3 种，肾上腺髓质只释放肾上腺素与去甲肾上腺素，且以肾上腺素为主。尿儿茶酚胺测定对高血压病人，尤其对血压波动范围较大而无肾脏疾病的年轻病人，具有重要诊断价值。

【相关项目】 香草扁桃酸。

【标本要求】 24 h 尿标本。

【参考区间】 <591 nmol/24 h。

【临床用途】 主要应用：辅助诊断嗜铬细胞瘤和副神经节瘤，辅助测定香草扁桃酸和高香草酸，对神经母细胞瘤及相关肿瘤病人进行诊断和随访。嗜铬细胞瘤的高血压病人在发作期间，尿中儿茶酚胺 97%高于正常。80%以上比正常者高 5 倍以上。食物和药物可干扰尿儿茶酚胺测定，如香蕉、香草素、四环素、氯丙嗪、水杨酸、核黄素、降压药物，检测前应停服 1 周茶、咖啡等兴奋性饮料，并避免劳累和情绪紧张。嗜铬细胞瘤病人尿中儿茶酚胺排出量明显增高，可达正常人的 100 倍。

增高：见于嗜铬细胞瘤、心肌梗死、进行性肌营养不良、重症肌无力、剧烈运动。

减低：见于营养不良、家族性自主神经功能失常、肾上腺切除和神经节药物封闭。

香草扁桃酸(VMA)

VMA是肾上腺素与去甲肾上腺素的最终代谢产物;测定尿VMA可帮助了解体内儿茶酚胺的分泌水平,对高血压病人,尤其对血压波动范围较大而无肾脏疾病的年轻病人,具有重要诊断价值。

【相关项目】 儿茶酚胺。

【标本要求】 24 h尿标本;留尿前3日限制饮食,禁食具香草气味水果(尤香蕉)、茶、咖啡、可可等含色素食物;停用水杨酸盐、咖啡因、戊硫代巴比妥、利舍平、单胺氧化酶制剂、氯普马嗪等药物。

【参考区间】 10～35 μmol/24 h。

【临床用途】 主要应用:筛查儿童儿茶酚胺分泌肿瘤;支持神经母细胞瘤诊断;监测神经母细胞瘤的治疗。

VMA可用于嗜铬细胞瘤的诊断和鉴别诊断;VMA在此病发作期明显增高,在发作间歇期多数病人也高于正常人。

增高:见于嗜铬细胞瘤、交感神经母细胞瘤、原发性高血压和甲状腺功能减退等。

减低:见于甲状腺功能亢进、原发性慢性肾上腺皮质功能减退等。

变肾上腺素(MNs)

MNs和去甲变肾上腺素(NMN)是儿茶酚胺肾上腺素和去甲肾上腺素的非活化代谢物。儿茶酚胺是一组肾上腺髓质产生的类似激素。测定MNs和NMN有助于诊断和排除嗜铬细胞瘤或其他神经内分泌肿瘤。

【相关项目】 儿茶酚胺,香草扁桃酸。

【标本要求】 静脉采血;24 h尿标本;随机尿标本。

【参考区间】 血浆和尿液的MNs和NMN的参考区间见表14。

表 14　血浆和尿液变肾上腺素(MNs)和去甲变肾上腺素(NMN)参考区间

			24 h尿(μg/24 h)	随机尿(MNs/Cr,μg/g)		血浆(nmol/L)
MNs	正常血压		≥18岁：男性44～261;女性30～180	≥18岁：29～158		<0.50
	高血压		<400			
NMN		年龄(岁)	男性、女性	男性	女性	
	正常血压	18～29	103～390	53～190	81～330	
		30～39	111～419	60～216	93～379	
		40～49	119～451	69～247	107～436	<0.90
		50～59	128～484	78～282	122～500	
		60～69	138～521	89～322	141～574	
		≥70	148～560	102～367	161～659	
	高血压		<900			

【临床用途】　主要应用：① 血浆：MNs用于分泌儿茶酚胺的嗜铬细胞瘤和副神经节瘤推定性诊断的筛查。② 24 h尿：MNs用于分泌儿茶酚胺的嗜铬细胞瘤和副神经节瘤定性诊断，是一线或二线筛查试验、确认血浆变肾上腺素阳性结果。③ 随机尿：MNs用于周期性高血压病人嗜铬细胞瘤定性诊断，是二线筛查试验，确认周期性高血压病人血浆变肾上腺素阳性结果。

尿变肾上腺素对影响因素较灵敏，而嗜铬细胞瘤又罕见，故可出现许多假阳性结果。如无症状个体尿中有大量变肾上腺素和(或)去甲变肾上腺素，则提示需进一步检查。如无紧张等干扰因素，则患嗜铬细胞瘤的概率很高，进一步做血浆变肾上腺素和(或)尿或血浆儿茶酚胺试验有助于确诊，如结果也增高，则做影像学检查如MRI可进一步定位肿瘤。严重病变和紧张可导致短时间内中等或大量变肾上腺素释放。应全面评价病人，包括症状、情绪、用药和饮食。当有干扰因素和(或)症状时，常需重新检测以判断变肾上腺素是否持续增高。如确认增高，应做影像学检查，如不再增高，则可能是非嗜铬细胞瘤。嗜铬细胞瘤病人如本试验浓度增高，提示可能治疗不全或肿瘤复发。本试验阴性预测值很高，当变肾上腺素和去甲变肾上腺素浓度正常时，则病人可能为非嗜铬细胞瘤。

MNs 增高：见于嗜铬细胞瘤、副神经节瘤等。

生长激素（GH）

GH 是腺垂体分泌、调节物质代谢的重要激素。测定血清（浆）GH 有助于巨人症、肢端肥大症以及遗传性 GH 生成缺陷所致的 GH 缺乏症诊断。

【相关项目】 黄体生成素、卵泡刺激素、孕酮、雌二醇、雌三醇、泌乳素。

【标本要求】 空腹静脉采血；避免溶血。

【参考区间】 男性 0.003～0.97 ng/ml，女性 0.01～3.61 ng/ml。

【临床用途】 主要应用：诊断肢端肥大症及评估疗效、诊断生长激素缺乏症。

GH 分泌主要时间是每日的夜间熟睡时，最主要生理作用是促进成年前长骨生长。因正常人血 GH 浓度很低，故不能单凭 GH 水平诊断生长激素分泌不足，而常需做 GH 兴奋试验。生长激素分泌低下导致儿童侏儒症，分泌过多引起巨人症或肢端肥大症。因正常人群和病人的生长激素水平重叠，故需做生长激素抑制和刺激试验评估生长激素的过多和缺乏。

增高：见于垂体功能亢进症，巨人症，肢端肥大症，外源性 GH 分泌瘤（如胃、肺肿瘤）病人，营养不良，肾功能衰竭，长时间禁食。胰岛素、左旋多巴、尼古丁可使 GH 值增高。减低：使用皮质激素和葡萄糖。

胰岛素样生长因子 1（IGF-1）

IGF-1 是生长因子相关家族的一员，与胰岛素具有高度的同源性。IGF-1 由许多组织产生，肝脏是循环 IGF-1 的主要来源。IGF-1 是合成代谢的主要中介物和生长因子，促进影响生长激素（GH）。IGF-1 由 IGF 结合蛋白转运，特别是胰岛素样生长因子结合蛋白 3(IGFBP-3)。血清 IGF-1 和 IGFBP-3 水平较稳定,检测 IGF-1 和 IGFBP-3 能全面反映 GH 产物及其对组织的影响。

【相关项目】 胰岛素样生长因子结合蛋白 3。

【标本要求】 静脉采血;避免严重溶血。

【参考区间】 青春期前:禁食 30~100 ng/ml,随机 10~500 ng/ml。青春期:禁食 20~200 ng/ml,随机 20~100 ng/ml。成人:禁食 10~150 ng/ml,随机 0~40 ng/ml。

【临床用途】 主要应用:诊断生长疾病、成人生长激素缺乏症、监测重组生长激素治疗,联合检测 IGF-1、IGFBP-3 和 GH 用于巨人症和肢端肥大症的诊断和随访。

测定 IGF-1 和 IGFBP-3 均可用于评价 GH 过量或缺乏,而 IGF-1 的诊断灵敏度和特异度更佳,可作为首选试验,特别是对巨人症和肢端肥大症的诊断和随访。IGF-1 和 IGFBP-3 联合测定有助于 GH 缺乏症和抵抗的诊断,可用于监测重组人 GH 治疗。IGF-1 和 IGFBP-3 水平低于同年龄范围的 2.5%,提示 GH 缺乏症或重度 GH 抵抗,但 GH 非完全缺乏症或轻度至重度 GH 抵抗病人其水平仍可在参考区间内。IGF-1 和 IGFBP-3 水平支持有症状或表现巨人症或肢端肥大症病人的诊断。成功治疗的病人,两者水平可达参考区间内,多在下 1/3 水平。在诊断和随访中,IGF-1 浓度与临床疾病活动度的相关性较 IGFBP-3 好。肢端肥大症病人经蝶骨摘除垂体肿瘤后,IGF-1 水平开始减低,大多数病人术后 4 日恢复正常水平。怀孕期间,IGF-1 浓度应增高,故应使用特定的参考区间。厌食症或营养不良病人有 IGF-1 减低,监测其营养丢失,使用 IGF-1 较前清蛋白、视黄醇结合蛋白或转铁蛋白更灵敏。

总同型半胱氨酸

Hcy 是甲硫氨酸(蛋氨酸)和半胱氨酸代谢过程中的重要中间产物。本试验用于在新生儿初筛试验丙酰肉碱或蛋氨酸检测浓度异常时的二线筛查。国内,将 Hcy 作为动脉粥样硬化的一个独立危险因子,用于心血管疾病和静脉血栓栓塞风险的评估。

【相关项目】 甲硫氨酸、半胱氨酸、尿同型半胱氨酸。

【标本要求】 空腹静脉采血;避免溶血。

【参考区间】 <15 μmol/L。

【临床用途】 主要应用:筛查蛋氨酸代谢紊乱;用于新生儿初筛丙酰肉碱或蛋氨酸浓度异常后的二线筛查;目前国外不推荐用于心血管疾病和静脉血栓栓塞风险的评估。

血清或血浆总同型半胱氨酸用于疑为遗传性蛋氨酸代谢性疾病病人的辅助筛查,包括胱硫醚β合成缺陷症(同型半胱氨酸尿症)、甲基四氢叶酸还原酶缺乏症(MTHFR)和不耐热变体(蛋氨酸合成酶缺陷症)、氰钴胺素(Cb1)代谢(结合甲基 Cb1 缺乏症和腺苷 Cb1 缺乏症,如 Cb1 C2、Cb1 D2 和 Cb1 F3 缺陷症)、甲基 Cb1 特异缺陷症(如 Cb1 D-Var1、Cb1 E 和 Cb1 G 缺陷症)、钴胺传递蛋白Ⅱ缺陷症[如腺苷同型半胱氨酸酶(AHCY)缺乏症]、甘氨酸 N 甲基转移酶(GNMT)缺陷症、蛋氨酸腺苷转移酶(MAT)Ⅰ/Ⅲ缺陷症。

增高:见于蛋氨酸代谢紊乱;也见于心血管疾病,尤见于冠状动脉粥样硬化和心肌梗死,其浓度增高程度与疾病危险性成正比。

骨钙素(OC)

OC 又称γ羧基谷氨酸蛋白,由成骨细胞合成和分泌,是骨骼中含量丰富的非胶原蛋白,是反映骨代谢状态特异且灵敏的检测指标。OC 主要维持骨骼正常矿化、保护软骨,OC 检测可直接反映成骨细胞活性和骨形成情况,且对观察药物治疗前后的动态变化具有参考价值。

【相关项目】 碱性磷酸酶、Ⅰ型前胶原羧基。

【标本要求】 静脉采血。

【参考区间】 4~10 μg/L。

【临床用途】 主要应用:监测和评价骨量减少、骨质疏松、Paget 病和其他骨钙素水平增高的病人使用骨吸收抑制药的效果;辅助诊断骨转化增加导致的相关疾病，包括 Paget 病、骨转移性肿瘤、原发性甲状旁腺亢进症和肾性骨营养不良。

维生素 K 缺乏可抑制 OC 合成；1,25 -$(OH)_2D_3$则促进 OC 分泌。

增高：见于畸形性骨炎、甲状腺功能亢进、骨折、骨转移癌。

减低：见于甲状腺功能减退、肝病、长期应用糖皮质激素治疗。

甲状旁腺激素(PTH)

PTH 由甲状旁腺主细胞合成和分泌，受血清钙、降钙素和1,25 -$(OH)_2D_3$调节。其测定主要用于检查甲状旁腺功能。

【相关项目】 降钙素。

【标本要求】 静脉采血；避免溶血。

【参考区间】 15.0～68.3 pg/ml。

【临床用途】 主要应用：诊断和鉴别诊断高钙血症；诊断原发性、继发性甲状旁腺亢进症；诊断甲状旁腺减退症；监测肾性骨营养不良所致末期肾衰竭。

PTH 是细胞外液钙浓度控制的主要因素，血钙浓度增高会抑制 PTH 分泌。检测血清中 PTH 主要用于原发性甲状旁腺功能亢进症的诊断，由肾功能衰竭引起的继发性甲状旁腺功能亢进症的确诊及高钙血症的鉴别诊断等。

增高：见于原发性甲状旁腺亢进症、异位性甲状旁腺亢进症、继发于肾病的甲状旁腺亢进症、假性甲状旁腺减退症。

减低：见于甲状腺手术切除后致的甲状旁腺减退症、肾衰和甲亢所致的非甲状旁腺性高血钙症。

降钙素(CT)

CT 由甲状腺素滤泡旁细胞合成和分泌的肽类激素，可减低血液钙、磷浓度，抑制对钙、磷的吸收，是甲状旁腺激素的拮抗物。CT 检测主要用于甲状腺素滤泡旁细胞增生和甲状腺髓样癌的诊断等。

【相关项目】 甲状旁腺激素。

【标本要求】 静脉采血;避免溶血。

【参考区间】 0.1～10.0 pg/ml。

【临床用途】 主要应用:用于甲状腺髓样癌等诊断、疗效评估和复发监测。

CT的生物活性主要作用的靶器官为骨、肾,有减低血钙和血磷作用。

增高:见于甲状腺细胞良性腺瘤、甲状腺癌、恶性贫血、急慢性肾功能衰竭、甲状腺功能亢进症,以及小细胞肺癌、胰腺癌、子宫癌、乳腺癌、前列腺癌等。

减低:见于重度甲状腺功能亢进、甲状腺发育不全等。

雌二醇(E_2)

E_2是雌激素中生物活性最强的一种,在女性主要由卵巢分泌,怀孕3个月后也可由胎盘大量产生。在男性主要由肾上腺皮质和睾丸产生。E_2测定主要用于女性经期、异常怀孕等疾病的诊断,可动态观察相关疾病的过程、疗效及预后评估。

【相关项目】 孕酮。

【标本要求】 空腹采血;避免溶血、脂血。

【参考区间】 男性:＜0.1～0.2 pg/ml。女性:(卵泡期)35～169 pg/ml,(排卵期)49～427 pg/ml,(黄体期)53～191 pg/ml,(绝经后)＜0.1～0.2 pg/ml。

【临床用途】 主要应用:用于女性经期、异常怀孕等疾病诊断、疗效及预后评估;评估女性性腺功能、体外受精卵巢状态(包括卵泡发育);结合黄体激素检测,监测性腺功能减退、绝经前妇女雌激素替代治疗;评价女性化,包括男性女性型乳房;作为绝经后妇女及老年男性骨折风险评估的辅助检查等。

减低:Turner综合征、原发性和继发性性功能减退症。

增高:儿童女性化、产生雌激素的肿瘤、男子乳房发育症、肝硬变失代偿期、肾上腺皮质增生。

卵泡刺激素(FSH)

FSH是腺垂体FSH细胞分泌的糖蛋白激素，与黄体生成素(LH)统称促性腺激素。血清FSH测定有助于了解下丘脑-垂体-性腺功能状态。FSH具有促进卵泡发育成熟作用，与LH一起促进雌激素分泌，引起排卵，协调睾酮促进睾丸精曲小管的生成及精子形成。FSH呈脉冲分泌，女性随月经周期而改变。

【相关项目】 黄体生成素、孕酮、雌二醇、雌三醇、泌乳素。

【标本要求】 静脉采血；避免严重溶血。

【参考区间】 男性：1.40～13.60 IU/L。女性：(卵泡期)3.40～21.60 IU/L，(排卵期)4.90～20.80 IU/L，(黄体期)1.10～13.90 IU/L，(绝经期)2.60～150.5 IU/L。

【临床用途】 主要应用：辅助评价月经不调；评估疑似性腺功能减退症病人；预测排卵；评价不孕症；诊断垂体疾病。

在男性和女性，原发性性腺机能减退则基础FSH和促黄体生成素(LH)增高。FSH和LH增高：见于原发性性腺衰竭、完整性睾丸女性化综合征、性早熟、绝经期妇女(绝经后FSH通常＞40 IU/L)、女性原发性卵巢功能减退症、男性原发性性腺功能减退症。FSH正常或减低：女性多囊卵巢病。FSH和LH均减低：垂体或下丘脑衰竭。

减低：见于雌激素或孕酮治疗、继发性性腺功能减退、席汉综合征、晚期垂体功能低下，口服避孕药、性激素使其减低。

增高：见于原发性闭经、原发性性功能减退、早期腺垂体功能亢进、睾丸精原细胞瘤、Turner综合征、klinefelter综合征等；使用药物克罗米芬、左旋多巴等。

人绒毛膜促性腺激素(HCG)

检测HCG是怀孕的确诊试验及生殖系统肿瘤疾病的常用检查项目。

【相关项目】 阴道-宫颈细胞学检查。

【标本要求】 尿标本；首选新鲜晨尿（HCG浓度最高）、避免冷冻、标本采集前避免大量饮水或使用利尿剂、异丙嗪等。静脉采血。

【参考区间】 阴性。

【临床用途】 主要应用：用于早期怀孕检测、宫外孕或其他怀孕相关并发症研究、监测体外受精。

HCG定性检查用于临床诊断怀孕、进展状态或排除怀孕、诊断宫外孕，产前唐氏综合征筛查，生殖系统肿瘤性疾病监测（如滋养细胞疾病，睾丸癌）。尿HCG试验灵敏性和特异性较高，一般检测尿HCG足以确诊怀孕。血HCG定性试验更敏感，故当尿HCG阴性时，检测血HCG可阳性。血HCG定量测定主要用于流产、生殖系统肿瘤疾病的诊断和治疗监测。应结合年龄、症状等临床表现，鉴别HCG真、假阳性，以免延误诊治。尿标本有过量β-HCG，可引起本检查假阴性；药物如抗惊厥药、抗帕金森药、安眠药和镇静剂可使检查结果假阳性。

阳性：① 怀孕：在第一次月经过后10日左右可阳性；在怀孕最初3个月内，HCG水平可每日增高1倍。② 宫外孕破裂、流产：HCG由阳性转弱；完全流产或死胎时HCG转为阴性；保胎成功，HCG恢复增高。③ 滋养细胞肿瘤：葡萄胎、恶性葡萄胎、绒毛膜癌、睾丸畸胎瘤治疗监测；在肿瘤术后8～12周，HCG应转为阴性，否则应定期复查。④ 其他疾病：甲状腺功能亢进、胃癌、肝癌、乳腺癌等，须结合临床综合判断。

黄体生成素(LH)

LH参与卵泡刺激素的促进排卵、雌激素与孕激素形成和分泌，以及睾丸合成分泌雄激素的功能。测定血清LH有助于判断下丘脑-垂体-性腺轴功能状态。

【相关项目】 卵泡刺激素、孕酮、雌二醇、雌三醇、泌乳素。

【标本要求】 静脉采血；避免溶血。

【参考区间】 男性：1.3～10.1 IU/L。女性：卵泡期2.6～

26.5 IU/L，排卵期 18.1～90.2 IU/L，黄体期 0.7～23.8 IU/L，绝经后 1.1～92.5 IU/L。

【临床用途】 主要应用：用于月经紊乱辅助评价；疑似性腺功能减退评价；预期排卵不孕症评价；垂体疾病诊断。

增高：见于原发性性腺功能低下、卵巢功能衰竭而致闭经、stein-Leventhal 综合征；使用药物克罗米芬、安体舒等。

减低：见于垂体或下丘脑功能低下、溢乳-闭经综合征、Kallmen 综合征、使用地高辛、孕酮、口服避孕药等。

雄烯二酮(ASD)

胚胎发育时，胎儿血清雄烯二酮渐增加，在近出生时达峰值，近年轻成人，出生后 1 年内迅速减低至青春前期。随着肾上腺功能的初现，青春期开始雄烯二酮逐渐增高，18 岁左右达成人水平。血清雄烯二酮结合其他性激素检测，用于诊断和鉴别诊断高雄激素血症。

【相关项目】 17α-羟孕酮、皮质醇、硫酸脱氢表雄酮、卵泡刺激素、黄体生成素。

【标本要求】 静脉采血；避免严重溶血、脂血。

【参考区间】 成人：男性 400～1 500 ng/L，女性 300～2 000 ng/L。

【临床用途】 主要应用：诊断和鉴别诊断高雄激素血症(结合其他性激素检测)。成人初始检查还包括总睾酮和生物可利用睾酮。根据检查结果，进一步检测性激素结合球蛋白和其他类固醇激素，如硫酸脱氢表雄酮。

① 先天性肾上腺皮质增生症(CAH)诊断：结合其他雄激素前体检测，特别是，血清 17α-羟孕酮(OHPG)，血清 17α-羟基孕烯醇酮(DHES)和血清皮质醇。CAH 治疗监测：结合检测血清睾酮、血清 17 羟孕酮、血清硫酸脱氢表雄酮和脱氢表雄酮。② 早产儿肾上腺诊断：结合促性腺激素，如血清促卵泡激素(FSH)、血清黄体生成素(LH)和其他肾上腺与性腺类固醇及其前体检测，包括血清总睾酮和生物可利用睾酮、血清总和游离雌二醇、血清硫酸脱氢表雄酮、血清

脱氢表雄酮，以及血清性激素结合球蛋白和血清17-羟孕酮。③雄烯二酮增高：在女性可引起雄激素过多症症状或体征，在男性通常无症状，经外周雄激素转化为雌激素偶可发生雌激素过量轻微症状，如男性乳腺发育症。

大多数雄烯二酮轻中度增高为特发性，明显增高可指示产雄激素的肾上腺肿瘤或性腺肿瘤。在儿童，肾上腺和性腺肿瘤少见，但许多先天性肾上腺皮质增生症血清雄烯二酮浓度可增加。成人雄烯二酮轻度增高通常为特发性或相关疾病，如妇女多囊卵巢综合征，或男、女性使用雄烯二酮补充剂。＞90％产雄激素良性肾上腺肿瘤病人雄烯二酮增高，常＞5 000 ng/L。大多数分泌雄激素的肾上腺癌雄烯二酮增高。大多数分泌雄激素的性腺肿瘤雄烯二酮过量，但增高程度常比肾上腺肿瘤小。

增高：女性多毛症、痤疮、先天性肾上腺皮质增生、肾上腺皮质肿瘤、多囊卵巢综合征、使用克罗米芬或人绒毛膜促性腺激素等。

减低：肾上腺皮质功能减退症、卵巢功能减退症、镰状细胞性贫血、侏儒症等。

孕酮(Prog)

Prog是一种由卵巢、胎盘及肾上腺皮质分泌的甾体激素，是最主要的孕激素，与雌激素协同作用，形成月经周期。测定血清孕酮是判断女性性激素紊乱疾病的常用试验，也可用于监测妇女怀孕期胎盘的功能。

【相关项目】 雌二醇。

【标本要求】 空腹采血；避免溶血。

【参考区间】 男性＜0.1～0.2 ng/ml；女性（卵泡期）＜0.1～0.3 ng/ml，（黄体期）1.2～15.9 ng/ml，（绝经后）＜0.1～0.2 ng/ml。

【临床用途】 主要应用：用于月经周期的排卵期判别；评价怀孕者胎盘功能；检查部分肾上腺或睾丸肿瘤病情。

应在月经各期采血测定孕酮才能了解黄体的功能及有无排卵。

血清孕酮在女性一生中不同的时期，含量明显不同。在怀孕中后期，胎盘可分泌大量孕酮，测定血清孕酮可以反映胎盘功能，如怀孕期血清孕酮持续减低，则预示早产，但个体差异较大。

增高：见于先天性肾上腺性变态综合征（高于正常人 10 倍）、脂质性卵巢瘤、黄体囊肿、葡萄胎及绒毛膜上皮细胞癌。

减低：见于先兆流产、溢乳性闭经综合征；药物如克罗米芬、氨苄青霉素、口服避孕药影响。

泌乳素(PRL)

PRL 是一种由腺垂体泌乳素细胞所合成和分泌的多肽激素，主要促进乳腺生长发育和乳汁的形成，并可抑制促性腺激素的分泌。测定 PRL 对了解生理或病理情况下下丘脑及垂体功能有重要意义。

【相关项目】 黄体生成素、卵泡刺激素、孕酮、雌二醇、雌三醇、生长激素。

【标本要求】 静脉采血；避免明显溶血。

【参考区间】 男性 2.64～13.13 μg/L；女性 3.34～26.72 μg/L（绝经前＜50 岁），2.74～19.64 μg/L（绝经后≥50 岁）。

【临床用途】 主要应用：用于垂体肿瘤、闭经、乳溢、不孕、性功能低下的辅助评价；监测泌乳素肿瘤的治疗。

儿童时期男女血中 PRL 相近，成人后逐渐下降，女性尤为显著。PRL 呈脉冲式分泌，高峰在入睡后 60～90 min 出现，可 5 倍于正常值，次日清晨下降。

增高：见于垂体瘤、泌乳素瘤、泌乳闭经、各种下丘脑疾病、原发性甲状腺功能减退、肾衰、多囊卵巢综合征以及外源性 PRL 分泌增多症。以及使用药物促甲状腺释放激素和口服避孕药等。

减低：见于垂体前叶功能减退及接受左旋多巴等治疗。

性激素结合球蛋白(SHBG)

SHBG 是一种由肝脏产生的蛋白，可结合睾酮、双氢睾酮（DHT）和雌激素（雌二醇）。在结合状态下，SHBG 以无生物学活性形式转运入血液。检测 SHBG 可反映性激素变化有关的疾病。

【相关项目】 睾酮、游离睾酮、黄体生成素、雌激素、泌乳素。

【标本要求】 血液标本。

【参考区间】 成人：男性 10～57 nmol/L；女性（非怀孕）18～144 nmol/L。

【临床用途】 主要应用：诊断和随访女性雄激素过量，如多囊卵巢综合征和特发性多毛症；辅助监测性类固醇和抗雄激素治疗效果；辅助诊断青春期疾病、甲状腺功能亢进症；辅助诊断和随访神经性食欲缺乏、胰岛素抵抗、心血管病和评估 2 型糖尿病风险（尤女性）。

循环中的 SHBG 量受年龄，性别，睾酮，雌激素，某些疾病如肝病、甲状腺功能亢进症、甲状腺功能减退症和肥胖的影响。SHBG 增高时，组织可利用的游离睾酮可能很少。SHBG 浓度减低，有生物利用度的总睾酮较多，不与 SHBG 结合。此对整体评价伴有症状和体征、激素产生过多或缺乏的个体很重要。

增高：见于肝病、甲状腺功能亢进、摄入性疾病（厌食）、雌激素利用（激素替代治疗和口服避孕药）和性激素产生减少（性腺功能减退）。

减低：见于肥胖、多囊卵巢综合征、甲状腺功能减退、多毛症、使用雄激素、痤疮和库欣病。

睾酮（TEST）

TEST 主要在男性睾丸间质细胞中生成，女性血液中少量睾酮则为脱氢异雄酮的代谢产物，是体内主要雄性激素。测定血浆睾酮可用于女子性征异常的诊断。

【相关项目】 雌二醇、孕酮。

【标本要求】 空腹采血；避免溶血。

【参考区间】 男性 1.8～8.4 ng/ml，女性 0.1～0.8 ng/ml。

【临床用途】 主要应用：评价男性性功能减退，如性欲减退、勃起功能障碍、男子女性型乳房、骨质疏松症和不育等；评价男孩青春期延迟或早熟；监测睾酮替代治疗效果；监测抗雄激素治疗（如前列腺癌、早熟、原发性多毛症治疗、男女变性疾病）；评价女性多毛症、女性男性化；诊断雄激素分泌性肿瘤。

增高：见于特发性性早熟和儿童的肾上腺皮质增生、部分肾上腺皮质肿瘤、男子分泌促性腺激素肿瘤、怀孕期绒毛膜上皮疾病、睾丸女性化、原发性多毛症；药物如巴比妥类镇静剂、克罗米芬、促性腺激素、口服避孕药等影响。

减低：见于唐氏综合征、尿毒症、肌强直性营养不良症、肝功能不全、原发性和继发性性腺功能不全、隐睾症；药物如雄激素、地塞米松、地高辛及酒精等影响。

（李　莉　刘湘帆　倪培华　胡晓波　熊立凡）

五、循环系统疾病检验项目

循环系统疾病也称心血管疾病，包括病因诊断性疾病如风湿病心脏病、病理解剖诊断性疾病如心肌梗死、病理生理诊断性疾病如心力衰竭等，以心脏病最为多见。循环系统疾病的诊断方法以全面病史、体格检查开始，根据临床表现进一步做影像学检查（心电图、X线、超声波、CT、磁共振、血管造影、心导管等）和（或）实验室检查。实验室检查常包括血、尿常规，葡萄糖、血脂检查（见本书“健康体检和基本检验项目”），反映心肌损伤的心肌肌钙蛋白，反映心功能的B型钠尿肽，以及肝、肾功能，电解质、血气分析和微生物抗体等检查。

肌红蛋白(Mb)

Mb是肌肉组织特有的一种蛋白，是骨骼肌和早期心肌损伤的一种检测指标。

【相关项目】 肌酸激酶、心肌肌钙蛋白I、肌酸激酶-MB同工酶。

【标本要求】 静脉采血；避免溶血。

【参考区间】 男性 19～92 μg/L，女性 12～76 μg/L。

【临床用途】 主要应用：血 Mb 用于评价任何原因的肌肉损伤。尿 Mb 用于确诊任何原因所致肌病，提示肌病所致急性肾功能衰竭。

血 Mb 含量随年龄增高略有增加。Mb 测定是骨骼肌和早期心肌损伤的指标，在心肌梗死后 1.5 h 即可增高，但 1～2 天之内即恢复正常。目前，因 Mb 也可来自 Mb 骨骼肌损伤，故 Mb 测定主要用于早期（发病后 2 h 内）急性心肌梗死的排除诊断。

增高：见于急性心肌梗死早期诊断；急性肌损伤、肌营养不良、肌萎缩和多发性肌炎；急性和慢性肾功能衰竭，严重充血性心力衰竭和长期休克等。

心肌肌钙蛋白 I(cTnI)

cTnI 是调节肌肉收缩的肌钙蛋白复合物（C、T 和 I）的一种组成成分；cTnI 可抑制肌动球蛋白 ATP 酶。肌钙蛋白 I 是唯一存在于心肌上而非骨骼肌上的肌钙蛋白，具有高度心肌特异性和灵敏度，已成为目前最理想的心肌梗死标志物。检测肌钙蛋白 I 主要用于排除诊断心肌梗死。

【相关项目】 心肌肌钙蛋白 T、肌酸激酶、肌酸激酶- MB 同工酶、肌红蛋白。

【标本要求】 静脉采血。

【参考区间】 （>17 岁）≤0.04 ng/ml。

【临床用途】 主要应用：用于急性心肌梗死的排除诊断。

心肌梗死或缺血损伤症状发生数小时内，肌钙蛋白 I 即释放入血。胸痛发作后 3～6 h 即可检测到 cTnI，在 12～16 h 达到峰浓度，其峰值可超过参考区间 40 倍以上，cTnI 增高可持续 5～9 天。在某些情况下，临床使用心肌肌钙蛋白 T(cTnT)可因骨骼肌疾病所致，而此时检测心肌肌钙蛋白 I(cTnI)则正常。肌钙蛋白阳性并非一定是心肌梗死的指征，其他心肌细胞损伤的情况也可导致心肌肌钙蛋白 I 水平增高。

增高：见于心肌梗死、急性心绞痛、不稳定型心绞痛、心脏手术、心肌炎、心力衰竭及非心脏原因，如肾功能衰竭和肺栓塞等。

心肌肌钙蛋白 T(cTnT)

肌钙蛋白复合物包括三个蛋白亚基：肌钙蛋白 T、肌钙蛋白 I 和肌钙蛋白 C。肌钙蛋白 T 是横纹肌肌原纤维蛋白。检测 cTnT 主要用于排除诊断急性心肌梗死。

【相关项目】 心肌肌钙蛋白 I、肌酸激酶、肌酸激酶- MB 同工酶、肌红蛋白。

【标本要求】 静脉采血。

【参考区间】 ≤0. 01 ng/ml。

【临床用途】 主要应用：用于排除诊断急性心肌梗死；监测急性冠脉综合征和评估预后；监测非缺血性心脏损伤病因的病人。

心脏损伤最常见原因是心肌缺血，即急性心肌梗死。心肌坏死后 2～4 h cTnT 增高，可持续 14 天。对有急性冠脉综合征的病人，cTnT≥0. 01 ng/ml，则可做出心脏损伤诊断，而其值减低则示病人最近的心脏损伤。对缺血性心脏病和大多数其他情况病人，cTnT≥0. 01 ng/ml 是预后的标志，所有 cTnT≥0. 01 ng/ml 的病人比肌钙蛋白 T 未增高者发生心脏事件的相对风险增加。需结合临床，区分缺血性和非缺血性心脏病病人。

增高：见于心肌梗死、不稳定型心绞痛、创伤（如挫伤、消融或起搏）、充血性心力衰竭、高血压、低血压（常伴心律失常）、肺栓塞、肾功能衰竭和心肌炎等。

肌酸激酶(CK)

CK 主要存在于骨骼肌、脑和心肌，有 4 种同工酶形式：肌肉型(MM)、脑型(BB)、杂化型(MB)和线粒体型(MiMi)。CK 对诊断急性心肌梗死有较高价值。

【相关项目】 心肌肌钙蛋白 I、心肌肌钙蛋白 T、肌酸激酶-MB、肌红蛋白。

【标本要求】 静脉采血；避免严重溶血、剧烈运动。

【参考区间】 男性(≥18 岁)：52～336 U/L。女性(≥18 岁)：38～176 U/L。

【临床用途】 主要应用：用于诊断和监测心肌梗死和肌病(如渐进性 Duchenne 型肌营养不良症)。

CK 活性在急性心肌梗死后 4～8 h 即可增高，12～24 h 达高峰，3～4 天后回复到正常范围。在 Duchenne 型肌营养不良症，CK 可达正常上限 50 倍。CK 检测曾用于诊断急性心肌梗死，现已被心肌肌钙蛋白 T 或 I 检测替代，已不是诊断和监测急性脑梗死的首选试验。

增高：见于急性心肌梗死、病毒性心肌炎、脑血管意外、脑膜炎、休克、CO 中毒、出血性黄疸、钩端螺旋体感染、伤寒、甲状腺功能减退(约 60%病人 CK 增高为参考上限 5～50 倍)、剧烈运动和肌肉损伤(身体接触性运动如橄榄球、拳击等)、交通事故、肌内注射、手术、抽搐、黄蜂或蜜蜂蜇伤和灼伤、电复律、心导管检查。

减低：见于甲状腺功能亢进等。

肌酸激酶-MB(CK-MB)

CK 主要存在于骨骼肌、脑和心肌，有 4 种同工酶形式：肌肉型(MM)、脑型(BB)、杂化型(MB)和线粒体型(MiMi)。CK-MB 主要存在于心肌细胞中。

【相关项目】 肌酸激酶、心肌肌钙蛋白 I、心肌肌钙蛋白 T、肌红蛋白。

【标本要求】 静脉采血。

【参考区间】 0～5.0 μg/L。

【临床用途】 主要应用：曾用于急性心肌梗死早期诊断，现主要用于急性心肌梗死病人初始心肌肌钙蛋白测定异常或住院病人疑似心肌再梗死。

增高：CK－MB在急性心肌梗死后2～4 h增高，24 h达峰值，48 h恢复正常。传统血清CK－MB一直用于心肌损伤病人入院即刻、入院后的系列检测，是诊断急性心肌梗死的“金标准”，现已被“新金标准”心肌肌钙蛋白Ⅰ或T检测所替代。

乳酸脱氢酶(LD)

LD存在于人体所有组织细胞的细胞质内，各组织中含量高低依次为：骨骼肌、肝脏、心、肾、红细胞等。LD可作为肝病和某些恶性肿瘤的辅助诊断。

【相关项目】 肌酸激酶、肌酸激酶－MB同工酶、肌红蛋白、肌钙蛋白Ⅰ。

【标本要求】 静脉采血。

【参考区间】 (LD－L法)109～240 U/L；(L－P法)98～192 U/L。

【临床用途】 主要应用：血清和体液中LD测定用于心、肝、肌肉、肾、肺和血中各类疾病的研究；监测化疗后肿瘤的变化(对癌症病人来说，LD太不稳定而不能用于癌症诊断)。LD同工酶测定用于心、肝、肌肉、肾、肺和血中各类疾病的研究；鉴别心脏、肝脏、其他来源的乳酸脱氢酶等。

既往LD常作为急性心肌梗死的辅助诊断，因特异性差，目前已淘汰。LD作为肝病和某些恶性肿瘤的辅助诊断的特异性也不高。

增高：肝炎、肝硬化、肝癌、心肌梗死、横纹肌损伤、心肌炎、恶性肿瘤、肾病、肺梗死、巨幼红细胞性贫血、白血病、恶性淋巴瘤及怀孕等。

载脂蛋白AⅠ(ApoAⅠ)

ApoAⅠ是高密度脂蛋白(HDL)载脂蛋白，90％存在于高密度脂蛋白，可清除肝外组织胆固醇，在胆固醇及脂蛋白代谢中起重要作用，是常见血脂检测项目之一。高密度脂蛋白-胆固醇(HDL－C)浓度与冠状动脉疾病风险呈负相关。

【相关项目】 总胆固醇、高密度脂蛋白-胆固醇、低密度脂蛋白-胆固醇、甘油三酯。

【标本要求】 空腹(禁食≥12 h,禁酒≥24 h)静脉采血;避免严重溶血、黄疸。

【参考区间】 1.04～2.04 g/L。

【临床用途】 主要应用:用于动脉粥样硬化病风险评估和检测丹吉尔(Tangier)病。

ApoAⅠ反映高密度脂蛋白含量,临床意义同高密度脂蛋白-胆固醇(HDL-C)。ApoAⅠ<0.9 g/L,表明动脉粥样硬化性疾病的风险增加。丹吉尔病是常染色体隐性遗传病,发病率低;ApoAⅠ常≤1%参考区间,病人血清高密度脂蛋白-胆固醇几乎完全缺如,组织细胞内胆固醇酯累积,尤在扁桃体、淋巴结、胸腺、骨髓、肝、脾、黏膜和皮肤。

减低:见于有心脑血管病的危险因素,如冠心病、动脉硬化性疾病;糖尿病、肾病综合征、营养不良、活动性肝炎或急性肝炎、慢性肝炎、肝硬化、肝外胆道阻塞、人工透析等病人。

增高:见于酒精性肝炎、高脂蛋白血症等。

载脂蛋白 B100(ApoB100)

ApoB100 是除了高密度脂蛋白以外其他脂蛋白的主要结构蛋白,可转运脂类到肝外组织,是常见的血脂检测项目之一。载脂蛋白 B 是低密度脂蛋白-胆固醇(LDL-C)的主要成分(>90%),有 2 种形式:载脂蛋白 B100,最丰富,由肝脏合成,载脂蛋白 B48,由肠道产生。测定 ApoB100 可反映 LDL-C 含量,提示高脂血症及动脉粥样硬化性疾病的危险因素。

【相关项目】 总胆固醇、高密度脂蛋白-胆固醇、低密度脂蛋白-胆固醇、甘油三酯。

【标本要求】 空腹(禁食≥12 h,禁酒≥24 h)静脉采血;避免严重溶血、黄疸。

【参考区间】 0.48～1.24 g/L。

【临床用途】 主要应用：用于确定有明显冠状动脉疾病家族史或其他风险因素增加的个体的心脏疾病危险因素；随访有异常低密度脂蛋白-胆固醇病人；确认疑似无β脂蛋白血症或低β脂蛋白血症。

ApoB增高与动脉粥样硬化性病进展风险增高相关。无β脂蛋白血症或严重低β脂蛋白血症可引起食物脂类吸收不良和多神经病。在冠心病风险增加的高β脂蛋白血症病人中，ApoB100 增高与 LDL 增高的不成比例，需定量检测 ApoB100 来确定此两类病人，及鉴别高β脂蛋白血症与常见家族性混合型高脂血症病人。ApoB100/ApoAⅠ比值可作为心血管疾病危险性的良好指标，比值增高，患心血管疾病的危险增高。

增高：见于Ⅱ型高脂血症、胆汁淤积、肾病、甲状腺功能低下、冠心病、动脉粥样硬化性疾病、未控制的糖尿病、肾病综合征、营养不良、活动性肝炎或肝硬化、甲状腺功能亢进等。

载脂蛋白 E 基因分型

载脂蛋白是脂蛋白颗粒成分，参与脂蛋白合成、分泌、加工和代谢，在血液脂质代谢中有重要作用。ApoE 缺陷是家族性异常β脂蛋白血症或Ⅲ型高脂蛋白血症的原因，血浆胆固醇和甘油三酯增高。3 种常见的 ApoE 等位基因为 e2、e3 和 e4，分别编码载脂蛋白 E 亚型 E2、E3 和 E4。E2 和 E4 均与血浆甘油三酯浓度增高有关。

【相关项目】 载脂蛋白 E。

【标本要求】 静脉采血等多种标本。

【参考区间】 ApoE 等位基因：e2e2，e2e3，e2e4，e3e3，e3e4，e4e4；随结果解释。

【临床用途】 主要应用：用于测定Ⅲ型高脂血症病人 ApoE 特定基因型。

＞90％Ⅲ型高脂血症者为 e2 等位基因纯合子。然而，＜10％的 e2 等位基因纯合子有明显Ⅲ型高脂蛋白血症。e4 等位基因与低密度脂蛋白(LDL)增高关联。凡血脂检测符合Ⅲ型高脂血症者，是ApoE基因型分析的候选者。本试验不能检出所有引起Ⅲ型高脂血症的突变，故本试验检测突变基因缺如不能排除携带者或病人的可能性。检测结果应结合临床表现、家族史和实验室其他检查结果。因罕见的多态性可致本试验假阴性和假阳性结果，既往同种异体供体的骨髓移植可干扰本试验。

氨基端B型钠尿肽前体(NT－pro－BNP)

心脏不仅具有泵血功能，而且还是一个内分泌腺。心房钠尿肽(ANP)和B型钠尿肽(BNP)由心脏分泌进入血循环。NT－pro－BNP常作为心力衰竭(心衰)检测指标。

【相关项目】 B型钠尿肽，总同型半胱氨酸。

【标本要求】 静脉采血；避免严重溶血。

【参考区间】 ＜75岁：＜285 ng/L；≥75岁：＜526 ng/L。

【临床用途】 主要应用：用于协助充血性心衰诊断。

心衰病人NT－pro－BNP的增高与死亡率增高、再入院风险性密切相关；NT－pro－BNP增高是病人疗效的独立标志物。NT－pro－BNP还能预示发生心衰或进行性心衰危险，及发生心肌梗死或再发生心肌梗死的危险。NT－pro－BNP可用于指导心衰治疗，大剂量药物治疗心衰后，NT－pro－BNP可减低，以NT－pro－BNP水平来指导药物治疗，可减少心血管事件发生率。如急性充血性心衰刚发作(第一个小时)或心室流入梗阻(梗阻性肥厚型心肌病、二尖瓣狭窄、心房黏液瘤)，则NT－pro－BNP可不增高。

增高：见于心功能不全、心衰、严重肺病、尿毒症、感染。

减低：＜50岁：NT－pro－BNP＜300 ng/L，阴性预测值99%，可排除充血性心衰。＞75岁：NT－pro－BNP＜300 ng/L，阴性预测值99%，可排除充血性心衰。

B型钠尿肽(BNP)

BNP主要由心脏心室持续分泌、释放，响应心室容积的增加和超负荷的压力，以调节血压和体液平衡。BNP 和心房钠尿肽（ANP）均因心内压增加所致心房和心室的扩张而激活。这些肽类物质具有利钠、利尿特性，通过增加肾小球滤过率提高肾脏排钠和排水，抑制钠的重吸收。

【相关项目】 氨基端B型钠尿肽前体。

【标本要求】 静脉采血；避免严重溶血。

【参考区间】 ＜100 ng/L。

【临床用途】 主要应用：用于协助诊断充血性心衰。

在心衰治疗中监测作用尚在研究中。BNP＞正常且＜200 ng/L：可能代偿性充血性心衰；≥200 ng/L 或≤400 ng/L：可能中度心衰；＞400 ng/L 可能中至重度心衰。

增高：见于肺心病右心衰（BNP 200～500 ng/L）、肺动脉高压（BNP 300～500 ng/L）和急性肺动脉栓塞（BNP 150～500 ng/L），及急性冠状动脉综合征。

高敏C反应蛋白（hs-CRP）

hs-CRP 检测采用超敏感检测技术检测血清C反应蛋白浓度，是心血管疾病常用检验项目之一，也是心肌损伤早期标志物之一。

【相关项目】 肌酸激酶-MB、肌钙蛋白、总胆固醇、甘油三酯、低密度脂蛋白-胆固醇、高密度脂蛋白-胆固醇。

【标本要求】 静脉采血；避免溶血。

【参考区间】 ≤3 mg/L。

【临床用途】 主要应用：有助于特定人群心血管疾病危险分层，但不建议用于评估无症状成年人心血管疾病的风险。

CRP 是全身性炎症反应急性期的非特异性标志物，是心血管疾病危险性最强有力的预测因子之一。CRP 是动脉粥样硬化、血栓形成疾病标志物，对于心绞痛、急性冠脉综合征和行经皮血管成形术病人，具有预测心肌缺血复发危险和死亡危险的作用。hs-CRP 水平与冠心病及急性脑梗死的发生、严重程度及预后密切相关；hs-CRP

与心脑血管风险判断：<1 mg/L低风险；1.0～3.0 mg/L平均风险，3.1～9.9 mg/L高风险，>9.9 mg/L极高风险。在急性炎症反应时，hs－CRP明显增高，多>20 mg/L；发生冠心病的相对危险性，如hs－CRP<1 mg/L，则低，如>3 mg/L，则高。hs－CRP增高病人易患卒中、心肌梗死和严重周围血管疾病。CRP是非特异性炎症标志物，增高可见于各种非动脉粥样硬化其他疾病。如hs－CRP第一次测定>3 mg/L，建议在代谢稳定状态、无感染或急性疾病时，至少2周后再重复检测。

增高：见于急性心肌梗死、创伤、感染、炎症、手术、恶性肿瘤浸润。

减低：显著减低可见于经羧基青霉素治疗的病人。

脂蛋白(a)[Lp(a)]

Lp(a)由肝脏合成，是动脉粥样硬化性疾病(心脑血管病、周围动脉硬化)的独立危险因素，可作为冠心病的预后指标，故是血脂检测常用项目之一。

【相关项目】 总胆固醇、高密度脂蛋白-胆固醇、低密度脂蛋白-胆固醇、甘油三酯。

【标本要求】 空腹(可饮水)静脉采血。

【参考区间】 0～0.30 g/L。

【临床用途】 主要应用：用于冠心病(CHD)风险评估。

Lp(a)个体差异很大，主要与遗传因素相关，新生儿为成年人1/10，6个月后与成年人水平相同，怀孕时Lp(a)可增高，产后恢复正常。Lp(a)可用于评估疑似或已知有其他风险如家族CHD病史、卒中、高血压、吸烟、肥胖、糖尿病低密度脂蛋白-胆固醇浓度增高、高密度脂蛋白-胆固醇浓度减低的病人。

增高：见于动脉粥样硬化性心脑血管病、急性心肌梗死、家族性高胆固醇血症、糖尿病、大动脉瘤、肾病综合征、尿毒症、外科手术及急性炎症或创伤等。

减低：见于肝脏疾病、酗酒、使用新霉素等药物后。

脂蛋白相关磷脂酶 A2(Lp－PLA2)

Lp－PLA2 能促进粥样硬化，在血管炎症中起重要作用，故是心血管疾病(CVD)的一个独立标志物，包括 CHD 和缺血性休克。

【相关项目】 C 反应蛋白、甘油三酯、总胆固醇，低密度脂蛋白-胆固醇、高密度脂蛋白-胆固醇。

【标本要求】 静脉采血。

【参考区间】 0～234 ng/ml。

【临床用途】 主要应用：用于 CVD 风险判断，包括 CHD 和缺血性休克。

如 Lp－PLA2≥235 ng/ml，则心血管病风险增加，包括心肌梗死和缺血性休克。Lp－PLA2 减低或正常，则不提示病人有 CVD 风险。本试验不是诊断 CHD 或缺血性休克的标准，而仅是风险因子，因为许多病人 Lp－PLA2 浓度虽增加但无 CVD 进展，而有些发生 CVD 的病人，检测 Lp－PLA2 结果却正常。

阳性：见于心肌梗死、缺血性休克等。

醛缩酶(ALD)

醛缩酶是肌肉糖酵解所必需的酶，检测醛缩酶主要用于肌肉疾病辅助诊断。

【相关项目】 肌酸激酶、丙氨酸氨基转移酶、天冬氨酸氨基转移酶。

【标本要求】 静脉采血；避免严重溶血、黄疸、脂血。

【参考区间】 0～16 岁：＜14.5 U/L；≥17 岁：＜7.7 U/L。

【临床用途】 主要应用：用于辅助诊断肌肉疾病。醛缩酶在肌肉疾病时增高，如进行性 Duchenne 型肌营养不良症(最高)、皮肌炎、多发性肌炎、肢带型营养不良。在高醛缩酶血症营养不良疾病中，随着肌肉质量减低，醛缩酶增高可不明显。醛缩酶在参考区间内的疾病可见于小儿麻痹症、重症肌无力和多发性硬化症。肌肉损伤检测醛缩酶无特异性，故不作为独立试验。肌肉或肝脏损伤的特异标志物，如肌酸激酶、丙氨酸氨基转移酶、天冬氨酸氨基转移酶已替代醛缩酶检测。

增高：心肌梗死时，醛缩酶增高变化类似于天冬氨酸氨基转氨酶。增高还见于急性病毒性肝炎、坏疽、前列腺肿瘤、旋毛虫病，某些肝转移性癌、慢性白血病、血液恶病质和震颤性谵妄。在慢性肝炎、门脉性肝硬化、阻塞性黄疸，醛缩酶水平可正常或轻度增高。

（刘湘帆　李　莉　倪培华　胡晓波　熊立凡）

六、呼吸系统疾病检验项目

呼吸系统疾病是指引起上、下呼吸道和肺部的疾病，如因吸烟、大气污染（包括颗粒物质 PM2.5）、理化生物因子吸入等多种因素引起的肺癌、支气管哮喘、慢性阻塞性肺疾病、肺血管疾病、肺间质纤维化、肺部感染如肺结核病等。呼吸系统疾病的诊断在临床表现的基础上，对肺功能、肺肿瘤等的辅助检查多为肺功能通气检查和影像学检查（如胸部 X 线、血管造影、CT 及造影、磁共振、核素、超声波检查等），但实验室微生物学检查对呼吸系统感染（见“一、感染性疾病检验项目”）、细胞学检查对肺肿瘤的检查等均非常重要。

动脉血气（ABG）

动脉血气分析主要检测血液 pH 值、氧气（O_2）和二氧化碳（CO_2）等指标，是评价病人呼吸、氧化及酸碱平衡状态的重要指标，可包括测定血液酸碱度（pH）、动脉血氧分压（PaO_2）、动脉血二氧化碳分压（$PaCO_2$）、动脉血氧饱和度（SaO_2）、总二氧化碳（TCO_2）、标准碳酸氢根（SB）、实际碳酸氢根（AB）、缓冲碱（BB）、剩余碱（BE）。动脉血气分析对反映临床疾病的肺通气和换气功能及酸碱平衡状态有重要意义。

【相关项目】 钠、钾、碳酸氢钠、尿素、肌酐。

【标本要求】 动脉采血(对氧疗者采血时,如条件允许,则采集前可暂时中止吸氧)。

【参考区间】 pH:7.35~7.45;PaO_2:9.98~13.97kPa(75~105 mmHg);$PaCO_2$:4.66~6.11kPa(35~46 mmHg);SaO_2:90%~98%;TCO_2 23~28 mmol/L;SB:22~27 mmol/L;AB:22~27 mmol/L;BB:全血 45~52 mmol/L,血浆 41~43 mmol/L;BE:-3~+3 mmol/L。

【临床用途】 主要应用:用于评估肺功能、监测肺部疾病治疗;评估呼吸性、代谢性或肾性血液酸碱平衡紊乱和病人氧疗效果。

人体精确地调节血液 pH 值,并维持在 7.35~7.45 狭窄范围内,不让血液太酸(酸中毒)或太碱(碱中毒)。糖尿病未控制可导致酮症酸中毒和代谢性酸中毒,严重肺部疾病可影响 CO_2 和 O_2 的气体交换。休克、焦虑、疼痛、长时呕吐和严重腹泻可致酸中毒或碱中毒。血气分析项目(如 pH 值、$PaCO_2$、HCO_3^-)均相互关联,结果必须综合分析。呼吸性和代谢性酸中毒与碱中毒疾病举例见表 15。

表 15 呼吸性和代谢性酸中毒与碱中毒疾病举例

pH	HCO_3^-	$PaCO_2$	酸碱状态	常见原因
<7.35	减低	减低	代谢性酸中毒	肾功能衰竭,休克,糖尿病酮症酸中毒,甲醇、水杨酸钠、乙醇中毒
>7.45	增高	增高	代谢性碱中毒	慢性呕吐、低血钾、心力衰竭、肝硬化
<7.35	增高	增高	呼吸性酸中毒	毒品,肺部疾病如哮喘、慢性阻塞性肺疾病气道阻塞
>7.45	减低	减低	呼吸性碱中毒	过度换气、疼痛、焦虑、脑外伤、肺炎、某些药物(水杨酸、儿茶酚胺)

(1) pH:指人体动脉血氢离子浓度的负对数,是血气分析常用检验项目之一,主要用于反映血液酸碱性程度。pH<7.35 为酸中

毒;pH>7.45为碱血症。如pH<6.8或>7.8,可危及生命。动脉血pH是判断酸碱平衡调节机体代偿程度最重要指标;pH只能决定是否有酸中毒或碱中毒;pH正常不能排除酸碱失衡,可能还存在代偿性酸碱失衡或混合性酸碱失衡;单凭pH本身也不能区分酸碱平衡紊乱的类型。

(2) PaO_2:是血浆物理溶解氧气的张力,血中氧气量是血气分析常用检验项目之一,是检测缺氧情况的重要指标。人体吸入空气时,绝大部分氧在血液中是以与血红蛋白结合的形式来运输。在一个大气压下,正常体内物理溶解于血中的氧只占很少的比例(0.3 ml/100 ml),但这小部分物理溶解氧具有重要的生物学意义。减低:见于肺部疾病导致换气功能障碍的疾病,如新生儿肺炎、先天性畸形、新生儿自发性呼吸窘迫综合征、肺炎、气喘性支气管痉挛等。PaO_2<7.31 kPa(55 mmHg)即有呼吸衰竭,<4.0 kPa(30 mmHg)即有生命危险。

(3) $PaCO_2$:指血浆中溶解二氧化碳的张力,是血气分析常用检验项目之一,主要用于了解肺泡通气情况。因CO_2分子具有较强的弥散能力,故血液$PaCO_2$基本上反映了肺泡$PaCO_2$的平均值,即代表了呼吸成分,能了解肺泡通气情况。$PaCO_2$测定主要用于反映呼吸性酸中毒还是碱中毒。$PaCO_2$增高,血pH值减低,血液酸性增强;pH值增高,$PaCO_2$减低,血液碱性增强。增高:提示原发性或继发性(代偿性)肺泡通气不足,结果体内CO_2滞留,为呼吸性酸中毒。代谢性碱中毒时,如$PaCO_2$增高提示已通过呼吸进行代偿。减低:提示原发性和继发性通气过度(如呼吸加深加快),结果体内CO_2排出过多,则为呼吸性碱中毒。代谢性酸中毒时,若$PaCO_2$减低提示机体已通过呼吸调节使$PaCO_2$发生代偿性变化。

(4) SaO_2:指血红蛋白被氧饱和的百分比,即血红蛋白携氧比例,血红蛋白实际结合氧含量与应结合氧量比,是血气分析常用检验项目之一,是反映机体有无缺氧的客观指标之一。氧饱和度与血红蛋白与氧的结合能力有关，此种结合与氧分压成正比例关系，当 PaO_2减低时，SaO_2也随之减低，当 PaO_2增高时，SaO_2也随之增高。增高：见于高压氧治疗。减低：见于肺气肿等缺氧性肺疾病，以及循环性缺氧、组织性缺氧。SaO_2＜90％表示呼吸衰竭，SaO_2＜80％表示严重缺氧。

(5) TCO_2：指测定血浆中一切形式的二氧化碳总量(＞95％为 HCO_3^-结合形式)。本测定是血气分析常用检验项目之一，主要用于判断单纯性酸碱平衡紊乱。碳酸氢根(HCO_3^-)：是机体 CO_2存在的主要形式，由肾脏分泌和吸收，与血 pH 水平直接相关。血 HCO_3^-量增高，则血液 pH 值也增高(血变为碱性)。TCO_2在体内受呼吸及代谢两方面因素影响，但主要受代谢因素的影响。TCO_2一般不单独作为评价酸碱平衡的指标应用，在判断混合性酸碱平衡紊乱时，其作用有限。增高：CO_2潴留或代谢性碱中毒，体内 HCO_3^-增多时。减低：通气过度或代谢性酸中毒，体内 HCO_3^-减少时。

(6) SB：指在 37℃、血红蛋白完全氧合的条件下，经二氧化碳分压为 5.32 kPa 的气体平衡后所测得的碳酸氢根浓度，是血气分析常用检验项目之一，是判断代谢性酸碱平衡紊乱的指标。SB 是根据 pH 和 PCO_2数据得出的计算值，排除了呼吸因素影响，是判断代谢性酸碱平衡紊乱的定量指标。SB 与实际碳酸氢盐一起分析，有助于酸碱平衡全面分析。增高：代谢性碱中毒；在呼吸性酸中毒时，因肾脏代偿，可发生继发性增高。减低：代谢性酸中毒；在呼吸性碱中毒时，因肾脏代偿，可发生继发性减低。

(7) AB：指未经气体平衡处理人体血浆中 HCO_3^-的真实含量，是血气分析常用检验项目之一。正常情况下 PCO_2为 40 mmHg 时，AB＝SB。AB 受机体呼吸和代谢两方面因素的影响；在酸碱失衡诊断上，把 AB 与 SB 结合起来分析更有价值。AB、SB 均正常，为酸碱平衡正常；AB、SB 均低于正常，为代谢性酸中毒(失代偿性)；AB、SB

均高于正常,为代谢性碱中毒(失代偿性);AB 高于 SB,提示 CO_2 潴留,多见于通气功能不足引起呼吸性酸中毒;AB 低于 SB,提示 CO_2 排出过多,多见于通气过度引起的呼吸性碱中毒。增高:如 AB>SB,表明 $PaCO_2$ 大于 40 mmHg,见于呼吸性酸中毒及代偿后代谢性碱中毒。减低:如 AB<SB,表明 $PaCO_2$ 小于 40 mmHg,见于呼吸性碱中毒及代偿后代谢性酸中毒。

(8) BB:指全血或血浆中一切具有缓冲作用的碱(负离子)总和,反映机体酸碱失衡总的缓冲能力,是血气分析常用检验项目之一,也是反映代谢因素的指标。BB 测定明显受血浆蛋白和血红蛋白值的影响,且还受呼吸因素及电解质的影响,因而不能确切反映代谢性酸碱平衡情况;不过比 HCO_3^- 更能全面反映体内中和酸的能力。增高:为代谢性碱中毒。减低:为代谢性酸中毒。

(9) BE:血气分析常用检验项目之一,反映酸碱内稳定中代谢性因素的一个客观指标,用于评价肺和肾脏的对血液酸碱的总缓冲能力。血液代谢性缓冲物的总和(阴离子),包括血红蛋白、蛋白质、磷酸和 HCO_3^-(主要阴离子)。碱剩余是指在标准条件下(37℃,二氧化碳分压 40 mmHg),血红蛋白 100%氧合时,用酸或碱滴定全血或血浆至 pH 7.4 时,所消耗的酸或碱的量。需加酸者 BE 为正值,需加碱者 BE 为负值。增高:表示碱多余,说明缓冲碱增加,固定酸缺乏,提示代谢性碱中毒或代偿性呼吸性酸中毒。减低:表示碱缺失,说明缓冲碱减少,固定酸过剩,提示代谢性酸中毒或代偿性呼吸性碱中毒。

胸腔积液常规分析

胸腔积液是病理性的。常规检查主要是鉴别出漏出液还是渗出液,以协助胸腔积液相关疾病的诊治。

【相关项目】 胸腔积液蛋白质、清蛋白、葡萄糖、病原体、腹水细胞学。

【标本要求】 胸腔穿刺吸取液标本;避免冷冻。

【参考区间】 无积液形成。

【临床用途】 主要应用：用于协助诊断形成胸腔积液的原因，鉴别漏出液还是渗出液(表16，表17)。

胸腔积液漏出液最常见原因是或充血性心力衰竭或肝硬化。胸腔积液渗出液：胸膜损伤或炎症形成的积液，常累及一侧肺，可见于感染(肺炎、肺结核、结节病)、恶性肿瘤(肺癌、转移癌、淋巴瘤、间皮瘤)或自身免疫性疾病。感染性疾病如病毒、细菌或真菌所致。肺炎时或肺炎后可能发生胸膜炎、胸腔积液。出血性疾病、肺栓塞或外伤可致血性胸腔积液。炎症如肺疾病、慢性肺炎如长期暴露石棉(石棉肺)、结节病或自身免疫性疾病如类风湿关节炎、系统性红斑狼疮。恶性肿瘤如淋巴瘤、白血病、肺癌和转移癌。其他特发性、心脏搭桥手术、心脏或肺移植、胰腺炎或腹腔内脓肿。

显微镜检查：正常胸腔积液有少量白细胞但无红细胞或微生物。必要时，可做进一步检查，如标本染色后细胞学检查，革兰染色镜检查细菌或真菌，疑似细菌感染时可用做细菌培养和药敏试验，较少用的检查是胸腔积液病毒、结核分枝杆菌和寄生虫检查。

化学试验：除蛋白或清蛋白还可包括葡萄糖(同时测定血清葡萄糖)，感染性与类风湿性关节炎可减低；乳酸：细菌性或结核性胸膜炎时增高，淀粉酶：胰腺炎、食管破裂或恶性肿瘤时增高；甘油三酯：涉及淋巴系统时增高；肿瘤标志物：在某些癌症时增高。

胸腔积液分析主要临床意义如下。

(1) 颜色和性状：① 漏出液：一般呈淡黄色，透明，比重低。② 渗出液：可有多种颜色，如色深则比重高。红色：结核病、各种肿瘤、血友病、肝破裂、脾破裂等。黄色：黄疸、肺炎链球菌感染、葡萄球菌感染、大肠埃希菌(大肠杆菌)感染等。白色：血丝虫病、肿瘤、淋巴管堵塞等。绿色：铜绿假单胞菌(绿脓杆菌)感染。积液中有大量细胞、细菌、脂肪时呈混浊；有大量纤维蛋白时可出现凝块。

（2）细胞计数：① 漏出液：细胞多<100×10^6/L，如肝硬化、充血性心衰等。② 渗出液：细胞数多>500×10^6/L。红细胞>0.1×10^{12}/L 可见于肿瘤、肺栓塞、创伤和结核病等。白细胞>200×10^6/L见于结核病、肿瘤等，>$1\,000\times10^6$/L 见于化脓性细菌感染等。

（3）细胞分类：① 漏出液：可有少量淋巴细胞或间皮细胞。② 渗出液：中性粒细胞增高，占 85%～95%以上，见于急性化脓性细菌感染，结核病合并感染；嗜酸性粒细胞增高，占 2%～5%，见于过敏性疾病、寄生虫病、反复多次穿刺采集积液、结核病吸收期、气胸、系统性红斑狼疮、肺梗死、真菌感染和肿瘤等；淋巴细胞增高，见于结核病、梅毒、肿瘤、骨髓瘤和慢性非结核性胸膜炎等；间皮细胞增高，见于渗出液，表示胸膜受到各种刺激。③ 异常细胞：见于转移性或原发性恶性肿瘤。

表 16 漏出液和渗出液鉴别

项　目	漏 出 液	渗 出 液
病因	非炎性	炎性、外伤、肿瘤或理化刺激
颜色	淡黄色	黄色、红色、乳白色
透明度	清晰透明或淡黄	浑浊或乳糜样
比重	<1.015	>1.018
pH	>7.3	<7.3
凝固性	不易凝固	易凝固
Rivalta 试验	阴性	阳性
蛋白质(g/L)	<25	>30
葡萄糖(mmol/L)	近血葡萄糖	<3.33
细胞总数($\times10^9$/L)	<0.1	>0.5
有核细胞分类	淋巴细胞为主，间皮细胞少	急性炎症以中性粒细胞为主；慢性炎症或恶性积液以淋巴细胞为主
肿瘤细胞	无	可有
细菌	无	可有

表 17　胸腔积液漏出液和渗出液鉴别

项　　目	漏出液	渗出液
胸腔积液/血清蛋白	<0.5	>0.5
胸腔积液/血清乳酸脱氢酶	<0.6	>0.6
乳酸脱氢酶(U/L)	<200	>200

胸腔积液和腹水细胞学检查

胸腔积液和腹水细胞学检查，主要判断良性或恶性积液，查找肿瘤细胞及相关病因。

【相关项目】 胸腔积液常规分析、腹水常规分析。

【标本要求】 胸膜腔穿刺吸取液标本；新鲜标本最佳。

【参考区间】 未找到肿瘤细胞。

【临床用途】 主要应用：用于查找肿瘤细胞及相关病因。

肿瘤细胞可以侵犯和破坏浆膜，产生恶性积液；积液细胞学检查重点就是检查标本中有无恶性肿瘤细胞。

“找到肿瘤细胞”：提示为肿瘤性积液。原发性肿瘤较少见，如间皮瘤；转移性肿瘤(即原发肿瘤不是产生于浆膜腔，而来自浆膜腔之外的组织或器官)最多见(约占 95%)。① 胸腔积液：常见肿瘤为肺癌、乳腺癌和间皮瘤等。② 腹水：常见肿瘤为胃癌、大肠癌、卵巢癌、肝癌、胆囊癌、胆管癌和淋巴瘤等。

可溶性间皮素相关肽(SMRP)

SMRP 是一种胸腔、心包腔和腹膜腔细胞膜降解产物蛋白质。血 SMRP 浓度增高常见于间皮瘤病人，其含量与疾病严重程度相关。

【相关项目】 胸腔积液细胞学检查。

【标本要求】 静脉采血。

【参考区间】 0～1.5 nmol/L。

【临床用途】 主要应用：用于协助对诊断为上皮样或双相间皮瘤病人的管理。

石棉纤维暴露是恶性间皮瘤的主要原因。某些上皮源性间皮瘤可影响浆膜腔上皮,但不产生SMRP。不同检测方法的结果不能互换。如SMRP增高,提示进行性间皮瘤可能;如减低,提示病人对治疗有反应;如不变,提示疾病稳定。SMRP结果应与影像学结果结合一起解释,因为其他原因的肿瘤,包括肺、卵巢、子宫内膜和胰腺癌的产物也会干扰试验,使结果明显增高。

(李　莉　胡晓波　倪培华　熊立凡)

七、消化系统疾病检验项目

消化系统疾病指临床常见的食管、胃、肠、肝、胆、胰等器质性和功能性疾病。消化系统疾病的诊断除了临床病史、症状(如恶心、呕吐、呕血、黄疸、黑便、便血等)和体征之外,辅助检查也非常有价值。对于消化道器质性疾病如肿瘤性疾病如肝癌、胃癌、结直肠癌,常用影像学检查(包括超声波、X线、CT、磁共振、核素等)、内镜(食管镜、胃镜、十二指肠镜、胆道镜、小肠镜、结肠镜、腹腔镜等)、病理活检、细胞学检查等。实验室血常规、生化检查虽对胃肠道疾病的诊断缺乏特异性,但粪便检查如微生物病原体检查(见“一、感染性疾病检验项目”)、隐血试验、脂肪滴检查等对于胃肠道病原体(细菌、病毒、寄生虫)感染、出血、腹泻等可提供确切的诊断证据,肝功能检查可反映肝损害与否,血清、胸腔积液、腹水淀粉酶测定可诊断急性胰腺炎,肝炎病毒性抗原抗体检查可确定乙型或丙型病毒性肝炎,肿瘤标志物可辅助诊断和监测胃肠道肿瘤如原发性肝癌、结肠癌等。

总蛋白(TP)

TP指血清/浆中总蛋白浓度,是血清蛋白质测定常用检验项目之一,是评价人体肝、肾功能及营养状况重要指标。

【相关项目】 清蛋白。

【标本要求】 安静状态下，采集静脉血。

【参考区间】 成人 60～80 g/L。

【临床用途】 主要应用：用于各种累及肝脏、肾脏、骨髓疾病，以及其他代谢性疾病或营养性疾病的诊断和治疗。

总蛋白测定通常反映肝脏合成功能和肾脏排泄功能，其含量与年龄、人体营养状况有关。

增高：见于急性脱水（呕吐、腹泻、高烧等）、外伤性休克、慢性肾上腺皮质功能减退；多发性骨髓瘤。

减低：见于肝功能严重受损；急性大出血、严重烧伤、肾病综合征、溃疡性结肠炎；长期饥饿、营养不良、吸收不良、消耗性疾病如严重结核、甲状腺功能亢进、恶性肿瘤等；也可因静脉注射过多低渗溶液或各种原因引起的水、钠潴留。

清蛋白(Alb)

Alb 指血清（血浆）中清蛋白浓度，是常用检验项目之一，是评价机体肝、肾功能及营养状况的重要指标。

【相关项目】 总蛋白。

【标本要求】 静脉采血；避免严重溶血。

【参考区间】 新生儿：28～44 g/L；>14 岁：38～54 g/L；成年人：35～55 g/L；>60 岁：34～48 g/L。

【临床用途】 主要应用：与血清总蛋白测定相似，通常用于反映肝脏合成功能和肾脏排泄功能，评估营养状况。血清清蛋白量与年龄、机体营养状况有关，60 岁后略有减低。清蛋白减低与总蛋白减低原因大致相同，因清蛋白生物半寿期为 15～19 天，故肝脏病变到一定病程和程度时，才会出现清蛋白的改变。除了脱水情况，清蛋白增高的诊断意义不大。当血浆或血清清蛋白值<20 g/L，常出现水肿。

减低：急性减低主要见于严重烧伤和急性大出血；慢性减低主

要见于肾病蛋白尿、肝功能受损、肠道肿瘤及结核病伴慢性出血、营养不良和恶性肿瘤等；先天性清蛋白缺乏症（罕见）。清蛋白＜20 g/L，临床出现水肿。

增高：见于急性脱水（呕吐、腹泻、高烧等）、外伤性休克、慢性肾上腺皮质功能减退。

直接胆红素（DBil）

DBil 即结合胆红素，是评估肝功能和鉴定黄疸类型的常见检测项目之一。

【相关项目】 总胆红素、胆汁酸、丙氨酸氨基转氨酶、天冬氨酸氨基转移酶、碱性磷酸酶、γ 谷氨酰转移酶等。

【标本要求】 静脉采血；避免溶血、脂血和光照。

【参考区间】 ＜3.4 mol/L。

【临床用途】 主要应用：用于评估肝功能；评估影响胆红素生成、摄取、储存、代谢或排泄的疾病；监测新生儿光疗的效果。

直接胆红素和总胆红素可以正确反映黄疸的程度，DBil 与总胆红素（TBil）比例（DBil∶TBil）有助于判断黄疸类型。溶血性黄疸时，DBil∶TBil＜0.2；梗阻性黄疸时，DBil∶TBil＞0.5；肝细胞性黄疸时，DBil∶TBil＞0.2，但＜0.5。

增高：见于肝细胞损害和损害后胆红素胆道排泄发生障碍，如肝细胞性黄疸、梗阻性黄疸、新生儿高胆红素血症、Dubin-Johnson 综合征、Rotor 综合征等。

5′-核苷酸酶（5′-NT）

5′-NT 广泛存在于人体组织，如肝、胆、肠、脑、心、胰等。主要用于肝胆系统疾病的诊断和骨骼疾病的鉴别诊断。

【相关项目】 丙氨酸氨基转移酶、天冬氨酸氨基转移酶、γ 谷氨酰转移酶。

【标本要求】 静脉采血。

【参考区间】 0～15 U/L。

【临床用途】 主要应用：用于肝、胆疾病诊断和骨骼疾病的鉴别诊断。5′-NT应与肝其他酶一起检测，单独检测无特异性。如5′-NT正常，碱性磷酸酶(ALP)增高，则应测定骨特异性碱性磷酸酶等。

增高：见于肝胆系统疾病：阻塞性黄疸、肝癌、肝炎等，5′-NT活性变化与ALP一致。在骨骼系统疾病，如肿瘤转移、骨炎、佝偻病、甲状旁腺功能亢进等，5′-NT正常，而通常ALP活性增高，故ALP和5′-NT同时测定有助于肝胆和骨骼系统疾病的鉴别诊断。在丙氨酸氨基转移酶(ALT)增高时：如5′-NT和γ谷氨酰转移酶(GGT)均增高，提示肝病；如5′-NT和γ谷氨酰转移酶均正常，提示骨病；如5′-NT与ALT、GGT及天冬氨酸氨基转移酶均增高，高度提示肝病。

碱性磷酸酶(ALP)

ALP活性与年龄、性别等有关，新生儿或生长期儿童较成人高。ALP测定主要用于骨骼、肝胆系统疾病的诊断以及黄疸的鉴别诊断等。

【相关项目】 丙氨酸氨基转移酶、天冬氨酸氨基转移酶、γ谷氨酰转移酶、5′-核苷酸酶等。

【标本要求】 空腹静脉采血；避免严重溶血。

【参考区间】 38～126 U/L。

【临床用途】 主要应用：用于诊断和监测肝、骨、肠和甲状旁腺疾病的治疗，鉴别肝源性和骨源性血清ALP增高，是肝胆疾病和骨骼疾病常用检测指标之一。ALP显著增高可见于骨骼期儿童。妇女怀孕晚期因胎盘来源，ALP可增高2～3倍。ALP增高＞3倍可见于肝疾病，但对胆汁淤积无特异性，其变化似γ谷氨酰转移酶(GGT)，但反应较迟钝，ALP同工酶可见于骨、肝、肠、胎盘疾病。如GGT、ALP均增高，则ALP很可能是肝源性。如ALP增高，其他肝酶不增高，则可表明骨的疾病，其中，Paget病的ALP活性水平最高。ALP在骨质疏松症一般正常。

减低：见于重症慢性肾炎、乳糜泻、贫血及恶病质、儿童甲状腺功能不全或减退、坏血病、营养不良、呆小症、遗传性低磷酸酶血症。

增高：见于肝胆疾病（阻塞性黄疸、急性或慢性黄疸性肝炎、肝癌）、变形性骨炎、成骨细胞癌、佝偻病、骨软化、甲状腺及甲状旁腺功能亢进、肾小管性酸中毒、遗传性磷酸酶过多症及怀孕、生长期儿童。

总胆汁酸（BA）

胆汁酸是胆汁主要成分，可反映肝细胞合成、摄取和排泌功能，是较敏感的评判肝功能的常用指标之一。

【相关项目】 丙氨酸氨基转移酶、天冬氨酸氨基转移酶、碱性磷酸酶、γ谷氨酰转移酶、总胆红素。

【标本要求】 空腹或餐后 2 h 静脉采血。

【参考区间】 0～10 μmol/L。

【临床用途】 主要应用：用于诊断肝细胞损伤，估计预后和提示病情复发。

增高：见于急性肝炎、慢性活动性肝炎、酒精肝、中毒性肝病、肝硬化、肝癌等；胆道梗阻、胆石症、胆道肿瘤、门脉分流等；进食后可出现一过性生理性增高。

血氨（NH_3）

NH_3测定主要衡量肝功能，是肝功能严重损伤情况下的检测指标之一。氨是蛋白质分解代谢废物，对中枢神经系统有毒性。

【相关项目】 丙氨酸氨基转移酶、天冬氨酸氨基转移酶、胆红素、清蛋白、前清蛋白。

【标本要求】 空腹静脉采血；尽快检测。

【参考区间】 ≤30 μmol/L。

【临床用途】 主要应用：用于协助诊断肝昏迷；调查和监测先天性代谢异常的治疗；评估晚期肝病病人。肝功能损伤严重时，血氨可诱发肝性脑病，如慢性复发性肝性脑病，血氨增高明显，但血氨浓度与肝性脑病程度不关联。血氨浓度与高蛋白饮食和运动等有关。

增高：见于严重肝脏损伤，如肝性脑病、肝硬化终末期肝昏迷、肝功能衰竭、肝癌、重症肝炎等、急性及亚急性肝坏死、Reye综合征，还可见于尿毒症、上消化道出血、肝外门脉系统分流等。新生儿高氨血症包括遗传性尿素循环酶缺陷严重肝病等。

减低：见于低蛋白饮食和严重贫血等。

淀粉酶(AMY)

指测定血液、尿液、体液中α淀粉酶或胰淀粉酶的活性程度。淀粉酶测定是诊断急性胰腺炎、胰腺外伤、胰腺管阻塞等疾病的重要指标。

【相关项目】 脂肪酶。

【标本要求】 静脉采血；避免严重溶血、脂血、黄疸。2 h尿标本：下午6时～次日上午10时，病人除饮水外应禁食，次日上午8时完全排空膀胱尿液，7：30开始饮水适量(＞100～250 ml)，采集8～10时全部尿液。采集过程标本冷藏。随机尿标本。体液标本：避免严重溶血。

【参考区间】 ① 血清总淀粉酶(比色法)0～30天，0～6U/L；31～182天，1～17 U/L；183～365天，6 U/L；1～3岁，8～79 U/L；4～17岁，21～110 U/L；≥18岁，26～102 U/L。② 血清胰淀粉酶(单克隆抗体法)0＜24个月，0～20 U/L；2＜18岁，9～35 U/L；≥18岁，11～54 U/L。③ 体液胰淀粉酶(单克隆抗体法)无参考区间。④ 随机尿淀粉酶(比色法)无参考区间。⑤ 2 h尿淀粉酶(酶速率法)3～26 U/L。

【临床用途】 主要应用如下。

(1) 血清(胰)淀粉酶：用于诊断急性胰腺炎；急性胰腺炎后期，尿淀粉酶的测定更有价值。

(2) 体液淀粉酶和胰淀粉酶：用于疑有急性胰腺炎的临床评价。如腹水淀粉酶有时用来证明胰腺炎症。如胸腔积液为急性胰腺炎并发症，则胰淀粉酶(β淀粉酶)原因即是胰腺炎。认为如体液淀粉酶＞

1 100 U/L(10 倍血清参考区间),则为阳性,提示为胰腺炎。

(3) 随机尿淀粉酶:用于评价胰腺移植膀胱引流的急性排斥反应;诊断急性胰腺炎。相对于基线值减少>30%到 50%,可能与胰腺移植急性排斥反应相关。如第一次尿标本淀粉酶明显减少,则应采集第二次尿标本确认。尿淀粉酶增高见于急性胰腺炎,但灵敏度和特异性差。例如,有报道急性胰腺炎时,当测定值>550 U/L 时,灵敏度为 6.2%,特异性为 97%,而当测定值>2 000 U/L 时,灵敏度也为 62%,特异性也为 97%。因此,采集定时尿标本,以每小时尿淀粉酶表达测定结果,可减少变异性。

(4) 2 h 尿淀粉酶:用于评价胰腺移植膀胱引流急性排斥反应;辅助诊断急性胰腺炎。

增高:还可见于胰腺肿瘤引起的胰腺导管阻塞、胰腺脓肿、胰腺损伤、肠梗阻、胃溃疡穿孔、流行性腮腺炎、腹膜炎、胆道疾病、急性阑尾炎、胆囊炎、消化性溃疡穿孔、肾功能衰竭或不全、输卵管炎、创伤性休克、大手术后、肺炎、肺癌、急性酒精中毒、吗啡注射后,以及口服避孕药、磺胺、噻嗪类利尿剂、鸦片类药物(可待因、吗啡)、麻醉止痛剂等。

减低:见于肝硬化、肝炎、肝癌及急性和慢性胆囊炎等。

抗酿酒酵母抗体(ASCA)

ASCA 是免疫球蛋白,常见于炎症性肠病(IBD)。从口腔、肠道到肛门,虽均可发生克罗恩病,但主要见于小肠和(或)结肠,溃疡性结肠炎见于结肠。通常检测包括两类酵母 IgG 和 IgA 抗体。

【相关项目】 抗中性粒细胞胞质抗体、粪便隐血试验、粪便培养、粪便常规检查。

【标本要求】 静脉采血。

【参考区间】 ASCA-IgG:4.78～7.02 EU/ml;ASCA-IgA:1.41～7.83 EU/ml。

【临床用途】 主要应用:用于帮助鉴别最常见炎症性肠病(IBD)两种类型:克罗恩病(CD)和溃疡性结肠炎(UC);及用作其他

IBD 辅助试验。

IBDs 主要是通过病理学检查如小肠活检确诊。如有持续或间歇性腹泻、腹痛症状，疑似 IBD 时，可检测本试验。如 ASCA 阳性，虽然并非能诊断克罗恩病、溃疡性结肠炎及其他 IBD，但病人有症状罹患炎症性肠病可能性更大；如 ASCA 阳性，而核周抗中性粒细胞胞浆抗体(pANCA)阴性，则可能是克罗恩病；如 ASCA 阴性，而 pANCA 阳性，则可能是溃疡性结肠炎；ASCA 和 PANCA 均阴性，也未必能排除 IBD。

阳性：见于克罗恩病、溃疡性结肠炎、其他炎症性肠病。

钙卫蛋白(CALP)

钙卫蛋白是胃肠道炎症中性粒细胞释放的一种蛋白质；当胃肠道炎症时，中性粒细胞迁移到炎症区并释放钙卫蛋白，致粪便钙卫蛋白增高。

【相关项目】 乳铁蛋白、粪便隐血试验、粪便培养、粪便白细胞、艰难梭菌、艰难梭菌毒素试验、红细胞沉降率、C 反应蛋白。

【标本要求】 粪便标本；避免加防腐剂。

【参考区间】 ≤50 μg/g。

【临床用途】 主要应用：用于检测肠道炎症，区分炎症性肠病(IBD)和非炎症性肠病，监测 IBD 活动性。

粪便钙卫蛋白可用于鉴别炎症性肠病与肠易激综合征(IBS)，监测炎症性肠病治疗，并确定哪些病人应进行内镜和(或)结肠镜检查。钙卫蛋白检测结果在 50～120 μg/g 应于 4～6 周复测和确认。增高表明胃肠道中可能存在炎症，但并不明确炎症部位或原因。通常，增高的程度与炎症程度相关。钙卫蛋白增高也见于一些细菌感染、寄生虫感染和结直肠癌。低浓度钙卫蛋白提示可能是非炎症性肠病，如肠易激综合征和胃肠道的病毒感染。在某些情况下，即使存在炎症，钙卫蛋白可能很低(假阴性)，最常见于儿童。

增高：见于肠道感染、感染后肠易激综合征和使用非类固醇类抗炎药。

腹水常规分析

腹水是病理性的腹膜腔积液。常规检查主要是鉴别出漏出液还是渗出液，以协助腹水相关疾病的诊治。

【相关项目】 腹水中蛋白质、清蛋白、葡萄糖、病原体，以及腹水细胞学。

【标本要求】 腹腔穿刺吸取液标本；避免冷冻。

【参考区间】 无积液形成。

【临床用途】 主要应用：用于协助诊断腹水的原因，鉴别漏出液还是渗出液（表 18，表 19，表 20）。

漏出液，常由充血性心力衰竭、肝硬化引起。渗出液，常由腹膜损伤、炎症（化学物质、辐射、胰腺炎）、感染、恶性肿瘤（肝肿瘤、转移性癌、淋巴瘤、间皮瘤）或自身免疫性疾病（罕见）所致。鉴别漏出液和渗出液的试验包括：腹水淀粉酶、葡萄糖等。腹水分析的主要临床意义如下。

(1) 漏出液：清晰，占 90%腹水：充血性心力衰竭、肝硬化引起。清蛋白：低，通常血清清蛋白-腹水清蛋白梯度(SAAG)>11 g/L为漏出液。细胞计数：细胞极少。

(2) 渗出液：混浊，清蛋白：增高（通常 SAAG<11 g/L）。细胞计数：增高，见于感染、外伤、各种癌症或胰腺炎。黄色：肝病。乳白色：淋巴系统阻塞。绿色：来自胆汁。红色：表明出血。混浊可能表明存在微生物和（或）白细胞。

进一步检查腹水检查，可做：① 显微镜检查，感染、恶性疾病时白细胞可增高；染色后白细胞分类，细菌感染中性粒细胞增加；细胞学检查，经特殊染色，镜检异常细胞，有助于确定肿瘤细胞。② 化学试验，除清蛋白检测，还包括：葡萄糖，感染时减低；淀粉酶，胰腺炎增高，肿瘤标志物，识别恶性肿瘤。③ 病原体检查，革兰染色直接镜检观察微生物（如未见微生物，也不排除感染；因数量少或受抗生素治疗抑制)，细菌培养和药敏试验可发现细菌指导抗菌治疗，但较少用于检测病毒、结核分枝杆菌和寄生虫。

表 18　腹水漏出液和渗出液鉴别

项　　目	漏出液	渗出液
血清清蛋白和腹水清蛋白梯度(g/L)	>11	<11
腹水蛋白质(g/L)	<25	>25
细胞计数(/μl)	<300	>300
细胞分类(%)	中性粒细胞<25	中性粒细胞>25

表 19　血清-腹水清蛋白梯度

增　　高	减　　低
肝硬化	腹膜癌
暴发性肝功能衰竭	肺结核
脂肪肝	胰腺炎
酒精肝	结缔组织疾病
门静脉血栓	肾病综合征
静脉闭塞症	胆汁过多

表 20　腹水实验室检查项目

常规项目	(疑有感染时)可选项目	非常用项目	无益项目
细胞计数和分类	血培养	抗酸染色和培养	pH 值
清蛋白	葡萄糖	细胞学	乳酸
总蛋白	乳酸脱氢酶	甘油三酯	胆固醇
	淀粉酶	胆红素	纤连蛋白
	革兰染色		黏多糖

铜蓝蛋白(CP)

CP 又称铜氧化酶，由肝脏合成，是一种含铜酶，属急性时相反应蛋白；在机体铁代谢中发挥作用，主要用于检测 Wilson 病。

【相关项目】　C 反应蛋白，红细胞沉降率，白细胞计数，血清铜、尿铜。

【标本要求】 空腹采血。

【参考区间】 成年人 150～600 mg/L，儿童 300～650 mg/L。

【临床用途】 主要应用：用于检测 Wilson 病和铜缺乏相关疾病。

肝病可使体内铜蓝蛋白含量异常，血清铜蓝蛋白在肝癌病人明显增高，而肝硬化病人则减低。血清铜蓝蛋白与冠心病的发病呈正相关性。血清铜和铜蓝蛋白减低可为临床早期诊断 Wilson 病提供参考指标，而肝、脑和其他器官铜存储过量，尿铜增高。铜蓝蛋白也可有助于诊断代谢异常、铜缺乏或罕见遗传疾病 Menkes 卷发综合征（表 21）。

表 21 铜蓝蛋白与铜过多和缺乏疾病

检测项目	Wilson 病	铜中毒	Menkes 卷发综合征	铜缺乏
血铜	减低或正常	高	低	低
血清游离铜	高	高	低	低
铜蓝蛋白	减低或正常	高	低	低
尿铜	明显增高	高	低	低
肝铜	阳性或阴性（取决于肝铜分布）	高或正常	低	低

减低：见于 Wilson 病（对肝豆状核变性有重大诊断价值）、严重低蛋白血症、肾病综合征等。

增高：见于炎症、严重感染、创伤、结核、矽肺、甲状腺功能亢进、恶性肿瘤（如白血病、霍奇金病、肝癌等）、怀孕、口服避孕药、使用雌激素、卡马西平、苯巴比妥和丙戊酸钠。

糜蛋白酶（CT）和胰蛋白酶

胰蛋白酶和糜蛋白酶是小肠中消化蛋白质的酶。如胰腺功能正常，在小肠和粪便可检测到胰蛋白酶和糜蛋白酶，故检测粪便糜蛋白酶用以评估胰腺功能。

【相关项目】 胰蛋白酶原、粪便脂肪、囊性纤维化基因突变。

【标本要求】 新鲜粪便；限制进食酶制剂至少 5 天；避免尿液污染。

【参考区间】 糜蛋白酶：2.3～51.4 U/g；胰蛋白酶：10.0～57.0 ng/ml。

【临床用途】 主要应用：用于检测（新生儿和婴儿）囊性纤维化；有时用于评估儿童和成年人胰腺功能不全。

囊性纤维化病人，黏液栓可阻塞进入小肠的胰管，阻止胰蛋白酶和糜蛋白酶原到达小肠；胰腺功能障碍（组织损伤或阻塞）病人可阻塞胰管或产生胰蛋白酶和糜蛋白酶原细胞；细胞损伤引起的胰腺功能不全，常见于慢性胰腺炎和胰腺癌。

阳性：表明正常粪便，即存在糜蛋白酶。

阴性：表明需对胰腺功能不全和囊性纤维化做进一步检查。

粪便脂肪

粪便脂肪包括甘油三酯、甘油二酯、甘油单酯、磷脂等。本试验指粪便脂肪定量检查（粪便脂肪定性检查参见“粪便常规检查”项），主要用于诊断胰腺或肠道脂肪吸收不良的疾病。

【相关项目】 粪便常规检查。

【标本要求】 粪便标本；首选 48 h 或 72 h 全部粪便标本，也可用 24 h 或随机全部粪便标本；采集期间冷藏保存，避免使用防腐剂。

【参考区间】 24 h 粪便标本（≥6 岁）：0～6.0 g。随机粪便标本：0～19%。

【临床用途】 主要应用：用于诊断胰腺或肠道疾病所致的脂肪吸收不良，监测某些吸收不良疾病酶制剂药物的有效性。

脂肪泻（粪便脂肪排泄增加）可反映胰腺或肠道一些疾病，包括慢性胰腺炎（伴或不伴结石梗阻）、囊性纤维化、肿瘤形成、Whipple 病、局限性肠炎、结核性肠炎、麦胶性肠病（乳糜泻）、贾第虫相关肠病、口炎性腹泻或营养不良性萎缩。如每日进食脂肪 100～

150 g，粪便脂肪定量>6 g/24 h，提示吸收不良。本试验结果准确性的关键是病人准备，如未能坚持按指导的脂肪饮食，则难以解释结果。

靛苷

细菌作用于小肠中色氨酸而产生吲哚，其大多数从粪便中排出，剩余部分吸收，在肝脏脱毒，在尿中以靛苷（硫酸吲哚酚）形式排出。本试验可反映消化系统蛋白质消化吸收状况。

【相关项目】 粪便脂肪、木糖吸收试验。

【标本要求】 尿标本。

【参考区间】 阴性。

【临床用途】 主要应用：用于反映消化系统蛋白质消化吸收状况。

正常尿中靛苷量很少。

增高：见于高蛋白饮食及各种疾病时，如 Hartnup 病、肠梗阻、胃癌、胃酸减少、胆道梗阻和吸收不良（如口炎性腹泻和盲襻综合征）。

乳铁蛋白（LF）

粪便乳铁蛋白检查用于检测肠道炎症如小肠炎症、炎症性肠病（IBD），鉴别 IBD 和非炎症性疾病，并能监测 IBD 疾病活动度。

【相关项目】 钙网蛋白、粪便隐血试验、红细胞沉降率、C 反应蛋白、粪便常规检查。

【标本要求】 新鲜粪便标本。

【参考区间】 阴性。

【临床用途】 主要应用：用于检测炎症性肠病；有助于鉴别活动性炎症性肠病（IBD）；鉴别 IBD 和非炎症性肠病；监测 IBD 活动性。

本试验可联合粪便其他试验，如粪便培养、粪便白细胞检查和（或）粪便隐血试验。如疑炎症，可检测红细胞沉降率和（或）C 反应蛋白，这些试验有助于鉴别病人症状。乳铁蛋白增高提示胃肠道有炎症，并有活动性，但不能提示其部位或原因，其增高程度与炎症严重程度相关。如病人诊断为IBD，乳铁蛋白可用于监测疾病活动性，评价疾病严重程度。内镜（结肠镜或乙状结肠镜）常作为进一步检查试验。

阳性：见于小肠炎症、炎症性肠病（IBD）等。

脂肪酶(LPS)

LPS由胰腺腺泡合成并随胰腺分泌，舌下腺、胃、肺和小肠黏膜也分泌少量脂肪酶。血清脂肪酶主要来自胰腺，故可依据LPS诊断胰腺疾病。检测LPS是诊断胰腺疾病的主要酶学指标。

【相关项目】 淀粉酶。

【标本要求】 静脉采血。

【参考区间】 28～280 U/L。

【临床用途】 主要应用：用于胰腺疾病如胰腺炎的辅助诊断。

增高：见于急性胰腺炎，发病后4～8 h脂肪酶出现增高，24 h达到高峰，8～14天后逐渐恢复正常。也见于慢性胰腺炎（偶见）、胰腺癌或结石使胰管阻塞时、胆道疾病、胃穿孔、肝硬化、肠梗阻、十二指肠溃疡、乳腺癌、软组织损伤、急慢性肾脏疾病、内镜逆行胰腺造影，以及吗啡、某些胆碱功能性药物治疗时。

抗肝肾微粒体抗体(anti-LKM)

anti-LKM有3种亚型：LKM-1、LKM-2和LKM-3，主要协助诊断未知病因的肝病和自身免疫性肝炎。

【相关项目】 抗核抗体、抗平滑肌抗体、丙氨酸氨基转移酶、天冬氨酸氨基转移酶、碱性磷酸酶、γ谷氨酰转移酶、总胆红素、清蛋白、总蛋白。

【标本要求】 静脉采血。

【参考区间】 阴性。

【临床用途】 主要应用：用于评价未知病因的肝病和疑似自身免疫性肝炎病人。

anti－LKM 的 3 个亚型在不同的肝病中表现各不相同。抗 LKM－1 是Ⅱ型自身免疫性肝炎的血清学标志，并可见于 2%～10% 慢性丙型肝炎病人，病人大多为病情较严重但对免疫抑制治疗反应较好的年轻女性；抗 LKM－2 仅出现于药物诱导性肝炎；抗 LKM－3 主要出现于慢性丁型肝炎病人。

阳性：见于自身免疫性肝炎、部分丙型肝炎、丁型肝炎等。

血管活性肠肽(VIP)

VIP 见于中枢神经系统、消化道、呼吸道、泌尿道、外分泌腺、甲状腺和肾上腺神经元细胞内，有广泛生物活性，主要作用是缓解平滑肌（如支气管和血管扩张），刺激胃肠道水、电解质分泌和胰腺激素释放。

【相关项目】 粪便常规检查、钾、钙、镁、胰岛素、葡萄糖。

【标本要求】 静脉采血。

【参考区间】 ＜75 pg/ml。

【临床用途】 主要应用：用于检测慢性腹泻肿瘤病人。

VIP＞75 pg/ml 提示肠道胰腺肿瘤 VIP 的分泌增加。VIP 瘤罕见，90%位于胰腺内，有水性腹泻、低钙血症和胃酸缺乏等关键特征。VIP＞200 pg/ml 强烈提示产 VIP 肿瘤（VIP 瘤）。

木糖吸收试验

木糖是单糖，易于体内吸收。本试验检测摄入标准饮食后的血液木糖水平，以判断碳水化合物的吸收能力，有助于鉴别吸收不良性疾病，如胰腺酶分泌不足、胆道或肠道功能不良。

【相关项目】 粪便脂肪。

【标本要求】 空腹静脉采血；避免血液凝固、严重溶血。尿标本（采集服用木糖后 5 h 内的全部尿液）。

【参考区间】 服用木糖 2 h 后血液：＞17 岁，320～580 mg/L。服用木糖 5 h 后尿液：① 木糖排泄率（5 h 后）：17～64 岁，160%～400%；＞65 岁，140%～400%。② 木糖排泄率（5 h 后）：17～64 岁，

4.0～10.0 g;＞65 岁,3.5～10.0 g。

【临床用途】 主要应用:用于鉴别吸收不良性疾病。

按木糖吸收试验,血液木糖和尿液浓度增高说明正常,肠道木糖吸收能力良好,提示病人的症状因其他原因所致,如胰腺或胆道功能不良。血液木糖浓度高,而尿液浓度减低提示肾脏功能不全。血液和尿液木糖浓度减低提示吸收不良。根据病人临床表现,木糖吸收试验需进一步做血液或粪便检查,查找病因和(或)小肠活检检查肠道细胞。干扰木糖吸收试验的药物有:阿司匹林、阿托品、洋地黄、吲哚美辛、新霉素、鸦片生物碱等。

减低:见于肠道细菌大量繁殖、寄生虫感染、缩肠术、Celiac 病、吸收不良综合征、肾功能减退、代谢异常等。

γ谷氨酰转移酶(GGT 或 γ-GT)

GGT 存在于肾(最多)、胰、肝等组织中,正常人血清中 GGT 主要来自肝脏。检测血清 GGT 是肝胆疾病常用项目之一。

【相关项目】 碱性磷酸酶、5′-核苷酸酶、丙氨酸氨基转移酶、天冬氨酸氨基转移酶、总胆红素、总胆汁酸。

【标本要求】 空腹静脉采血。

【参考区间】 7～64 U/L。

【临床用途】 主要应用:诊断和监测肝胆疾病(是目前肝病最灵敏的酶指标);确定碱性磷酸酶增高的原因(如是骨骼疾病,则 GGT 正常;如是肝胆疾病,则 GGT 增高);隐匿性酒精中毒的筛查试验。

GGT 与运动、饮食、酒精等因素相关,是肝胆疾病阳性率最高的酶,常作为诊断指标。

增高:见于胆结石、胆管炎、胰头癌、阻塞性黄疸、急性或慢性黄疸性肝炎、肝癌及术后复发、酒精性肝病、药物性肝损伤以及胰腺炎、前列腺癌。

胃泌素

胃泌素是由胃窦黏膜 G 细胞分泌的激素,主要刺激壁细胞分泌盐酸，促进胃上皮细胞增殖和分化，还可刺激胃蠕动，释放胃蛋白酶和内因子。

【相关项目】 内因子。

【标本要求】 静脉采血；避免严重溶血、脂血，停用影响胃酸分泌和胃肠动力的药物。

【参考区间】 0～100 pg/ml。

【临床用途】 主要应用：用于辅助类癌和胃泌素瘤的诊断（最佳实验室试验），以及检查胃酸缺乏症或恶性贫血、疑似 Zollinger-Ellison 综合征。

胃酸正常或增高的胃泌素血症可疑为胃泌素瘤（Zollinger-Ellison 综合征），＞60％病人胃泌素瘤血清胃泌素＞400 pg/ml，＞50％胃泌素瘤为恶性。只有空腹病人标本才可解释血清胃泌素水平。

增高：见于胃泌素瘤、高胃泌素血症、胃和罕见十二指肠溃疡、胃出口梗阻、胃窦旁路，偶见于糖尿病、胃轻瘫自主神经病变、嗜铬细胞瘤、甲状腺毒症、类风湿关节炎和副肿瘤综合征。影响胃酸分泌的药物如泮托拉唑、兰索拉唑、奥美拉唑、雷贝拉唑和胃肠动力药物如阿片类药物。

减低：胃酸缺乏是血清胃泌素减低最常见原因，见于治疗胃十二指肠溃疡、非溃疡性消化不良或胃食管反流用质子泵抑制剂（如奥美拉唑），其他胃酸缺乏或无胃酸原因包括有或无恶性贫血的慢性萎缩性胃炎、胃溃疡、胃癌、手术或外伤性迷走神经切断术。

抗平滑肌抗体（ASMA）

ASMA 是免疫系统所产生的蛋白质，直接作用于平滑肌细胞骨架蛋白。肝细胞受损后，机体产生与平滑肌抗原发生交叉反应 ASMA（主要 IgG 型）。检测 ASMA 可协助诊断慢性活动性自身免疫性肝炎，及鉴别其他肝损害。

【相关项目】 抗核抗体、天冬氨酸氨基转移酶、胆红素、抗线粒体抗体。

【标本要求】 静脉采血。

【参考区间】 阴性。

【临床用途】 主要应用：用于协助诊断和鉴别慢性活动性自身免疫性肝炎。

ASMA主要见于自身免疫性肝炎(70%)；自身免疫性肝炎可发生于任何年龄(80%为妇女)，可引起肝硬化和肝衰竭。原发性胆汁性肝硬化和慢性活动性肝炎时，此抗体阳性率较高而效价常甚低。

阳性：见于慢性活动性自身免疫性肝炎、原发性胆汁性肝硬化、慢性活动性肝炎、老年人等。

5-羟吲哚乙酸(5-HIAA)

5-HIAA是血清素主要代谢产物，随尿液排出。测定24 h尿5-HIAA诊断类癌疾病有很高的特异性。

【相关项目】 血清素。

【标本要求】 随机尿或24 h尿标本；采集前72 h应避免某些食物和药物(见"临床用途")，采集时需冷藏。

【参考区间】 24 h尿：0～15 mg。随机尿(5-羟基吲哚乙酸/肌酐比值，5-HIAA/Cr)：0～14 mg/g。

【临床用途】 主要应用：用于诊断和监测肠类癌综合征。类癌综合征特点是类癌、潮红、心脏病和及肝大。如能排除药物和饮食干扰，则尿5-HIAA显著增高(>上限10倍)可示存在类癌肿瘤。

增高：尿5-HIAA增高较常见，除了类癌综合征；也可因标本采集不当，进食含血清素食物如鳄梨、香蕉、菠萝、李子、西红柿、杏、核桃、茄子，或膳食补充剂、药物干扰如利舍平、对乙酰氨基酚、咖啡因、香豆酸、地西泮、麻黄碱、氟尿嘧啶、冰毒(甲基苯丙胺)、萘普生、尼古丁、吗啉、苯巴比妥、酚妥拉明等，或吸收不良综合征。

减低：使尿5-HIAA减低的药物有：阿司匹林、氯丙嗪、促肾上腺皮质激素、乙醇、龙胆酸、丙咪嗪、左旋多巴、甲基多巴、吩噻嗪、异丙嗪等。

嗜铬粒蛋白 A(CGA)

CGA 位于神经内分泌细胞的嗜铬性颗粒内，可见于交感神经末梢及心肌、胰腺、中枢和周围神经系统、肠道内分泌组织、甲腺和甲状旁腺等组织。

【相关项目】 胰蛋白酶、糜蛋白酶。

【标本要求】 静脉采血。

【参考区间】 0～95 ng/ml。

【临床用途】 主要应用：随访或监测已知或治疗的类癌，辅助类癌诊断，辅助其他神经内分泌肿瘤诊断，包括嗜铬细胞瘤、甲状腺髓样癌等。在晚期前列腺癌结局预测及随访中为可能的辅助指标。

阳性：提示粪便中有胰蛋白酶，表明正常。

阴性：提示需进一步检查，疑胰腺功能不全或囊性纤维化，以及胰腺功能不全如急性和慢性胰腺炎。

血清素

血清素，又称 5 -羟色胺(5 - HT)，生成于中枢神经系统（为一种神经递质）和神经外胚层细胞（主要是胃肠道肠嗜铬细胞）。与 5 - HT 增高相关的主要疾病是神经外胚层肿瘤，特别是来自肠嗜铬细胞的肿瘤，称为类癌。故检测血清素有助于类癌的诊断。

【相关项目】 嗜铬粒蛋白 A。

【标本要求】 静脉采血；24 h 尿标本。

【参考区间】 血清：≤230 ng/ml。尿液：210 μg/24 h。

【临床用途】 主要应用：① 血清血清素：与 5 -羟吲哚乙酸(5 - HIAA)或血清嗜铬粒蛋白 A 联合使用，作为类癌综合征诊断的一线试验；对鉴别诊断类癌综合征的面部潮红孤立症状。作为二线试验随访已知或已治疗的类癌综合征病人（一线试验为 5 - HIAA 或血清嗜铬粒蛋白 A)。② 24 h 尿标本血清素：用于诊断小部分主要产生 5 -羟色氨酸(5 - HTP)但极少生成血清素和嗜铬粒蛋白 A 的类癌；

随访这些病人。

病人血清素明显增高提示类癌但不能诊断。诊断须影像学定位肿瘤并活检。对阴性结果须随访。即使血清素和5-HIAA浓度正常,如有症状,仍可能是类癌。无症状个体,如血清素和5-HIAA正常或减低,则可能非血清素分泌性类癌。

甲胎蛋白(AFP)和甲胎蛋白异质体(AFP-L3)

AFP是由胎儿肝脏和发育胚胎的卵黄囊所合成的一种蛋白质,成年人血中浓度甚低;主要用于协助诊断原发性肝癌和监测治疗。AFP异质体是糖链结构不同,可用于对原发性肝癌的鉴别诊断。

【相关项目】 癌胚抗原、人绒毛膜促性腺激素。

【标本要求】 空腹静脉采血;避免明显溶血。

【参考区间】 AFP＜20 ng/ml;AFP-L3＜10%。

【临床用途】 主要应用:AFP不是诊断性指标,主要用于协助诊断和鉴别原发性肝癌和慢性肝病,监测慢性肝病发生肝癌的高危人群,包括如因肝硬化、无肝硬化但早年确诊为乙型病毒性肝炎的病人(亚洲:＞40岁男性;＞50岁女性),监测家族史有肝细胞癌阳性的病人。AFP中度至显著增高,提示肝癌发生风险增加,但诊断需结合病史、体检及影像学检查。

(1) AFP:用于接受癌症治疗后的病人随访管理,如肝细胞癌、睾丸和卵巢肿瘤,常结合人绒毛膜促性腺激素检测。肿瘤治疗后AFP水平减低,提示治疗有效;如再次增高,提示可能复发。AFP异常病人每1～2个月动态测定1次AFP,可减少假阴性和假阳性。血清总AFP＞200 ng/ml高度提示肝细胞性肝癌。在肝病病人,血清总AFP＞200 ng/ml几乎100%预测肝细胞癌。随着总AFP水平减低,非肝癌的慢性肝病的可能性增高。

(2) AFP-L3:≥10%,肝细胞性癌风险增加7倍。AFP-L3在鉴别血清AFP≤200 ng/ml的良性疾病如慢性肝病时最有用。肝硬化者AFP-L3为87.1%±8.2%,肝细胞癌者AFP-L3为41.1%±

34.4%;AFP-L3≥25%提示为原发性肝癌。AFP-L3应辅助高分辨率超声检查用于监测高风险的肝病变。

正常新生儿AFP浓度可>100 000 ng/ml,在头六年迅速减低。如为怀孕妇女,则AFP结果无法解释。有些肝细胞肿瘤不合成AFP,因此,不应仅依赖AFP和AFP-L3的检测结果。不同检测方法的测定值不能互用。有血清异嗜性抗体的病人AFP和AFP-L3可能假性减低或增高。

增高:最常见于肝癌、卵巢癌和睾丸生殖细胞癌;也见于胃癌、结肠癌、肺癌、乳腺癌和淋巴瘤等,以及病毒性肝炎、肝硬化和慢性肝病。胎儿出生时AFP水平增高,随之迅速减低。孕妇和新生儿通常水平偏高。

癌抗原19-9(CA19-9)

CA19-9是存在于某些癌细胞表面的蛋白质,又称胃肠道相关抗原,是一种改性的Lewis(a)血型抗原,主要用于胰腺癌的疗效和复发的监测。

【相关项目】 淀粉酶、总胆红素、丙氨酸氨基转移酶、癌胚抗原。

【标本要求】 静脉采血;避免严重溶血。腹水穿刺标本;胸腔积液穿刺标本。

【参考区间】 血清<55 U/ml。腹水、胸腔积液标本:按结果报告。

【临床用途】 主要应用:如下。

(1) 血清CA19-9:用于辅助胰腺癌的诊断和监测;可用于胆管癌、原发性硬化性胆管炎(PSC)病人与单纯性PSC病人的鉴别。CA19-9早期诊断价值不大,但与疾病的发展阶段有紧密关联,70%晚期胰腺癌病人CA19-9水平中度或显著增高,检测CA19-9可作为能否接受手术治疗及手术成功可能性的评估依据。单一检测CA19-9很少有价值,筛查癌症既不特异也不灵敏,须结合临床和其他诊断程序。增高:见于胰腺癌、结肠癌、肺癌、胆管癌、胆囊癌等恶性肿瘤，以及良性疾病如胆道阻塞（胆结石）、胰腺炎、囊性纤维化、肝硬化、胆汁淤积（通常<1 000 U/ml）等。

（2）腹水 CA19－9：用于辅助细胞学鉴别良、恶性腹水的原因。恶性腹水诊断基于临床病史、腹水分析和影像学检查。淋巴瘤、白血病、黑色素瘤和间皮瘤不分泌 CA19－9，腹水 CA19－9 常在参考区间内。增高：见于恶性肿瘤（占腹水形成约 7%），包括腹膜转移癌（53%）、肝转移引起门静脉高压（13%）、腹膜癌加广泛肝转移（13%）、肝癌和肝硬化（7%）、淋巴瘤性乳糜性腹水（7%）。

（3）胸腔积液 CA19－9：用于辅助细胞学鉴别良、恶性胸腔积液的原因。恶性胸腔积液诊断基于临床病史、腹水分析和影像学检查。恶性肿瘤可分泌 CA19－9。增高：见于胆管癌、结肠癌、胃癌、胆总管癌、肺癌、卵巢癌、胰腺癌。

癌胚抗原（CEA）

癌胚抗原是在胚胎组织中发现的一种蛋白质，用于监测结直肠癌以及评估放疗或化疗的效果。

【相关项目】 粪隐血试验等。

【标本要求】 静脉采血；避免严重溶血。

【参考区间】 血清：非吸烟者≤3.0 ng/ml；吸烟者≤5.0 ng/ml。体液（胰腺囊肿液、腹水、胸腔积液、脑脊液）：随结果解释。

【临床用途】 主要应用：如下。

（1）血清 CEA：用于监测结直肠癌和其他选择性肿瘤如甲状腺髓样癌，评估结直肠癌放化疗有效性；不用于筛查非癌症的一般人群。血清 CEA 水明显增高（>20 ng/ml）有症状者，提示癌症发生或转移的可能性极高。结直肠癌病人治疗后血清 CEA 减低，提示肿瘤已基本清除，疗效较好；如仍持续增高，提示复发或转移；术前血清 CEA 水平较高，提示预后较差。

（2）胰腺囊肿液 CEA：结合影像学、细胞学和其他胰腺囊肿液肿瘤标志物检查，识别黏液性和非黏液性胰腺囊肿，确定恶性胰腺囊

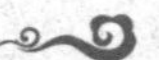

肿可能的类型。

(3) 腹水 CEA：用于辅助细胞学检查鉴别良、恶腹水的原因。

(4) 胸腔积液 CEA：用于辅助细胞学和影像学鉴别良、恶性胸腔积液的原因。

(5) 脑脊液 CEA：用于检测脑膜癌肿、硬膜内或硬膜外浸润或脑实质腺癌或鳞状细胞癌转移。

增高：见于恶性肿瘤直肠癌、肺癌、乳腺癌、肝癌、胰腺癌、胃癌和卵巢癌，以及良性疾病如慢性结肠炎、结直肠息肉、萎缩性胃炎、消化道溃疡、肝硬化、肺气肿、良性乳腺病等；吸烟者轻度增高。

（李　莉　胡晓波　倪培华　熊立凡）

八、泌尿生殖系统疾病检验项目

泌尿系统疾病是指肾脏和泌尿道相关的疾病。肾脏疾病包括急性肾炎综合征、急性肾衰综合征、肾病综合征、急慢性肾小管间质病、肾血管性疾病、肾乳头坏死性疾病、慢性肾脏病和肾衰竭等。泌尿道疾病包括输尿管炎、膀胱炎、尿道炎等。在肾脏疾病诊断中，除了临床症状、体征和影像学检查(肾血流量、肾核素扫描、静脉及逆行肾盂造影、膀胱镜检查、超声波检查、CT 和磁共振检查等)外，尿蛋白、血尿检查对明确疾病类型、性质有重要意义，可用于肾脏疾病早期筛查、鉴别诊断、危险因素评估和预后(见本书“健康体检和基本检验项目”)。肾功能检查包括常规的血肌酐、尿素检测，目前，更多采用计算的估计肾小球滤过率(eGFR)。尿液培养可明确泌尿系统感染(见本书“临床疾病常用检验项目：一、感染性疾病检验项目”)。泌尿系统疾病，进一步结合肾脏病理活检、免疫学、分子生物学检查，可更加深入明确诊断。

生殖系统疾病通常不属于内科系统疾病，此处仅列举筛查男性不育症最常见具有重要价值的精液常规检查、前列腺液分析及有关前列腺的少量特异性检验项目；女性生殖系统仅列入有关乳腺癌、卵巢癌的几个肿瘤标志物。有关生殖系统的部分病原体感染检查和性功能障碍检查可见本书“临床疾病常用检验项目：一、感染性疾病检验项目；四、内分泌系统和代谢性疾病检验项目”。

尿微量清蛋白(UMA)

糖尿病肾病是糖尿病并发症，其特点蛋白尿(正常尿清蛋白＜30 mg/天；明显蛋白尿＞300 mg/天)。如出现蛋白尿则会发展为糖尿病肾病，故检测 UMA 可用于评估肾小球功能。

【相关项目】 尿素、肌酐、尿酸、肌酐清除率、胱抑素 C。

【标本要求】 首选 24 h 尿标本(需预先加入防腐剂)；随机尿标本(首选晨尿)；避免月经期、剧烈运动。

【参考区间】 晨尿＜20 mg/L；24 h 尿＜30 mg。

【临床用途】 主要应用：用于糖尿病肾病的早期评估。

清蛋白/肌酐比值≥300，表示有明显蛋白尿。有关指南建议：所有年龄＞12 岁的 1 型糖尿病病人、所有＜70 岁的 2 型糖尿病病人，在血葡萄糖控制稳定的情况下，每年应检测尿微量清蛋白尿。随机尿微量清蛋白/肌酐比值是有效的筛查试验。晨尿标本检测尿微量清蛋白不灵敏但特异性高。微量清蛋白尿也是心血管疾病如卒中和心脏病的标志物。因存在生物变异，阳性结果应第二次进行检测确认。如有差异，则建议做第三次检测进行判定。尿微量清蛋白增高与肥胖、高脂血症、吸烟、剧烈运动及饮酒等也相关。

增高：见于糖尿病、高血压、系统性红斑狼疮、肾小球肾炎、肾病综合征等原发性肾小球疾病，怀孕中毒症等继发性肾小球病症。

尿蛋白和尿蛋白/肌酐

正常尿液蛋白极少，在一过性疾病如感染或精神紧张时可出现尿蛋白增高；持续性蛋白尿则提示肾脏损伤。肌酐是肌肉代谢物，正常以稳定速率分泌入尿液。当同时检测 24 h 尿蛋白和肌酐,其比值能准确反映尿蛋白变化。检测随机尿蛋白/肌酐,可替代 24 h 尿标本采集,于病人更为方便。

【相关项目】 尿液常规分析、清蛋白、尿微量清蛋白、蛋白电泳、总蛋白。

【标本要求】 随机尿标本;24 h 尿标本。

【参考区间】 男<0.11 mg/mg 肌酐,女<0.16 mg/mg 肌酐。

【临床用途】 主要应用:用于评价肾病;筛查单克隆丙种球蛋白病。

尿蛋白质可提示肾损害或病变,在感染、药物、运动、情绪或紧张时可一过性增高。某些病人白天可出现蛋白尿,但夜晚卧床后消失。怀孕妇女尿蛋白浓度增高伴产前子痫。当出现肾损害时,蛋白质量常与损害程度相关。尿蛋白增加提示损害增加、肾功能减退。

增高:见于淀粉样变、膀胱癌、充血性心力衰竭、糖尿病、潜在肾毒性药物治疗、肾小球肾炎、Goodpasture 综合征、重金属中毒、高血压、肾脏感染、多发性骨髓瘤、多囊肾、系统性红斑狼疮和尿路感染。

渗透压(Osm)

渗透压是测量液体中溶解颗粒的数量,反映血液、尿液等液体中钠、钾、氯和尿素物质浓度。测定渗透压可用于评价血液、尿液中水和可溶性颗粒的平衡性,评估肾脏浓缩功能。

【相关项目】 尿素、肌酐、钾、钠、葡萄糖、抗利尿激素。

【标本要求】 静脉采血;尿标本;体液标本。

【参考区间】 血清:275～295 mOsm/kg。尿液:0～11 个月,50～750 mOsm/kg;≥12 个月,150～1 150 mOsm/kg。

【临床用途】 主要应用:用于急性病或昏迷病人。尿液渗透压用于评估肾脏浓缩和稀释能力;体液渗透压用于测定各类体液类型和来源。

渗透压呈动态平衡,随体内短暂水的不平衡而波动。根据病人临床表现和其他项目如钠、葡萄糖和尿素等检测结果，进一步选择血液和尿液渗透压试验。渗透压检测结果虽不能用于诊断疾病，但能提示病人水和可溶性颗粒的不平衡。病人尿排量增加，渗透压减低，可能是体内液体过多而排出，或是尿浓缩不稳定。尿排量增加和渗透压增高可见于体内有过多底物，如糖尿病排出葡萄糖。如病人尿排量减少，渗透压增高，可能脱水，如渗透压减低或正常，可能有肾损伤。病人粪渗透压间隙增高，可能是渗透活性底物所致慢性液状腹泻。

(1) 血清渗透压：增高：见于脱水，糖尿病，高糖血症，高钠血症，摄入乙醇、甲醇、乙二醇或异丙醇所致乙醇中毒，尿毒症(血液中毒素积聚)、休克、头部创伤、肾损伤、甘露醇治疗等。减低：见于补水过度、低钠血症和抗利尿激素分泌不当。

(2) 尿渗透压：增高：见于脱水、充血性心力衰竭、高钠血症、抗利尿激素分泌不当、肾上腺功能缺陷/Addison病、肝损伤和休克。减低：见于尿崩症、液体摄入过多、高钙血症、低钾血症、肾衰竭和肾小管损伤。

(3) 粪渗透压差：增高：见于吸收不良和滥用泻药。

α_1微球蛋白(α_1-M)

α_1-M经肾小球滤过，尿液排出仅为微量。尿α_1-M可以作为评估近端肾小管损害的指标之一。

【相关项目】 尿β_2微球白、N-乙酰-β-D-氨基葡萄糖苷酶。

【标本要求】 24 h尿标本；新鲜晨尿或随机尿；避免混浊。

【参考区间】 24 h尿：≥16岁，<19 mg/24 h；随机尿：<50岁，<13 mg/g肌酐，≥50岁，<20 mg/g肌酐。

【临床用途】 主要应用：用于肾小管损伤或无症状慢性肾小管功能障碍。尿α_1-M作为近端肾小管重吸收功能受损如肾小管-间质性疾病、药物或毒物所致早期肾小管损伤等敏感的检测指标。传统上，24 h尿α_1-M检测为金标准试验。随机尿采用尿α_1-M浓度与尿肌酐浓度比。

增高：见于近端肾小管损害、肾小管-间质性疾病、药物或毒物所致早期肾小管损伤、尿毒症、糖尿病肾病、系统性红斑狼疮累及肾病变、肾盂肾炎、先天性 Fanconi 综合征、Wilson 病，以及镉金属中毒、药物毒性(庆大霉素、硝苯地平、妥布霉素等)。

减低：见于急慢性肾炎、肾病综合征等。

肌酐清除率(Ccr)

Ccr 是每分钟肾脏能清除多少毫升血浆中肌酐的能力，是临床常用的肾功能检测指标之一。Ccr 常与 24 h 尿肌酐和血清肌酐同时测定。

【相关项目】 肌酐、尿素、尿酸、胱抑素 C。

【标本要求】 静脉采血；避免严重脂血和溶血。24 h 尿液；首选冷藏标本。

标本采集要点：严格禁食外源性肌酐来源的肉类、咖啡、茶等，避免剧烈运动，停止利尿药等，充分饮水后，准确采集 24 h 尿并计量；同时采集血液标本检测肌酐等。

【参考区间】 80～120 ml/(min·1.73 m^2)。

【临床用途】 主要应用：用于计算估计肾小球滤过率(eGFR)。

肾小球滤过率(GFR)是所有肾单位滤过率之总和。肾小球滤过率减低意味着肾脏疾病进展，或可逆的肾功能减低过程(如严重脱水、药物作用、心力衰竭)。最常用于 eGFR 的方法是测定 Ccr。Ccr 减低表明肾小球滤过率减低。检测 Ccr 主要局限性之一是采集 24 h 尿不完全，造成检测结果错误，故 Ccr 测定准确结果取决于定时、完整、准确的尿标本采集。Ccr 与年龄、饮食等相关，并随着年龄增长逐年减低。Ccr 能较早地反映肾小球功能损害并估计损害程度。Ccr 也可以指导治疗：低于 40 ml/min 时，限制蛋白质摄入；低于 30 ml/min时，使用中效利尿剂常无效；低于 10 ml/min 时，常需人工肾透析治疗。男性低于 80 ml/min、女性低于 60 ml/min 时，提示肾功能损伤，Ccr 减低程度可用以评估肾小球滤过功能受损程度。

减低：见于肾小球滤过功能受损的疾病。

增高：最常见于怀孕期间或糖尿病病人（未发生糖尿病肾病前）、摄入膳食蛋白量增多。

胱抑素 C(Cys C)

Cys C 是反映肾小球滤过功能可靠指标。Cys C 浓度几乎不受蛋白质、肌酸、饮食、身高、体重、年龄等因素影响，干扰因素较少。Cys C 与肾小球滤过率呈线性相关，反应肾小球功能损伤时敏感性高，显著优于血尿素、血肌酐和内生肌酐清除率测定，可作为肾小球滤过功能的首选指标。

【相关项目】 肌酐、尿素、尿酸、内生肌酐清除率。

【标本要求】 静脉采血；避免严重溶血。

【参考区间】 ≥18 岁：0.5～1.0 mg/L。

【临床用途】 主要应用：用于计算估计肾小球滤过率(eGFR)，不受病人种族差异的影响；评估疑似肾脏疾病病人的肾功能；监测肾病病人治疗反应。

Cys C 与肾小球滤过率(GFR)呈负相关，即 Cys C 增高表明 GFR 减低。Cys C 评估肥胖、老年人或营养不良病人的肾小球滤过率比肌酐测定更准确。

增高：见于肾小球滤过功受损、糖尿病肾病、高血压肾病及其他肾小球早期损伤等，以及肾移植后有排斥反应时。

钾离子(K^+)

血液或尿液中的 K^+ 浓度是反映肾功能近期情况和体液酸碱平衡最常用的检测项目之一。

【相关项目】 钠离子、氯离子。

【标本要求】 静脉采血；24 h 尿标本。

【参考区间】 血清：3.5～5.1 mmol/L。尿液：25～125 mmol/24 h。

【临床用途】 主要应用：用于反映肾功能和体液酸碱平衡。

钾是维持细胞新陈代谢、调节体液渗透压、维持酸碱平衡和保持细胞应激功能的重要电解质之一，主要分布在细胞内。人体钾来源完全依靠从外界摄入，除少量为组织细胞利用外，大部经肾脏排出。血清钾高于 10 mmol/L 时，可发生心脏停搏而死亡；尿钾高于 20 mmol/L 多与肾性病因有关。

(1) 血钾：增高：见于急慢性肾功能不全、肾上腺皮质功能减退、休克、组织挤压伤、重度溶血、艾迪生病、周期性麻痹(高血钾型)、酸中毒、胰岛素缺乏、组织坏死、口服或注射含钾液过多、使用大剂量洋地黄、使用琥珀酰胆碱和螺内酯等。减低：见于严重腹泻、呕吐、肾上腺皮质功能亢进、长期禁食、厌食、少食、胰岛素治疗、碱中毒、周期性麻痹(低血钾型)、使用排钾利尿剂和钡盐、原发性醛固酮增多症、17α-羟化酶缺乏症、库欣综合征、异位促肾上腺皮质激素肿瘤、Bartter 综合征、继发性醛固酮增多症(恶性高血压，肾血管性高血压)、肾小球旁器细胞瘤、大量口服甘草等、失钾性肾炎、肾小管性酸中毒、Fanconi 综合征、结肠癌、绒毛腺癌、棉子油中毒等。

(2) 尿钾：增高：见于饥饿初期、库欣综合征、原发性或继发性醛固酮增多症、肾性高血压、糖尿病酮症、原发性肾脏疾病，以及摄入促肾上腺皮质激素、两性霉素 B、庆大霉素、青霉素、利尿剂等药物。减低：见于艾迪生病、严重肾小球肾炎、肾盂肾炎、肾硬化、急性或明显肾功能衰竭，以及摄入麻醉剂、肾上腺素、丙氨酸、阿米洛利等。

钠离子(Na^+)

血液或尿液中的钠离子浓度是反映肾功能近期情况和体液酸碱平衡最常用的检测项目之一。

【相关项目】 钾离子、氯离子。

【标本要求】 静脉采血；24 h 尿标本。

【参考区间】 血清：135～145 mmol/L。尿液：27～387 mmol/24 h。

【临床用途】 主要应用：用于反映肾功能和体液酸碱平衡。

钠离子是体液中最多的阳离子，对调节酸碱平衡、维持正常渗透压和细胞生理功能有重要意义，参与维持神经和肌肉的正常应激。当血钠超过 110～130 mmol/L 时，将从尿中排出多余的钠。

（1）血钠：增高：见于继发性醛固酮增多症，肾上腺皮质功能亢进，尿崩症或临床输入大量高钠液体。减低：见于急性和慢性肾功能衰竭、肾上腺功能低下、呕吐、腹泻、肠瘘、大量出汗和烧伤病人。

（2）尿钠：增高：见于严重肾盂肾炎、急性肾小管坏死、肾病综合征、急性和慢性肾功能衰竭、碱中毒。减低：见于库欣综合征、原发性醛固酮增多症、慢性肾功能衰竭晚期、腹泻、吸收不良等，尿钠＜15 mmol/L 见于肾前性的酸中毒。

氯离子(Cl^-)

Cl^-是人体细胞外液中主要的阴离子，在调节人体的酸碱平衡渗透压和水分布方面起重要作用。血液 Cl^- 浓度是反映体液酸碱平衡的检测项目之一。测定脑脊液(CSF)Cl^- 浓度，有助于中枢神经系统疾病的诊断和鉴别。

【相关项目】 钾离子、钠离子。

【标本要求】 静脉采血；脑脊液标本。

【参考区间】 血清：96～108 mmol/L。脑脊液：成年人 118～132 mmol/L；婴儿 110～130 mmol/L。

【临床用途】 主要应用：血 Cl^- 浓度测定用于反应体液酸碱平衡状态，脑脊液 Cl^- 浓度测定，有助于中枢神经系统疾病的诊断和鉴别。

Cl^-能自由出入血脑屏障，在 CSF 中的含量高于血浆，维持血液和脑脊液渗透压的平衡。病理情况下，当血氯化物含量减低或 CSF 蛋白含量增高时，Cl^-则代偿性流向血液，而 CSF 中的氯化物含量则减少，故检测血清 Cl^- 和 CSF 氯化物有助于中枢神经系统疾病(如结核性脑膜炎时氯化物明显减低)的诊断。

(1) 血氯：增高：见于脱水引起的高钠血症、高氯性代谢性酸中毒、库欣综合征、急慢性肾小球肾炎引起的肾功能不全、尿路梗阻、呼吸性碱中毒、氯化物摄入过多。减低：见于严重呕吐、腹泻、消化液大量丢失、糖尿病性昏迷、肺炎、肠梗阻、幽门梗阻、胃肠造瘘、长期限制氯化钠摄入及艾迪生病等。

(2) 脑脊液氯：增高：见于脑炎、脊髓炎、尿毒症、高氯性酸中毒、糖尿病等。减低：见于结核性脑膜炎、化脓性脑膜炎、真菌性脑膜炎、神经梅毒、风湿性脑病、小脑肿瘤、急性感染性疾病等。

N-乙酰-β-D-氨基葡萄糖苷酶(NAG)

NAG 广泛存在于各种组织器官、体液、血细胞中，可作为近端肾小管损伤的检测指标之一。

【相关项目】 β_2微球蛋白、α_1微球蛋白。

【标本要求】 尿液标本(新鲜晨尿或随机尿液)；立即检测。

【参考区间】 <18.5 U/L。

【临床用途】 主要应用：用于判断肾小管损伤，监测早期肾损伤及其病情，是反映肾损伤最敏感的指标之一。

增高：见于各种原因导致的肾小管损伤，包括氨基糖苷类抗生素、顺铂、重金属等引起的肾小管损伤；糖尿病肾病、高血压肾病的肾小管损伤；泌尿系统感染尤其是上尿道感染以及肾脏移植后的早期排斥反应等。

精液常规检查

男性生殖和泌尿系统疾病等常用的筛查项目，主要包括精液理学检查和精子活动率、精子活动力、精子计数、精子形态等检查。

【相关项目】 前列腺液分析、抗精子抗体、精液果糖、睾丸酮。

【标本要求】 病人须禁欲 2～7 天；手淫法采集标本，容器温度保持在 20～37℃或贴身(近 37℃)下转运；室温 1 h 内检查(精子形态检查可在 4 h 后)；避免冰冻；如在 2～3 个月内连续 2 次精液检查，则间隔时间至少在 1 周以上。

【参考区间】 国内参考区间如下。

(1) 理学检查：颜色：灰白色，液化后半透明乳白色；久未射精者可淡黄色。性状：排精的即刻呈胶冻状，液化后转为流动状。精液液化时间：射精后室温下<30 min液化。精液量2～5 ml。

(2) 显微镜检查：① 精子活率：活动精子率(排精后60 min内，不染色)>60%；活精子率(精子存活率，染色)≥75%。② 精子活动力：a级(快速向前运动精子)>25%；a级+b级(向前运动精子)>50%。③ 精子计数≥20×10^{9}/L；精子总数≥40×10^{6}/次。④ 正常形态精子≥30%(异常精子<20%)。

世界卫生组织(WHO，2010年)提供的精液参考区间(低值)：① 精液液化时间：射精后室温下<60 min内完全液化。② 精液量≥1.5 ml。③ 精子活率：活动精子率(不染色)≥40%；活精子率(染色)≥58%。④ 精子活动力：精子总活力(行进性活动精子+非行进性而有活动精子)≥40%；行进性活动精子活力≥32%。⑤ 精子计数：15×10^{9}/L；精子总数：39×10^{6}/次。⑥ 精子形态：正常形态精子≥4%。

【临床用途】 主要应用：用于了解不育状态；选择男性不育最有效治疗方法；精液生殖细胞和白细胞定量。

精液常规检查主要用于男性不育症、输精管结扎效果判断、法医学检查，以及男性生殖系统其他疾病如肿瘤、结核病和结石病等诊断。因精液生物学变异大，影响因素多，故不能仅凭1份标本检查结果来评估精液的质量。精液检查结果无异常，不能完全保证顺利受精生育；反之，精液常规检查结果异常，也并非完全不能受精生育。通常在男方精液检查正常、排除了不育症之后，则应进一步检查女方的不育症原因。

(1) 理学检查：红色或酱油色伴大量红细胞，见于前列腺和精囊的结核病、肿瘤、结石和炎症；黄色脓样或棕色脓样，见于前列腺炎和精囊炎；米汤水样见于先天性无精囊或精囊液流出管道堵塞；精液稀薄，黏稠度下降，表明精子数量太少或为无精子症。精液液化异常见于前列腺炎。精液量太少（<1.5 ml）或太多（>8 ml）均不利于生育。

（2）显微镜检查：精子活动率减低：是引起男性不育症的重要原因之一。精子数量低或死精子多也是男性不育症的原因之一，见于精索静脉曲张、生殖系统感染性疾病，以及应用抗疟疾药物、雌激素、化疗药物氧化氮芥等。精子计数减少：见于精索静脉曲张、放射线损害、先天性或后天性睾丸畸形、结核病、淋病、睾丸炎症、睾丸萎缩、输精管缺陷、精囊缺陷，以及使用硫唑嘌呤、西咪替丁等药物或雌激素水平增高。精子正常形态比率过低：是男性不育症重要原因之一，见于精索静脉曲张、生殖系统感染、激素水平异常和药物影响等。

前列腺液分析

前列腺是男性生殖系统的外分泌腺体，前列腺液约占精液30%。前列腺液检查主要用于慢性前列腺炎诊断、病原微生物检查和疗效观察等，也可用于性病检查。

【相关项目】 前列腺特异性抗原、前列腺酸性磷酸酶。

【标本要求】 前列腺液标本（前列腺按摩后从尿道口采集）。

【参考区间】 量数滴至2 ml，淡乳白色，稀薄液体，pH6～7，红细胞<5/HP，白细胞散在≤10/HP，卵磷脂小体几乎布满视野，前列腺颗粒细胞少，淀粉样小体少，偶见精子。无病原体、肿瘤细胞。

【临床用途】 主要应用：主要用于慢性前列腺炎诊断。

前列腺炎是一组疾病，是成年男性常见病之一，虽然不直接威胁生命，但可严重影响病人的生活质量。前列腺液检查的主要临床意义如下。

红色或暗红色：见于前列腺炎、精囊炎或按摩损伤。脓性黏稠液：见于前列腺或精囊的慢性炎症。白细胞：>10/HP或成堆出现，见于慢性前列腺炎。成堆脓细胞或白细胞：见于细菌性前列腺炎。卵磷脂小体减少见于前列腺炎。前列颗粒细胞：常在炎症时与大量脓细胞同时出现；老年人前列腺液中数量较多。淀粉样小体可见于正常前列腺液，无特殊临床意义。精子：无临床意义，大量出现，说明标本不合格。疑癌细胞：标本需进一步染色做细胞学检查。病原体：致病菌以大肠埃希菌为主(80%)，其次为变形杆菌、克雷伯菌、肠杆菌、假单胞菌属和沙雷菌。淋球菌、结核菌、真菌(主要见于艾滋病病人)、滴虫亦可致前列腺炎。目前尚有争议的是沙眼衣原体(现采用灵敏度高、特异性强 PCR 法检测其核酸)、解脲支原体(培养法是“金标准”，也可用免疫法和 PCR 法)和人型支原体等。

临床疾病：根据前列腺按摩前 2 份尿标本(VB1 和 VB2)、前列腺按摩液标本(EPS)和前列腺按摩后 1 份尿标本(VB3)，检查白细胞数量和细菌培养计数菌落的方法，可诊断不同类型的前列腺炎症：Ⅰ型急性细菌性前列腺炎、Ⅱ型慢性细菌性前列腺炎、Ⅲ型慢性前列腺炎/慢性骨盆疼痛综合征(慢性非细菌性前列腺炎和前列腺痛)及无症状性前列腺炎。

前列腺特异性抗原(PSA)

PSA 是一种由前列腺上皮细胞分泌的特异性蛋白质，是目前组织特异性最强的肿瘤标志物，主要用于前列腺癌筛查(此功能尚存争议)，协助判定是否做前列腺活检，监测前列腺癌治疗效果和复发。

【相关项目】 游离前列腺特异性抗原、尿素、肌酐。

【标本要求】 静脉采血；采血前 24 h 避免射精。

【参考区间】 ≤4.0 ng/ml。

【临床用途】 主要应用：用于评价有前列腺疾病问题的个体；监测有前列腺癌病史病人早期复发和治疗反应。

PSA 水平随男性年龄增加而增高，不同年龄段参考区间有所不同。总 PSA 水平>10 ng/ml 时，患前列腺癌的风险增高(概率>67%)；4～10 ng/ml 是为“灰区水平”，提示可能为前列腺癌(概率约25%)、前列腺肥大或前列腺炎；总 PSA 在灰区水平时，游离 PSA 水平的测定非常有价值，如游离 PSA(FPSA)水平减低，患前列腺癌的概率较高，反之，则患前列腺癌的概率减低。手术后，总 PSA 水平可降至正常；术后水平不降，说明治疗未完全起效；治疗后水平再次增高，可能肿瘤转移或复发。

增高：见于前列腺癌、急性前列腺炎、前列腺肥大等。

前列腺酸性磷酸酶（PAP）

PAP 是一种前列腺合成的糖蛋白，由一组同工酶组成。PAP 作为前列腺癌的肿瘤标志物已有 50 年，但目前 PAP 不再用于前列腺癌筛查或分期，而主要用于前列腺切除根治术后复发的预测和雄激素阻断治疗反应的随访。

【相关项目】 前列腺特异性抗原。

【标本要求】 静脉采血。

【参考区间】 ≤2.1 ng/ml。

【临床用途】 主要应用：结合 PSA，用于预测临床局限性前列腺癌的前列腺切除根治术后复发，随访雄激素阻断治疗反应。

目前，PAP 的临床主要应用已被 PSA 所替代。前列腺癌病人 PAP 浓度增高常提示肿瘤进展或复发，但因 PAP 个体内生物学变异较大，故其用途有限。

循环肿瘤细胞（CTC）

CTC 是存在于外周血中各类肿瘤细胞的统称，因自发或诊疗操作从实体肿瘤病灶（原发灶、转移灶）脱落进入外周血，虽多数可发生凋亡或被吞噬，但少数成为转移灶，增加死亡风险。目前，可检测的血液循环肿瘤细胞至少包括：乳腺癌、结直肠癌、前列腺癌细胞。本试验可用于这些转移性癌症的监测。

【相关项目】 癌抗原 15－3、癌抗原 19－9、癌胚抗原、前列腺特异性抗原。

【标本要求】 全血；避免严重溶血。

【参考区间】 随结果解释提供。

【临床用途】 主要应用：用于监测转移性乳腺癌、结直肠癌、前列腺癌等。

在转移癌病人，血液中可出现CTC。在转移性乳腺癌、结直肠癌或前列腺癌病人，CTC数量与生存期和总生存期相关；连续检测CTC，结合临床其他监测方法，有助于对癌症病人的管理。如乳腺癌或前列腺癌转移病人的CTC≥5/7.5 ml血液，或结直肠癌转移病人的CTC≥3/7.5 ml血液，则表示预测无进展生存期和总生存期较短。

阳性：见于转移性乳腺癌、结直肠癌、前列腺癌等。

癌抗原125(CA125)

CA125是一种糖蛋白，存在于大部分卵巢癌细胞表面，主要用于监测卵巢癌的治疗和判断是否复发。

【相关项目】 乳腺癌BRCA1、乳腺癌BRCA2、癌胚抗原、甲胎蛋白、人绒毛膜促性腺激素。

【标本要求】 静脉采血；避免严重溶血。

【参考区间】 <35 U/ml。

【临床用途】 主要应用：用于监测癌症尤其是卵巢癌病人的治疗反应和有卵巢癌家族史的高危妇女，预测卵巢癌或腹腔内肿瘤复发。

监测卵巢癌疗效时，CA125水平减低，提示治疗有效；若持续增高或维持不变，提示治疗效果差或复发；动态监测更有利于监测病情。80%晚期卵巢上皮癌妇女血清CA125增高，但在疾病早期其灵敏度不理想，平均灵敏度：疾病Ⅰ期为50%，Ⅱ期≥90%。手术和化疗后，如CA125>35 U/ml，表明可能有残留疾病，准确性>95%；然而，CA125正常也不排除复发；CA125持续增高示进行性恶性疾病和治疗反应不佳。CA125是不用作健康筛查恶性肿瘤的标志物；此外，不同测定方法的结果不能互用。

增高：见于卵巢癌、乳腺癌、胰腺癌、胃癌，以及肝、肺、结肠、胆、子宫、输卵管、乳腺和子宫内膜癌等；良性疾病如卵巢囊肿、盆腔炎、子宫内膜异位症、肝硬化、肝炎，以及早期怀孕、月经周期等生理变化。

癌抗原 15－3(CA15－3)

CA15－3 是正常乳腺细胞所合成的一种蛋白质，乳腺癌常产生 CA15－3 等抗原，故测定 CA15－3，可用于监测侵袭性乳腺癌的疗效及其复发。

【相关项目】 癌胚抗原、人表皮生长因子受体－2、雌激素受体、孕激素受体。

【标本要求】 静脉采血；避免严重溶血。

【参考区间】 ＜30 U/ml。

【临床用途】 主要应用：用于乳腺癌病人的管理，检测CA15－3 有助于早期发现既往Ⅱ期和Ⅲ期乳腺癌病人治疗后的疾病复发，监测乳腺癌转移病人对治疗的反应。

CA15－3 增高和减低与乳腺癌的进展和消退相关，早期乳腺癌水平较低，约 10％早期原发性乳腺癌可见增高；70％转移性乳腺癌病人有 CA15－3 水平增高，发生肿瘤转移时可达到最高水平。多数正常人血清 CA15－3 不增高，CA15－3 检测是乳腺癌的辅助试验。

增高：见于乳腺癌、肺癌、肝癌、结肠癌、胰腺癌、卵巢癌、子宫颈癌、子宫内膜癌等；良性乳腺病、子宫内膜异位和卵巢囊肿等、肝硬化及部分健康人等。

（胡晓波　刘湘帆　熊立凡）

九、血液系统疾病检验项目

血液系统疾病是指红细胞疾病（如贫血）、白细胞疾病（如白血病）和止血血栓性疾病（如血友病 A、原发性血小板减少性紫癜、易栓症），或可再细分为造血干细胞疾病、红细胞疾病、粒细胞疾病、淋巴和组织细胞疾病、血小板疾病、凝血因子疾病等。血液系统疾病的诊断必须综合全面病史、体格检查和辅助检查，特别是实验室检查结果等来明确。目前，最基础的实验室检查项目包括自动血液分析仪的红细胞计数、白细胞计数、血小板计数、白细胞分类计数（见本书“健康体检和基本检验项目”）结合人工显微镜细胞形态学检查。疑贫血时可进一步做网织红细胞计数等。疑似止血和血栓性疾病时，可先做凝血酶原时间、活化部分凝血活酶时间等筛查试验，进一步可选做凝血因子检测等。疑似白血病时，可进一步做血涂片检查、骨髓细胞检查（是最基本而重要的检查）；而骨髓病理学、细胞遗传学、分子生物学、流式细胞术等检查主要用于白血病、淋巴增殖性疾病的细胞免疫表型和功能分析及血友病的产前诊断等，均属于血液系统特异性检查，本书仅列举急性早幼粒细胞白血病 PML/RARa 融合基因等少量项目。总之，血液病学以形态学为基础，结合免疫学、细胞遗传学和分子生物学检查，使诊断更为精确。此外，与临床输血安全有关的血型鉴定和交叉配血等检验项目也归于此。

红细胞沉降率（ESR）

ESR 简称血沉，是测定体外抗凝血中红细胞单位时间内沉降的距离，具有动态观察病情和疗效的临床价值。

【相关项目】 C反应蛋白、抗核抗体、类风湿因子。

【标本要求】 静脉采血。

【参考区间】 ① <50 岁：男性<15 mm/h，女性<20 mm/h。② 50～85 岁：男性<20 mm/h，女性<30 mm/h。③ >85 岁：男性<30 mm/h，女性<42 mm/h。④ 儿童<10 mm/h。

【临床用途】 主要应用：用于提示感染、炎症、肿瘤或自身免疫性疾病；协助诊断和监测颞动脉炎、系统性血管炎、风湿性多肌痛或类风湿关节炎。

不同性别和年龄段的健康人，红细胞沉降率参考区间不同；怀孕3个月～产后1个月、小儿和老人均可偏高。红细胞沉降率增高虽常提示疾病状态，但不能指明具体疾病。反之，红细胞沉降率正常，也不能排除疾病。不建议对无明显临床症状者做红细胞沉降率筛查。红细胞沉降率增高时，须结合病人临床表现和其他检查结果具体分析。炎症时，测定 C 反应蛋白更快捷，但测定红细胞沉降率更为简便。

增高：见于各种炎症、急性细菌感染、贫血及恶性肿瘤、严重创伤、大手术后、心肌梗死后 3～4 日、慢性肾炎、严重肾病、结核病和风湿病活动期、组织损伤、自身免疫病、多发性骨髓瘤、巨球蛋白血症、系统性红斑狼疮、肝硬化、动脉粥样硬化、糖尿病、黏液性水肿、原发性家族性高胆固醇血症、高纤维蛋白原血症、使用药物（如头孢菌素、吲哚美辛、口服避孕药、右旋糖酐、甲基多巴、青霉胺、普鲁卡因胺、茶碱、维生素 A）等。霍奇金病化疗后，如红细胞沉降率持续增高则可预测复发。

减低：见于真性红细胞增多症、白细胞极度增高、低纤维蛋白原血症、充血性心力衰竭、形态异常的红细胞如球形红细胞和镰形红细胞，以及使用阿司匹林、促肾上腺皮质激素、脱氢皮质醇、奎宁等。

网织红细胞计数（RET）

RET 是未完全成熟、释放到外周血的红细胞（RBC）。网织红细胞含红细胞发育中用于形成血红蛋白残存的多聚核糖体。测定血液网织红细胞数目可反映骨髓红细胞系统造血能力，有助于鉴别贫血原因。

【相关项目】 红细胞计数、血红蛋白、血细胞比容、血涂片检查。

【标本要求】 静脉采血；避免溶血、凝血。

【参考区间】 ① 绝对值计数：成人/儿童（50～100）$\times 10^9$/L；新生儿（144～336）$\times 10^9$/L。② 百分率计数：成人/儿童，0.5%～2.5%；新生儿 2.0%～5.0%。

【临床用途】 主要应用：评估贫血及其他血液疾病骨髓生成红细胞的活性。

RET随红细胞生成素增高而增生，在再生不良或缺乏性疾病如维生素B_{12}缺乏症时减低。网织红细胞计数的意义必须结合临床和实验室其他检查结果。新生儿、怀孕妇女、高海拔地区居民、吸烟者等RET较高。

减低：表示骨髓造血功能减低。见于缺铁性贫血、恶性贫血、巨幼红细胞性贫血，放疗、感染或癌症引起的骨髓衰竭和再生障碍性贫血（是诊断指标之一）。

增高：表示骨髓造血功能增强。见于溶血性贫血、新生儿溶血症、出血性贫血、恶性贫血、缺铁性贫血和巨幼红细胞性贫血等治疗有效时；放疗、化疗、骨髓移植后功能恢复时。

血涂片检查

主要用手工显微镜法检查外周血细胞的数量和形态，包括白细胞形态、红细胞形态和血小板形态，以及筛查异常血细胞、细菌、寄生虫等病原体。血涂片检查既是独立的检验项目，也是对血液分析仪检测结果进行复核常用的组合项目，可协助诊断、鉴别诊断血液造血系统和其他系统疾病，如贫血、感染、出血、寄生虫病、白血病和其他恶性肿瘤等。

【相关项目】 红细胞计数、白细胞计数、血小板计数、白细胞分类计数、网织红细胞计数、血红蛋白、骨髓细胞检查。

【标本要求】 静脉采血（首选未抗凝全血）或皮肤采血；避免溶血、凝固、冷藏和冷冻。

【参考区间】 红细胞、白细胞和血小板数量和形态均正常，无异常细胞和病原体。

【临床用途】 主要应用：用于检出周围血是否有异常形态和数量的红细胞（表22）、白细胞（表23）、血小板（表24）及可能的病原体，血片中出现任何病原体（如寄生虫）均可确诊病原体感染（参见“临床疾病常用检验项目：一、感染性疾病检验项目”）。

显微镜血涂片检查是判断血红细胞、白细胞和血小板形态是否正常的“金标准”，是自动血液分析仪、图像分析仪分析后进行显微镜复核的重要环节，是贫血、白血病、血小板异常等疾病诊断中独立易行的检查项目。正常情况下，各类血细胞比例和形态与相应年龄组一致；在各种血液系统疾病时，则可发生变化。因此，血涂片检查有助于发现可能存在的疾病。

表 22 血涂片常见异常红细胞形态及临床意义

异常红细胞形态	临床意义
小红细胞	缺铁性贫血、珠蛋白生成障碍性贫血、遗传性球形红细胞增多症
大红细胞	RBC 生成加速、巨幼细胞贫血、溶血性贫血、肝病、脾切除后
巨红细胞	巨幼细胞贫血、肝病
细胞大小不均	严重增生性贫血（尤为巨幼细胞贫血）
球形红细胞	遗传性球形红细胞增多症（>20%）、自身免疫溶血性贫血、血红蛋白 HbS、HbC 病
椭圆形红细胞	遗传性椭圆形红细胞增多症（>25%）、各种溶血性贫血
靶形红细胞	低色素性贫血，尤其是珠蛋白生成障碍性贫血、阻塞性黄疸、脾切除后、肝病
口形红细胞	遗传性口形红细胞增多症（>10%）、溶血性贫血及肝病
镰形红细胞	镰状细胞性贫血
棘红细胞	严重肝病、先天性β脂蛋白缺乏症、脾切除后、慢性饥饿、神经性厌食
锯齿状红细胞	尿毒症、丙酮酸激酶缺乏症、红细胞内低钾、胃癌、出血性溃疡
泪滴形细胞	骨髓纤维化（多见）、其他贫血（少见）、骨髓病性贫血
新月形红细胞	某些溶血性贫血，如阵发性睡眠性血红蛋白尿症
角形红细胞	弥散性血管内凝血、血管内纤维沉积症、微血管病性贫血、肾小球肾炎、尿毒症、肾移植后
裂片红细胞	弥散性血管内凝血、微血管病性溶血性贫血、严重烧伤
红细胞形态不整	某些感染或严重贫血，最常见于巨幼细胞性贫血
低色素性	缺铁性贫血、珠蛋白生成障碍性贫血、铁粒幼细胞性贫血、某些血红蛋白病

（续表）

异常红细胞形态	临床意义
高色素性	巨幼细胞性贫血、溶血性贫血
嗜多色性	各种增生性贫血
细胞着色不一	铁粒幼红细胞性贫血
豪焦小体	脾切除、脾萎缩、脾功能低下、红白血病、巨幼细胞性贫血、溶血性贫血
卡波环	恶性贫血、溶血性贫血、铅中毒、白血病、巨幼细胞性贫血、增生性贫血和脾切除后
嗜碱性点彩红细胞	铅中毒、珠蛋白生成障碍性贫血
有核红细胞	溶血性贫血、白血病、严重缺氧、骨髓转移性肿瘤
缗钱状形成	多发性骨髓瘤、巨球蛋白血症等
红细胞自凝集	冷凝集素综合征、自身免疫性溶血性贫血

表 23　血涂片常见异常白细胞及临床意义

异常白细胞形态	临床意义
中性粒细胞大小不均	严重化脓性感染、败血症、恶性肿瘤、急性中毒、大面积烧伤
中性粒细胞中毒颗粒	严重感染、中毒
中性粒细胞空泡形成	严重感染、败血症
中性粒细胞杜勒小体	严重感染，如肺炎、麻疹、败血症和烧伤
中性粒细胞退行性变	细胞衰老和病变
棒状小体	急性粒细胞白血病（多见）、急性单核细胞白血病（少见）、急性淋巴细胞白血病（无）
中性粒细胞核左移	急性化脓性感染、急性中毒、急性溶血和急性失血，再生障碍性贫血、粒细胞缺乏症、伤寒等。常可有白细胞计数增高、正常或减低
中性粒细胞核右移	严重者常伴白细胞计数减少，反映造血功能衰退
多分叶核中性粒细胞	巨幼细胞性贫血、用抗代谢药物治疗后及恶性血液病
巨杆状核、巨多分叶核中性粒细胞	巨幼细胞性贫血、恶性贫血、骨髓增生异常综合征和白血病
双核、环形核粒细胞	骨髓增生异常综合征、粒细胞白血病、巨幼细胞性贫血
异型淋巴细胞	病毒、原虫感染，药物反应，结缔组织疾病，免疫系统强应激状态、过敏原刺激

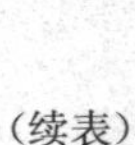

（续表）

异常白细胞形态	临 床 意 义
卫星核淋巴细胞	接受较大剂量电离辐射、核辐射及其他理化因素及抗癌药物。常作为致畸、致突变客观指标之一
Chediak-Higashi 畸形	遗传性疾病
Alder-Reilly 畸形	遗传性疾病，常伴有骨或软骨畸形疾病
May-Hegglin 畸形	遗传性疾病
Pelger-Hüet 畸形	遗传性疾病，也见于继发性疾病，如骨髓增生异常综合征、急性髓细胞白血病、感染等

表 24 血涂片常见异常血小板形态及临床意义

异常血小板形态	临 床 意 义
大血小板	原发性血小板减少性紫癜、粒细胞白血病、血小板无力症、巨大血小板综合征、MDS 和脾切除后
小血小板	缺铁性贫血、再生障碍性贫血
不规则、畸形血小板	超过 10%有临床意义
颗粒减少血小板	骨髓增生、骨髓增生异常综合征
卫星现象血小板	偶见于 EDTA 抗凝血标本检测，是血分仪血小板计数假性减少原因之一
血小板数量增多	原发性血小板增多症、慢性粒细胞白血病
血小板数量减少	再生障碍性贫血、原发性血小板减少性紫癜
血小板无聚集现象	血小板无力症

骨髓细胞检查（BMC）

骨髓细胞检查是诊断血液系统疾病、疗效监测的重要方法。对于白血病、贫血、出血性疾病等具有确定诊断、辅助诊断或鉴别诊断的重要意义。

【相关项目】 血小板计数、白细胞计数、红细胞计数、白细胞分类计数、血红蛋白测定、血细胞比容测定、网织红细胞计数、血涂片检查。

【标本要求】 骨髓穿刺标本；避免冷藏、冷冻、溶血和凝血。

【参考区间】 ① 骨髓细胞增生程度：增生活跃[红细胞与有核

细胞之比为(20～27)∶1]。② 骨髓有核细胞计数：粒细胞系65%，红细胞系20%，淋巴细胞系15%，以及单核细胞、巨核细胞和骨髓其他细胞。③ 各细胞系：原始细胞不大于5%，以成熟细胞为主(粒细胞以杆状核粒细胞最多；红细胞以中幼红细胞最多；淋巴细胞以成熟淋巴细胞为主)。粒红比例：(3～5)∶1。④ 巨核细胞计数：20～80个(含各阶段巨核细胞)/(1.5cm×3.5cm)骨髓涂片。⑤ 骨髓象分析：骨髓增生活跃；各系统、各阶段造血细胞比例正常；无异常细胞和寄生虫。

【临床用途】 主要应用：BMC检查主要通过识别骨髓细胞类型、数量、形态、成熟度，用于判断造血系统各系列细胞是否正常，特别有助于造血系统疾病的诊断、辅助诊断和鉴别诊断，是造血系统疾病常规检查项目。

病人有下述情形时常需做骨髓检查：有不明原因的红细胞增多或减少(贫血)、血小板减少或增多、白细胞增多或减少；疑有白血病或骨髓恶性肿瘤转移；不明原因的发热，需做骨髓微生物(真菌、细菌或结核分枝杆菌等)培养；疑有传染病(如伤寒、布氏杆菌病、艾滋病)或免疫受损；疑有染色体异常和(或)铁储存相关疾病；监测和评估癌症病人治疗过程中的骨髓恢复功能等。有时，骨髓细胞检查无法做出明确的分析结论而只能描述所见血细胞数量和形态，供临床医生考虑，或作为进一步检查的依据，或作为定期随访复查的对照。目前，国际上已用形态学、免疫学、遗传学、分子生物学(MICM)方法对白血病做出更准确分型诊断。骨髓细胞检查的主要意义如下。

(1) 骨髓增生程度：主要反映骨髓造血情况。

1) 增生极度活跃：[红细胞∶有核细胞=(1.0～1.8)∶1]，各类典型急、慢性白血病和各种骨髓增生性疾病，及受检者接受某些生物活性制剂治疗等。

2) 增生明显活跃：[红细胞∶有核细胞=(5～9)∶1]，各类增生性贫血(血液检查红细胞、血红蛋白减低，而骨髓细胞增生)，如缺铁性贫血、溶血性贫血、巨幼细胞性贫血和急性失血等，药物或生物制剂引起的骨髓反应，细菌感染以及不典型的急、慢性白血病，骨髓增生性疾病和脾功能亢进等。

3）增生活跃：[红细胞：有核细胞＝（20～27）：1]，除健康人外，也见于非原发于造血系统疾病的受检者及早期淋巴瘤、多发性骨髓瘤，尚未出现造血系统紊乱的血液病病人以及少数不典型的白血病、贫血、细菌感染病人。

4）增生减低：[红细胞：有核细胞＝（50～90）：1]，再生障碍性贫血和极少数低增生性白血病，肿瘤、白血病等化疗过程中骨髓被抑制时。

5）增生极度减低：[红细胞：有核细胞＝（100～200）：1]，典型的再生障碍性贫血，及骨髓穿刺检查受血液严重稀释。骨髓增生程度的检查结果受骨髓穿刺部位、骨髓液是否稀释、细胞计数数量和部位以及检查者技术熟练程度等多种主、客观因素影响，必要时需多部位多次检查才能确定。

（2）骨髓有核细胞计数：主要反映造血细胞各系统、各阶段的比例是否正常。如有异常，则提示造血系统病变，在诊断上有较高价值。

（3）粒细胞系统：增高：伴随骨髓增生程度呈明显或极度活跃，则提示粒细胞增生增加，或受药物、生物制剂的刺激，或细菌、毒素的刺激，或骨髓造血细胞中粒细胞增生失控，而导致的药物反应、感染病变、骨髓增生性疾病，甚至是粒细胞白血病；尤其是粒细胞原始阶段和早期幼稚粒细胞的明显增高，更是恶性粒细胞病变的重要依据，常伴有红细胞和淋巴细胞比例的减低。减低：见于先天性、理化因素、感染等造成的粒细胞再生障碍。

（4）红细胞系统：增高：常为红细胞增生的信号，在增生性贫血和脾功能亢进时均有表现。原始或早幼红细胞的增高常是红细胞本身造血调控病变引起的，红白血病、巨幼细胞贫血和骨髓增生异常综合征都有类似表现。减低：见于再生障碍性贫血等。

（5）淋巴细胞系统：增高：除淋巴细胞本身病变外（即淋巴细胞白血病、淋巴瘤、浆细胞病等恶性病变或病毒等病原体感染引起的淋巴细胞反应性增多），主要是粒、红、巨核细胞再生障碍导致的淋巴细胞相对增高，如再生障碍性贫血等。

（6）巨核细胞系统：计数异常，单纯巨核细胞生成障碍导致的巨核细胞缺乏十分罕见，通常提示骨髓液被稀释、造血系统发生恶性病变以及再生障碍性贫血等。巨核细胞计数增高（>100/标准骨髓涂片），伴有其他血细胞数量的增多往往是慢性骨髓增生性疾病的诊断依据，如慢性粒细胞白血病、原发性骨髓纤维化、真性红细胞增多症等。

（7）其他细胞：当发现较多分类不明细胞时，应考虑造血系统以外的肿瘤细胞浸润的可能。

（8）粒红比例：反映粒细胞与红细胞的相对增生程度，有利于粒红两系统血细胞疾病的分析。正常：除正常人外，还见于再生障碍性贫血、多发性骨髓瘤、淋巴瘤、恶性组织细胞病，及非原发于造血系统的其他恶性及非恶性疾病，共同特点是粒、红两系细胞成比例的同步增加或减少；有的疾病早期粒红比例均正常，故不可孤立地以粒红比例来判断检查意义。增高：表示粒细胞系统细胞增多或红细胞系统细胞减少，如各类白血病、类白血病反应和单纯红细胞生成障碍。减低：表示粒细胞系统细胞减少或红细胞系统细胞增多，如粒细胞缺乏症、增生性贫血、脾功能亢进、红细胞增多症、骨髓增生异常综合征等。

（9）巨核细胞计数：反映巨核细胞系及血小板的增生是否正常。增高：巨核细胞在100个以上，或达到数百个，常提示骨髓增生性疾病，如慢性粒细胞白血病、原发性血小板增多症、原发性骨髓纤维化和真性红细胞增多症等，或是特发性血小板减少性紫癜、脾功能亢进、骨髓增生异常综合征等。减低：甚至全片找不到巨核细胞，可考虑再生障碍性贫血、单纯巨核细胞生成障碍或急性白血病等。骨髓液抽取过程中被血液或组织液稀释巨核细胞计数也可减少。

（10）骨髓象分析：指综合分析骨髓细胞增生程度、骨髓细胞计数、粒红比例等检查后，得出的最后的骨髓象报告及结论，是骨髓检查最重要的一个环节，对于临床疾病，尤其是造血系统的疾病诊断具有重要的价值。一般来说，骨髓象分析结论对于各类白血病、多发性骨髓瘤、巨幼细胞性贫血、恶性组织细胞病具有明确诊断的价值；对于再生障碍性贫血、缺铁性贫血、溶血性贫血、淋巴瘤等具有提供诊断依据的价值；对于脾功能亢进、骨髓增生性疾病、恶性肿瘤的骨髓转移和原虫等感染，具有提供诊断线索及辅助诊断的价值。骨髓象分析的一般情况如下。

1）粒细胞和淋巴细胞系：原始细胞超过20%，是急性髓系白血病的主要诊断标准，如原始细胞过氧化物酶染色（POX）试验阳性，则为急性非淋巴细胞白血病（粒细胞性、单核细胞性和粒单细胞性白血病）；如原始细胞 POX 阴性、糖原染色（PAS）阳性，则为急性淋巴细胞性白血病、红白血病或巨核细胞白血病。进一步做骨髓细胞免疫标记检查分类，可更准确地诊断各类白血病、淋巴瘤等其他原发于造血系统的恶性疾病。粒细胞异常增多，以成熟阶段为主，常以中性粒细胞碱性磷酸酶染色（NAP）来区分不同病变，染色阳性值高考虑感染引起的类白血病反应（不是白血病），而染色阳性值低或阴性的被认为是慢性粒细胞性白血病。

2）红细胞系：增生明显，多为增生性贫血。红细胞颜色变浅，体积变小的往往提示缺铁性贫血；而体积增大，早期红细胞增多的可考虑巨幼细胞性贫血；红细胞大小不等，伴有各种异常形态的往往是溶血性贫血。

3）粒系、红系、巨核系细胞：如均减少，而淋巴细胞比例增高，可能是再生障碍性贫血；单纯某一系统血细胞减少，提示单纯性单一血细胞系统再生障碍。

红细胞生成素(EPO)

EPO由肾脏分泌,调节红细胞的生成。缺氧可诱导EPO生成和释放。血中红细胞、血红蛋白、血细胞比容或氧含量增高则抑制红细胞生成素释放。

【相关项目】 血细胞比容。

【标本要求】 静脉采血;避免严重溶血。

【参考区间】 4～27 mU/ml(正常血细胞比容)。

【临床用途】 主要应用:用于协助鉴别原发性和继发性红细胞增多症(高原地区生活、肺疾病、使用烟草与肿瘤性疾病),确定和评估使用EPO替代疗法(如慢性肾功能衰竭)的病人。原发性红细胞增多症(真性红细胞增多症)是一种肿瘤克隆性血液病,特点是自主造血细胞生成。红细胞增多代偿性抑制EPO。EPO主要由肾脏生成,故慢性肾功能衰竭可减少EPO生成,随后出现贫血。肝脏也产生少量EPO,故无肾病人也可有残量EPO。病人如对红细胞生成素的治疗反应差或无反应,则可能有其他未明的贫血原因,如存在EPO抗体的可能性。

减低:肾性贫血、钴缺乏、肾切除术、真性红细胞增多症等。

增高:见于骨髓衰竭、缺铁性贫血、地中海贫血、巨细胞性贫血、再生障碍性贫血等。

结合珠蛋白(Hp)

Hp又称触珠蛋白,是肝脏合成的一种糖蛋白,是溶血性疾病常用检验项目之一,主要用于反映是否发生溶血。

【相关项目】 乳酸脱氢酶、游离血红蛋白。

【标本要求】 静脉采血。

【参考区间】 0.36～1.95 g/L。

【临床用途】 主要应用:用于辅助诊断溶血。

Hp主要用于反映有无血管内溶血,同时也是一种急性时相反应蛋白。单次测定价值不大,连续观察可用于监测急性时相反应和血管内溶血。血管外溶血不会使 Hp 发生变化。

增高：见于创伤、肿瘤、肾病综合征、系统性红斑狼疮、使用类固醇时、胆道梗阻、怀孕、口服避孕药等。

减低：见于溶血性疾病、严重肝细胞病变、先天性无结合珠蛋白症、输血反应、疟疾、巨幼细胞贫血和组织出血等。

含铁血黄素(HS)

组织内出血时，从血管中逸出红细胞被巨噬细胞摄入降解，红细胞的血红蛋白铁离子与蛋白质结合形成铁蛋白微粒，可聚集成显微镜下可见的棕黄色含铁血黄素颗粒。HS 检查可反映体内是否有血管内溶血，是疑诊血管内红细胞大量破坏的试验。

【相关项目】 血细胞计数、血红蛋白、红细胞计数、血细胞比容。

【标本要求】 尿标本；晨尿最佳，避免污染防腐剂。

【参考区间】 阴性。

【临床用途】 主要应用：用于检测含铁血黄素尿、继发性过度溶血、血型不合输血、重度急性溶血性贫血或血色病。

当血管内溶血时，红细胞被破坏，大部分血红蛋白从尿中排出，尿呈酱油色(称血红蛋白尿)，而一部分尿血红蛋白经肾上皮细胞分解为含铁血黄素，随细胞脱落于尿中排出，故可提供血管内溶血的证据。

阳性：见于慢性血管内溶血、阵发性睡眠性血红蛋白尿症、自身免疫溶血性贫血、严重肌肉疾病等。急性溶血初期，虽尿隐血试验(尿试带法)阳性，但因还未能迅速形成含铁血黄素尿，HS 可阴性。

渗透脆性试验(OFT)

血液中如出现形态异常的球形红细胞，则细胞表面积/容积比减低，在低渗溶液中较正常双凹圆盘形红细胞易于溶解而破碎(脆性增高)；而细胞表面积/容积比大的细胞，如靶形红细胞或低色素红细胞则能抵抗溶血(脆性增高)。本试验可用于评价疑似遗传性球形红细胞增多症。

【相关项目】 血涂片检查。

【标本要求】 静脉采血。

【参考区间】 ≥12 月(溶血率):5.0 g/L 氯化钠:男性 0～47.8%,女性 0～31.1%。6.0 g/L 氯化钠:男性 18.7%～67.4%,女性 10.9%～65.5%。6.5 g/L 氯化钠:男性 4.4%～36.6%,女性 0.2%～39.3%。7.5 g/L 氯化钠:男性 0.8%～9.1%,女性 0～10.9%。

【临床用途】 主要应用:用于评价疑似遗传性球形红细胞溶血性贫血病人;确诊或检测轻度遗传性球形红细胞增多症。

增高:遗传性球形红细胞增多症、自身免疫性溶血性贫血等。

减低:珠蛋白生成障碍性贫血、镰性细胞性贫血、缺铁性贫血、阻塞性黄疸、肝病、铅中毒、恶性贫血、脾切除术后等。

红细胞葡萄糖-6-磷酸脱氢酶(G-6-PD)

G-6-PD 是红细胞糖代谢戊糖磷酸途径一种重要酶类,主要功能是生成抗氧化剂红细胞还原型辅酶Ⅱ(NADPH),维持谷胱甘肽还原状态。如果 G-6-PD 缺乏,则不能生成 NADPH,抗氧化能力不足,血红蛋白和红细胞膜均可发生氧化性损伤,使红细胞膜通透性增高,造成溶血。测定 G-6-PD 活性是临床溶血性贫血的鉴别诊断试验之一。

【相关项目】 红细胞计数、血涂片检查、网织红细胞计数、总胆红素、血红蛋白、红细胞丙酮酸激酶、Heinz 小体检查。

【标本要求】 静脉采血;避免冰冻、溶血。

【参考区间】 7.0～20.5 U/gHb。

【临床用途】 主要应用:用于评价抗球蛋白试验(Coombs 试验)阴性非球形红细胞溶血性贫血。

病人近期接受输血,则血中存在的正常红细胞可掩盖 G-6-PD 缺乏的红细胞。新生儿有不明原因黄疸、成年人有间歇性溶血性贫血,应做 G-6-PD 测定。

减低：见于G-6-PD缺乏症。多数G-6-PD缺乏者可正常生活，但应避免某些药物如阿司匹林、磺胺类药物、奎宁，食物（如蚕豆），化学物质（如萘、樟脑丸），以及细菌或病毒感染激发的应激性氧化溶血反应。

红细胞丙酮酸激酶（PK）

PK是糖酵解过程主要限速酶之一，其L型同工酶主要存在于肝、肾及红细胞内。PK缺乏症是一种红细胞酶病，发生率仅次于红细胞葡萄糖-6-磷酸脱氢酶缺乏症。PK检测是临床上溶血性贫血的鉴别诊断试验之一。

【相关项目】 红细胞计数、血涂片检查、网织红细胞计数、总胆红素、血红蛋白、红细胞葡萄糖-6-磷酸脱氢酶、Heinz小体检查。

【标本要求】 静脉采血。

【参考区间】 10.1～20 U/gHb。

【临床用途】 主要应用：用于检测非球形红细胞性溶血性贫血；研究家族丙酮酸激酶活性缺乏症，判断遗传模式和遗传咨询。

本试验可用于确定贫血者的PK水平，筛查溶血性贫血携带者。病人如近期接受输血，则血中输入的正常红细胞可掩盖PK缺乏。

减低：见于遗传性红细胞丙酮酸激酶缺陷症、某些获得性红细胞丙酮酸激酶缺陷如粒细胞白血病、骨髓增生异常综合征等。

血清铁（SI）

铁是人体内不可缺少的微量元素，具有重要生理功能。血清铁是诊断缺铁性贫血、鉴别贫血的重要指标，也是恶性肿瘤的标志物之一。

【相关项目】 总铁结合力、转铁蛋白饱和度、铁蛋白。

【标本要求】 定时静脉采血。

【参考区间】 男性：1～30 μmol/L，女性：9～27 μmol/L。

【临床用途】 主要应用：用于筛查慢性铁负荷过量性疾病，特别是遗传性血色病。血清铁、总铁结合力和转铁蛋白饱和度广泛用于缺铁性贫血诊断，但检测血清铁蛋白证明铁缺乏则更灵敏、更可靠。

增高：见于溶血性贫血、再生障碍性贫血、巨幼细胞性贫血、肝癌。

减低：见于缺铁性贫血、感染或炎症、恶性肿瘤及月经期、怀孕。

总铁结合力(TIBC)

指血清中转铁蛋白所能结合铁的最大能力，主要用于诊断人体铁负荷状态，如遗传性血色素沉着症、缺铁性贫血。

【相关项目】 血清铁、转铁蛋白。

【标本要求】 空腹静脉采血。

【参考区间】 50～77 μmol/L。

【临床用途】 主要应用：用于筛查慢性铁负荷过量性疾病，特别是遗传性血色素沉着症。

血清铁、总铁结合力和饱和度(血清铁/总铁结合力的百分率)试验广泛用于铁缺乏的诊断，然而血清铁蛋白是证实铁缺乏更为灵敏和可靠的试验。一般同时检测 TIBC 和血清铁以判断体内铁变化情况，可直接反应转铁蛋白结合铁的最大能力，间接反应血清转铁蛋白含量。饱和度正常或增高见于缺铁、怀孕、口服避孕药。转铁蛋白减低常见于慢性炎症、血色素沉着症或恶性肿瘤。

增高：见于缺铁性贫血、铁摄入不足或需要增加、口服避孕药后、急性肝炎。

减低：见于遗传性转铁蛋白缺乏症、血色素沉着症、慢性感染、病毒性肝炎、肝硬化、肾病综合征、尿毒症、溶血性贫血、肿瘤等。

转铁蛋白(Tf)

Tf 指血清中结合并转运铁的 β 球蛋白，主要用于诊断人体铁负荷状态，也是贫血常用检验项目之一，可反映缺铁性贫血等多种疾病。

【相关项目】 血清铁、总铁结合力。

【标本要求】 空腹静脉采血。

【参考区间】 28.6～51.9 μmol/L。

【临床用途】 主要应用：用于筛查慢性铁负荷过量性疾病，特别是遗传性血色病。

Tf可用于缺铁性低色素性贫血和再生障碍性贫血的鉴别诊断；因体内Tf总量较小，生物半寿期较短，可作为营养状态一项指标，与清蛋白相比更敏感；在高蛋白膳食治疗后，血浆中浓度上升快，是判断治疗效果的良好指标。转铁蛋白饱和度临界值在45%时，诊断轻度血色素病较敏感。

增高：见于缺铁性贫血、应用雌激素、口服避孕药、怀孕晚期等。

减低：见于再生障碍性贫血、肾病综合征、慢性肝病、炎症、恶性肿瘤、溶血性贫血、营养不良等(Tf是负性急性时相反应蛋白)。

铁蛋白(F)

铁蛋白是含20%铁的蛋白质。通常，存在于几乎所有身体组织尤其是肝细胞和网状内皮细胞内，作为铁储备。微量的血清铁蛋白反映了正常的铁储备。检测血清铁蛋白是缺铁性贫血诊断的重要依据。

【相关项目】 转铁蛋白、总铁结合力。

【标本要求】 静脉采血；避免严重溶血。

【参考区间】 男性：24～336 μg/L；女性：11～307 μg/L。

【临床用途】 主要应用：用于诊断铁缺乏性和铁过负荷性疾病。

铁蛋白是诊断隐性缺铁性贫血(临床出现贫血之前)最可靠的方法。缺铁性贫血是一种常见病，一般早期铁缺乏不直接引起明显的贫血症状，而出现铁储存减少。血清铁蛋白减低是铁耗竭最好的实验室指标。几乎所有低血清铁和铁蛋白的病人铁缺乏。血清铁蛋白是临床上鉴别缺铁性贫血(血清铁蛋白减低，小红细胞增多)与轻型珠蛋白生成障碍性贫血(小红细胞增多,但血清铁蛋白正常或增高)很好的筛查指标。铁蛋白是急性时相反应蛋白,如存在肝病、恶性或炎症性疾病,血清铁蛋白即使正常也不能排除铁缺乏。此外,铁蛋白与肿瘤标志物联合检测,有助于提高肿瘤疾病的检出率。

减低:见于缺铁性贫血、失血等。(无并发症)铁缺乏:男性<24 μg/L,女性<11 μg/L。

增高:见于恶性肿瘤、急性肝炎、急性感染、慢性肾病、血色素沉着症、戈谢病、慢性炎症性疾病等。铁过负荷:男性>336 μg/L,女性>307 μg/L。血色病铁蛋白常>1 000 μg/L。

可溶性转铁蛋白受体(sTfR)

sTfR是血液中的一种蛋白质,铁缺乏时会增高。本试验有助于检测和评价铁缺乏,辅助诊断缺铁性贫血。

【相关项目】 血清铁、转铁蛋白、总铁结合力、铁蛋白、锌原卟啉。

【标本要求】 静脉采血。

【参考区间】 1.8～4.6 mg/L。

【临床用途】 主要应用:用于评价疑似铁缺乏病人,如炎症、感染、慢性疾病,以及铁蛋白浓度与铁状态无关的疾病,包括囊性纤维化(常有炎症或感染)、胰岛素依赖型糖尿病(因胃自身免疫和慢性萎缩性胃炎所致铁缺乏)。

sTfR浓度是反映人体铁状况的一项指标。铁缺乏导致转铁蛋白受体和sTfR水平过度表达,而铁饱满则sTfR水平减低。尽管检测铁蛋白可评估铁缺乏,但铁蛋白是一种急性时相反应物,在炎症、慢性疾病、恶性肿瘤和感染时可增高,但不反映铁状态。sTfR则不是急性时相反应物,故用sTfR解释血清铁状况不受这些病理因素影响。如sTfR浓度在参考区间内,病人的贫血可能因其他原因所致,如慢性病或炎症。

增高:见于铁缺乏,如缺铁性贫血。

减低：见于补铁治疗(使铁储备增加)、血色病(铁负荷相关疾病)等。

壁细胞抗体(PCA)

PCA 用于反映内因子抗体，有助于监测维生素 B_{12} 缺乏症，确诊恶性贫血。

【相关项目】 内因子抗体、维生素 B_{12}、叶酸、甲基丙二酸、胃泌素、血细胞计数、血涂片检查。

【标本要求】 静脉采血。

【参考区间】 阴性：≤20.0 U。

【临床用途】 主要应用：用于评价恶性贫血或免疫介导维生素 B_{12} 缺乏伴或不伴巨幼细胞贫血的病人。

本试验通常作为其他检验项目如维生素 B_{12}、甲基丙二酸或全血细胞计数(CBC)、血涂片检查后的进一步检查，以诊断维生素 B_{12} 缺乏症、巨幼细胞贫血和(或)神经病变等。PCA 检测阳性结果需结合其他检验结果才有助于做出诊断；故不能单独用于疾病的诊断或监测。维生素 B_{12} 浓度减低、和(或)甲基丙二酸浓度和同型半胱氨酸浓度增高，结合内因子抗体/壁细胞抗体阳性提示恶性贫血。壁细胞抗体不是特异性内因子抗体，其阴性结果不能排出恶性贫血，因至少10%病人无壁细胞抗体。

阳性：见于 90%恶性贫血、50%胃炎、50%甲状腺炎、其他各种自身免疫性疾病和少数健康人群。

酸溶血试验

又称 Ham 试验，是溶血性贫血的鉴别诊断试验之一。

【相关项目】 渗透脆性试验。

【标本要求】 静脉采血。

【参考区间】 阴性。

【临床用途】 主要应用：用于溶血性贫血时，诊断阵发性睡眠性血红蛋白尿症(PNH)，阳性可确诊。

阳性：见于PNH、先天性红细胞生成异常、遗传性球形红细胞增多症、自身免疫性溶血性贫血等。

卟啉试验

卟啉主要在红骨髓和肝内合成，由于体内血红素合成酶突变，活性减低，使卟啉及卟啉前体产生、排泄增加，在体内堆积。按卟啉代谢紊乱部位，可分为红细胞生成性血卟啉病、肝性血卟啉病。本试验用于诊断和监测卟啉症。

【相关项目】 胆色素原、氨基酮戊酸。

【标本要求】 静脉采血；24 h尿标本。

【参考区间】 红细胞总卟啉：< 800 μg/L；游离原卟啉：<200 μg/L；锌复合原卟啉：<600 μg/L。

【临床用途】 主要应用：用于诊断红细胞原卟啉症和先天性红细胞卟啉症；评价暴露于各种危害因素如重金属和化学物的慢性中毒；鉴别缺铁性贫血和卟啉增高的其他原因。

解释卟啉试验的结果应谨慎。卟啉症病人有一种或多种卟啉及其前体结果增高，而增高的模式有助于诊断。如尿原卟啉(PBG)明显增高为神经性卟啉症。急性神经性卟啉症尿PBG可回落接近正常水平。如初步检验结果阴性，病人症状可能非卟啉症所致，而初步结果阳性应进一步检查以确诊(表25)。

表25 各类卟啉症典型检测结果

卟啉症类型	尿ALA和PBG	尿卟啉	粪卟啉	红细胞卟啉
急性间歇性卟啉症	增高	URO增高	正常	正常
变异型卟啉症	增加	COPRO增高	PROTO和COPRO增高	正常
遗传性粪卟啉症	增高	COPRO增高	COPRO增高	正常
ALA脱氢酶缺乏症	仅ALA增高	COPRO增高		PROTO增高

（续表）

卟啉症类型	尿 ALA 和 PBG	尿卟啉	粪卟啉	红细胞卟啉
迟发性皮肤卟啉病	正常	URO、7－羧基增高	增高	正常
红细胞原卟啉症	正常	正常	PROTO 增高	PROTO 增高
先天性红细胞卟啉症	正常	URO、COPRO 增高	COPRO 增高	URO、COPRO 增高

注：PBG：原卟啉；ALA：氨基乙酰丙酸；URO：尿卟啉；COPRO：粪卟啉；PROTO：原卟啉

血色病 HFE 基因分析

遗传性血色病（HH）是常染色体隐性铁代谢性疾病，源于北欧祖先携带者，发生率为 10％。此病因肠道铁吸收加速，组织中进行性铁沉积所致。因铁负荷过量，可引起肝硬化、肝癌、糖尿病、关节病和心肌病。HH 诊断基于检测转铁蛋白饱和度和血清铁蛋白结果，基因分析有助于确诊。

【相关项目】 血清铁、总铁结合力、铁蛋白。

【标本要求】 静脉采血。

【参考区间】 随结果解释。

【临床用途】 主要应用：用于确诊成年人 HH，不用作群体筛查；用于血清转铁蛋白饱和度和血清铁蛋白增高的个体检测；用于预测有 HH 家族史的个体，作为遗传咨询。

HH 主要是 HFE 基因突变。临床上，铁负荷过量也见于无 HFE 基因突变的情况，HFE 结果阴性不能排除铁负荷过量或血色病的诊断。HFE 最常见基因突变是 C282Y（4 号外显子）。HH 病例 60％～90％伴 C282Y 纯合子突变，3％～6％个体是杂合子。H62D（2 号外显子）突变常伴 HH，此突变的实际临床影响未知。HFE 第三种突变 S65C（2 号外显子）的临床意义最小。

阳性：见于遗传性血色病。

血红蛋白电泳

本试验可确诊有无异常血红蛋白（红细胞主要成分）及各种血红蛋白的比例，是临床疑为血红蛋白异常所致贫血的病因诊断试验之一。

【相关项目】 抗碱血红蛋白。

【标本要求】 空腹静脉采血；避免污染、溶血或脂血。

【参考区间】 HbA＞95％～98％，HbA_2 1.0％～3.1％，HbF＜2.0％。

【临床用途】 主要应用：诊断珠蛋白生成障碍性贫血和各种血红蛋白[以大写英文字母表达，如血红蛋白 A（HbA）、血红蛋白 S（HbS）]；评价原因不明的低色素性小红细胞。

正常人血红蛋白电泳，HbA 最多，HbA_2 较少，HbF 最少。血红蛋白电泳是筛查新生儿、高危怀孕妇女遗传性疾病的试验之一。现已确认 800 余种的血红蛋白。

异常血红蛋白：常见血红蛋白 S（镰状细胞贫血）、血红蛋白 C、血红蛋白 E；较少见血红蛋白 D、G、J、M，血红蛋白 F（β 珠蛋白生成障碍）、血红蛋白 H（α 珠蛋白生成障碍）、血红蛋白 Barts（α 珠蛋白生成障碍）、血红蛋白 SC 病。

游离血红蛋白（FHb）

通常血红蛋白存在于红细胞中，当红细胞破坏血红蛋白被释放入血，即为 FHb。FHb 是诊断溶血性疾病检验项目之一，主要用于反映溶血性贫血病人血中红细胞破坏的情况。

【相关项目】 乳酸脱氢酶、结合珠蛋白。

【标本要求】 静脉采血；避免溶血。

【参考区间】 血浆：10～50 mg/L。

【临床用途】 主要应用：用于急性血管内溶血的诊断。

因血浆 FHb 可被肝脏实质细胞迅速清除，故检测 FHb 对慢性血管内溶血无实际意义。血管外溶血时,FHb 一般正常。

增高：见于急性血管内溶血性贫血(FHb 可达 60～650 mg/L),阵发性睡眠性血红蛋白尿症(FHb 可达 200～2500 mg/L)、珠蛋白生成障碍性贫血、自身免疫溶血性贫血、镰状细胞贫血等、严重输血反应(FHb 可达 150～5 000 mg/L,可引起严重肾脏损害,危及生命)。

抗碱血红蛋白(HbF)

正常血红蛋白在强碱情况下易变性,但胎儿血红蛋白(HbF)具有抗碱变性的能力,故称抗碱血红蛋白。抗碱血红蛋白测定主要用于溶血性贫血的病因诊断。

【相关项目】 血红蛋白电泳。

【标本要求】 静脉采血。

【参考区间】 见表 26。

表 26 不同年龄胎儿血红蛋白(HbF)参考区间

年龄	1～30 天	1～2 月	3～5 月	6～8 月	9～12 月	13～17 月	18～23 月	≥2 岁
HbF (%)	22.8～92.0	7.6～89.8	1.6～42.2	0～16.7	0～10.5	0～7.9	0～6.3	0～0.9

【临床用途】 主要应用：用于测定胎儿血红蛋白百分比,协助诊断胎儿血红蛋白增高的疾病。

在 HbF 增高或轻型 δ/β 型珠蛋白生成障碍性贫血,HbF 通常占总血红蛋白 5%～15%。在重型 β 珠蛋白生成障碍性贫血,胎儿血红蛋白可能占总血红蛋白≥30%～90%。

增高：见于 β 珠蛋白生成障碍性贫血(纯合子可达 0.80～0.90、杂合子轻度增高)、某些再生障碍性贫血、镰状细胞贫血、急性白血病、铁粒幼细胞贫血、遗传性球形红细胞增多症、多发性骨髓瘤、淋巴瘤、恶性贫血、阵发性睡眠性血红蛋白尿症、真性红细胞增多症、骨髓增生性疾病和纯合子镰状细胞贫血。

ABO 血型和 Rh 血型鉴定

输血安全是临床输血的首要问题，正确的血型鉴定和交叉配血是保证输血安全最重要的先决条件。ABO 血型和 Rh 血型鉴定是检测红细胞上的血型；当需输注血液或血液成分，献血时、怀孕或分娩时疑有母胎与婴儿血型不合时，常做血型鉴定。其中，ABO 血型和 Rh 血型鉴定和交叉配血相合最重要，是临床输血前必做的常规检测项目之一。

【相关项目】 直接和(或)间接抗球蛋白试验、交叉配血试验、抗体鉴定。

【标本要求】 静脉采血；避免溶血、冷冻。

【参考区间】 ABO 血型：A 型、B 型、O 型、AB 型。Rh 血型：阳性、阴性。

【临床用途】 主要应用：用于选择输血治疗配合的血液制品。

(1) ABO 血型鉴定：主要用于临床输血(如创伤、手术中或手术后大失血、严重贫血、出血性疾病如血友病、癌肿化疗)、选择器官移植供体(肾脏等器官移植)、不孕症和新生儿溶血症病因分析(新生儿 ABO 血型不合)、亲子鉴定等。

(2) Rh 血型鉴定：绝大多数汉族人 Rh 阳性，Rh 阴性者较少(0.34%)，故由 Rh 血型不合引起的输血反应相对于 ABO 血型不合所致的输血反应的频率低(新生儿 Rh 血型不合：母 Rh 阴性，儿 Rh 阳性)。

交叉配血

交叉配血试验结果是临床安全输血的保证，在血型鉴定的基础上，通过交叉配血试验进一步验证受血者和供血者血型是否配合，以保证受血者的输血安全。本试验是输血前必做的试验项目之一。

【相关项目】 ABO 血型和(或)Rh 血型鉴定、直接和(或)间接抗球蛋白试验、红细胞抗体筛查、红细胞抗体鉴定、人类白细胞抗原。

【标本要求】 静脉采血；避免溶血、冷冻。

【参考区间】 选择下述之一报告：① 血型完全配合。② 血型部分配合。③ 血型完全不配合。

【临床用途】 主要应用：用于输血前确证供者血型与受者血型是否配合，避免输血反应。

输血前，必须进行两项输血试验——血型鉴定和交叉匹配。理论上，一旦已知受血者血型，便可输入配合的血液；然而，在实践中，供者血与受者血可仍不相容，因为供者血可包含其他非常规血型抗原，而受血者血清中如存在针对这些血型抗原的抗体，就可造成输血反应；因此，“交叉配血”极为重要，可确保供者血红细胞确实与受者血相配合。

交叉配血试验是观察主、副试验是否发生凝集，决定临床输血可否：① 血型完全配合，即血型相同，输血最安全。② 血型部分配合：仅在应急时少量输血并需严密观察是否有输血反应。所谓“万能献血者”，指供血者为 O 型和 Rh 阴性血型者，可输给其他血型者，紧急时可少量、短时输血；所谓“通用受血者”，指受血者为 AB 型和 Rh 阳性血型者，紧急时可接受其他血型少量、短时输血。③ 血型完全不配合：绝不可输血。总之，血型完全配合（主试验和副试验均不凝集）或部分配合（主试验不凝集，副试验凝集）：可输血。血型完全不配合（主试验和副试验均凝集）：不可输血。

抗球蛋白试验（AGT）

又称 Coombs 试验，分直接抗球蛋白试验（DAT）和间接抗球蛋白试验（IAT）两种；用于溶血性贫血辅助诊断、血型鉴定、交叉配血等，是溶血性贫血鉴别诊断试验之一。

【相关项目】 血型鉴定、交叉配血、红细胞抗体鉴定。

【标本要求】 静脉采血。

【参考区间】 阴性。

【临床用途】 主要应用：DAT 用于检查红细胞表面的不完全抗

体(被 IgG 抗体或补体 C3d 包被的致敏红细胞),IAT 用于检查血清中是否存在游离的不完全抗体。用于自身免疫性溶血性贫血、溶血性输血反应、药物诱发溶血性贫血的辅助诊断和鉴别。

(1) DAT 阳性:可确定抗体引起溶血的原因,如感染、药物引起的自身免疫反应、输血反应(如 Rh 血型不合)、新生儿溶血症;少数正常人。

(2) IAT 阳性:见于冷凝集素综合征、阵发性寒冷性血红蛋白尿症、系统性红斑狼疮、结节性动脉周围炎、淋巴瘤、支原体肺炎和单核细胞增多症等。无溶血史而抗球蛋白试验可阳性。

红细胞抗体筛查

用于输血前检测红细胞异体或自身抗体,评价输血反应和溶血性贫血。

【相关项目】 交叉配血、红细胞抗体鉴定。

【标本要求】 静脉采血;避免严重溶血。

【参考区间】 阴性。

【临床用途】 主要应用:用于输血前红细胞异体或自身抗体检测,评价输血反应。

在特定人群中,有 2%~4%不规则红细胞同种抗体,这些抗体可导致新生儿溶血病或供体输注的红细胞溶血。如阳性,可进一步做红细胞抗体鉴别试验。

阳性:见于新生儿溶血病、输血反应。

红细胞抗体鉴定

用于评估红细胞抗体筛查阳性、输血反应、新生儿溶血症和自身免疫性溶血性贫血。

【相关项目】 红细胞抗体筛查、抗球蛋白试验(Coombs 试验)。

【标本要求】 静脉采血;避免溶血。

【参考区间】 阴性。

【临床用途】 主要应用:用于评估输血前抗体筛查阳性、输血反应、新生儿溶血症和自身免疫性溶血性贫血。

经输血或怀孕期暴露外源性红细胞后，有些人会生成抗体，可破坏输注红细胞或子宫内胎儿红细胞。确定造成临床危害的抗体特异性很重要，可避免输注有此抗原的红细胞。如本试验阳性，则鉴定各种抗体和检测病人红细胞上的相应抗原。最近输注 Rh-免疫球蛋白可产生抗-D抗体，并出现假性同种抗体。

阳性：见于输血反应、新生儿溶血症、自身免疫溶血性贫血。

人类白细胞抗原(HLA)

人类白细胞抗原(HLA)的基因和抗原是遗传的，主要是器官和骨髓移植供者和受者的匹配，检测 HLA 抗原与器官移植成功与否密切相关。

【相关项目】 人类白细胞抗原-B27；人类白细胞抗原-A、B、C、DR 和 DQ。

【标本要求】 静脉采血。

【参考区间】 无。

【临床用途】 主要应用：用于检测骨髓移植和实体器官移植的受者和供者的 HLA 抗原。

在器官和组织移植 HLA 配型中确定特定 HLA 基因或抗原。移植受体的基因和(或)抗原与其他潜在供者比较。检测结果提示有多少基因匹配和不匹配。匹配数量越多移植成功则越有可能。匹配提示受者排斥供者器官或组织的概率减低。受者不对供者 HLA 抗原产生 HLA 抗体非常重要。HLA 抗体越多，排斥的可能性越大。阳性(反应)交叉匹配结果常用于解释移植风险高。

血小板聚集试验(PAgT)

血小板有生理性聚集功能，PAgT 是反映血小板止血功能的试验，是出血和血栓性疾病常用试验之一。

【相关项目】 血细胞计数、血涂片检查、凝血酶原时间、活化部分凝血活酶时间、凝血因子、血管性血友病因子。

【标本要求】 空腹静脉采血。

【参考区间】 诱聚剂最大聚集率：二磷酸腺苷（1.0 μmol/ml）48.6%；胶原（3.0 μg/ml）54.4%～91.0%。肾上腺素（0.4 μg/ml）50.0%～85.6%。瑞斯托霉素（1.5 mg/ml）76.1%～98.9%；花生四烯酸（20 mg/L）56.0%～82.0%。

【临床用途】 主要应用：用于检测血小板聚集功能异常，监测抗血小板药物治疗、阿司匹林抵抗、术前与术中出血危险性。

不同诱导剂或同种诱导剂、不同浓度所引起的血小板聚集强度均不同。测定前，病人须停用任何影响血小板功能的药物如阿司匹林、非甾体类抗炎药如布洛芬、萘普生、三环抗抑郁药、抗组胺药及某些抗生素等。

减低：见于血管性血友病、血小板无力症、巨大血小板综合征、贮存池病、低（无）纤维蛋白原血症、尿毒症、骨髓增生性疾病、急性白血病。

增高：见于糖尿病、急性心肌梗死、静脉血栓形成、高脂蛋白血症、抗原-抗体复合物反应、人工瓣膜、口服避孕药、高脂饮食及吸烟等。

血小板相关免疫球蛋白（PAIg）

PAIg 又称血小板相关抗体，包括免疫球蛋白 G（PAIgG）、A（PAIgA）、M（PAIgM），是检测自身免疫性血小板减少病因的试验。

【相关项目】 血小板计数。

【标本要求】 静脉采血；避免凝血、溶血。

【参考区间】 PAIgG 0～78.8 ng/10^7 血小板，PAIgM 0～7.0 ng/10^7 血小板，PAIgA 0～2.0 ng/10^7 血小板。

【临床用途】 主要应用：用于评价免疫性血小板不应性、输血后紫癜或新生儿同种免疫性血小板减少性紫癜。

增高（阳性）[IgG 和（或）IgM]：见于原发性血小板减少性紫癜（ITP）；其他血小板减少如类风湿因子 IgM 抗体。PAIg 抗体可使血小板计数减少,病人多处皮肤可出现“乌青块”。本试验可用于鉴别免疫性或非免疫性血小板减少症。大部分 ITP 者 IgG 增高,有时 IgG 虽正常,但 IgM 异常增高。本试验不能检测血小板特异性同种抗体。

凝血酶原时间(PT)

PT 主要反映外源性凝血系统凝血因子[Ⅶ、Ⅹ、Ⅴ、Ⅱ、Ⅰ(纤维蛋白原)]活性,是出血性疾病重要的筛查试验之一。

【相关项目】 活化部分凝血活酶时间、纤维蛋白原、凝血因子、血小板计数、血小板聚集试验、凝血酶时间。

【标本要求】 静脉采血;避免凝血、溶血。

【参考区间】 ① PT: 12 s±1 s(男性 11～13.7 s;女性 11～14.3 s);PT 值随各实验室 PT 测定试剂而异。② 凝血酶原时间比值(PTR): 1.00±0.05[PTR=病人 PT(s)/正常对照 PT(s)]。③ 国际正常化比值($INR=PTR^{ISI}$),INR 值随各实验室 PT 测定试剂的国际敏感指数(ISI)而异。

【临床用途】 主要应用: 用于监测口服抗凝剂治疗强度,需结合 INR 报告;筛查 1 种或多种凝血因子(因子Ⅰ、Ⅱ、Ⅴ、Ⅶ、Ⅹ)的缺乏,如遗传性或获得性凝血因子缺乏症、维生素 K 缺乏症、肝病、特定凝血因子抑制物等;筛查凝血抑制物(循环抗凝物),如特定凝血因子抑制物、狼疮样抗凝抑制物(抗磷脂抗体)、非特异性凝血酶原抑制物(如单克隆免疫球蛋白、纤维蛋白降解产物增高)。

本试验须与同时测定的正常对照标本 PT 测定均值进行比较,才有可靠的临床价值。结果超过正常对照值 3 s 为延长。PT 一般与反映内源性凝血系统的活化部分凝血活酶时间(APTT)同时检测。饮酒可影响本试验测定结果,抗生素可使 PT 和 INR 延长;巴比妥类药物、口服避孕药和激素替代疗法、维生素 K 可使 PT 缩短;食物如牛肉、猪肝、绿茶、花椰菜、甘蓝、萝卜、豆制品含大量维生素 K,可改变 PT 结果,故应告知医生所有正在服用的药物和食物,才能正确解释本试验结果。PT 和 APTT 检测结果变化的主要临床意义见表 27。

表 27　PT 和 APTT 检测结果变化的临床意义

PT	APTT	常见疾病
延长	正常	肝病、维生素 K 缺乏、凝血引起Ⅶ缺乏或缺陷
正常	延长	凝血因子Ⅷ、Ⅸ、Ⅺ缺乏或缺陷，血管性血友病，存在狼疮抗凝物
延长	延长	凝血因子Ⅰ、Ⅱ、Ⅴ、Ⅹ缺乏或缺陷，严重肝病，弥散性血管内凝血
正常	正常或轻度延长	可反映正常止血的状态，然因轻度凝血因子缺乏、轻度血管性血友病，PT 和 APTT 均可正常，故需进一步检查来诊断此检测结果意义

延长：先天性或获得性凝血因子缺乏，存在凝血因子Ⅰ、Ⅱ、Ⅴ、Ⅶ、Ⅹ抗体，肝素抗凝治疗。对口服抗凝药治疗病人，应同时报告 PT 的国际正常化比值(INR)，预防血栓形成时 INR 可达 1.5，血栓性疾病治疗时 INR 可达 2.0～3.0，血栓形成高危的 INR 可达 2.5～3.5。

缩短：口服避孕药、血栓栓塞性疾病及高凝状态等。

活化凝血时间(ACT)

ACT 是一种全血凝固时间试验，反应内、外和共同途径的凝血功能的试验。主要用于监测大剂量全肝素的抗凝治疗。

【相关项目】 活化部分凝血活酶时间、凝血酶原时间、肝素抗活化凝血因子 X。

【标本要求】 静脉采血。

【参考区间】 86～147 s。

【临床用途】 主要应用：用于体外循环，冠状动脉血管成形术和透析时，监测大剂量肝素和其他抗凝治疗。

如肝素量不足以抑制体内凝血系统，可能形成血液凝块。如肝素过多，病人会过度出血，甚至危及生命。在肝素抗凝水平，临床监测活化部分凝血活酶时间(APTT)功能有限，在高水平肝素时不发生凝固。当肝素治疗达到维持水平时，ACT 常被 APTT 所替代。ACT 有时也用于监测有狼疮抗凝物的肝素常规剂量治疗，而狼疮抗凝物可干扰 APTT。ACT 可监测直接凝血酶抑制剂的凝血抑制作用。ACT 可受个体血小板计数和血小板功能的影响。获得性和遗传性凝血因子缺乏也影响 ACT 检测结果。

活化部分凝血活酶时间(APTT)

APTT 主要反映内源凝血系统凝血因子[Ⅻ、Ⅺ、Ⅸ、Ⅷ、Ⅹ、Ⅴ、Ⅱ、Ⅰ(纤维蛋白原)]活性，是出血性疾病重要的筛查试验之一。

【相关项目】 凝血酶原时间、纤维蛋白原、凝血因子、血小板计数、血小板聚集试验、凝血酶时间。

【标本要求】 静脉采血；避免凝血、溶血。

【参考区间】 24～35 s(参考区间随各实验室测定试剂而异)。

【临床用途】 主要应用：用于监测全肝素(普通肝素)，筛查某些凝血因子缺乏，检测凝血抑制物如狼疮抗凝物、特异性因子抑制物和非特异性抑制物。

APTT 一般与反映外源凝血系统凝血因子的凝血酶原时间(PT)同时检测，以全面反映凝血功能。来自肝素化输液管、高脂饮食血标本可干扰本试验。本试验须与同时测定的正常对照标本比较后才有可靠的临床价值。肝素治疗时，APTT 时间应与肝素浓度相对应。APTT 试验不能检出所有狼疮抗凝血物或凝血抑制物。

延长：超过正常对照值 10 s 为延长。见于先天性或获得性凝血因子缺乏，如血友病 A、血友病 B 及凝血因子Ⅺ缺乏症，存在抗凝血因子Ⅷ、Ⅸ抗体，肝素抗凝治疗，系统性红斑狼疮等，维生素 K 缺乏(吸收不良、长期使用抗生素)，严重肝病，白血病，怀孕妇女产前产后过度出血；监测肝素治疗时，常要求 APTT 比治疗前延长 1.5～2.5 倍。轻度凝血因子缺乏，APTT 可不延长。

缩短：见于高凝状态，血栓性疾病如心肌梗死、不稳定型心绞痛、脑血管病变、糖尿病伴血管病变、肺梗死、深静脉血栓形成、怀孕高血压综合征和肾病综合征、组织炎症或创伤(一过性缩短)等。

凝血酶时间(TT)

TT 主要反映血液纤维蛋白原含量和功能,是凝血、抗凝及纤溶功能相关止血或血栓性疾病的筛查试验之一。

【相关项目】 凝血酶原时间、活化部分凝血活酶时间、纤维蛋白原、凝血因子、D-二聚体、狼疮抗凝物。

【标本要求】 静脉采血;避免凝血、溶血。

【参考区间】 16～18 s(参考区间因实验室 TT 测定试剂而异)。

【临床用途】 主要应用:用于检测或排除存在肝素或肝素样抗凝物,结合爬虫酶时间可评价不能解释的凝血时间延长;结合纤维蛋白原等测定,识别凝血酶原时间、活化部分凝血活酶时间、稀释蝰蛇毒时间延长原因。

本试验须与同时测定的正常对照标本 TT 测定均值进行比较才有可靠的临床价值,超过正常对照值 3 s 为延长。

延长:见于纤维蛋白原减低(低或无纤维蛋白原血症)或功能异常、应用肝素、肝肾疾病及系统性红斑狼疮血肝素样抗凝物质增多、纤溶系统功能亢进如纤维蛋白(原)降解产物增多。

缩短:见于异常纤维蛋白原血症,使用丙戊酸、合成代谢类固醇药物。

纤维蛋白原(Fg)

Fg 也称凝血因子 I,可在凝血酶作用下,形成纤维蛋白凝胶("凝固")。纤维蛋白原在肝脏合成,在血中循环。Fg 浓度高低常与临床出血或血栓性疾病相关或是直接病因,故是常用的出、凝血检查项目之一。

【相关项目】 凝血酶原时间、活化部分凝血活酶时间。

【标本要求】 静脉采血;避免凝血、溶血。

【参考区间】 2～4 g/L。

【临床用途】 主要应用：用于检测先天性或获得性纤维蛋白原(凝血因子 I)增高或减低，辅助诊断和监测弥散性血管内凝血(DIC)和纤溶及治疗。

纤维蛋白原抗原测定：鉴别先天性和获得性纤维蛋白原缺乏需结合临床；纤维蛋白原活性减低时，需确定是因纤维蛋白缺乏还是存在异常纤维蛋白原；评价无、低或异常纤维蛋白原血症，应比较同一份标本的纤维蛋白原。单一的纤维蛋白原缺乏可为遗传性(无、低纤维蛋白原血症)。

纤维蛋白原是一种急性时相反应物，许多获得性疾病可致纤维蛋白原增高：急性或慢性炎性疾病、肾病综合征、肝病和肝硬化、怀孕或雌激素治疗、代偿性血管内凝血。长期纤维蛋白原增高可以是动脉血栓栓塞危险因素。

减低(<2 g/L)：见于 DIC、原发性纤溶症、重症肝炎、肝硬化、蛇毒治疗(抗栓酶、去纤酶)、溶栓治疗(链激酶、尿激酶、组织型纤溶酶原激活物)，L 门冬酰胺酶治疗。标本中肝素(>5～10 U/ml)、纤维蛋白(原)降解产物(FDP)或异常 Fg，可使功能法检测 Fg 含量假性减低。

增高(>4 g/L)：见于糖尿病和糖尿病酸中毒、动脉粥样硬化(急性心肌梗死发作期)、急性传染病、结缔组织病、急性肾炎和尿毒症、放射治疗后、灼伤、骨髓瘤、休克、外科大手术后、怀孕晚期和妊娠高血压综合征、轻型肝炎、败血症、急性感染和恶性肿瘤等。

凝血因子Ⅱ活性(FⅡ：C)

FⅡ(凝血酶原)是一种由肝脏合成、依赖维生素 K 的丝氨酸蛋白酶，参与凝血共同途径，是凝血酶原复合物的底物。凝血酶原激活后，将纤维蛋白原转为纤维蛋白而止血，FⅡ缺乏可导致凝血酶原时间、活化部分凝血活酶时间延长，可引起出血倾向。

【相关项目】 凝血酶原时间、活化部分凝血活酶时间。

【标本要求】 静脉采血；避免严重溶血、脂血、黄疸。

【参考区间】 75%～145%。

【临床用途】 主要应用：用于诊断先天性FⅡ缺乏症(罕见)；评价与肝病或维生素K缺乏有关疾病、口服抗凝治疗、抗体诱导获得性FⅡ缺乏、非特异性抑制物(如狼疮抗凝物)病人华法林治疗的稳定性；确定与蛋白S水平相关的华法林治疗的抗凝程度，以及调查凝血酶原时间和活化部分凝血活酶时间延长原因。

在先天性FⅡ缺乏症纯合子，通常FⅡ：C<25%，杂合子<50%。FⅡ是华法林开始治疗后最后减少的凝血因子之一，在抗凝治疗终止时最后恢复正常(可能需10～14天恢复到基线水平)。

减低：见于肝病、维生素K缺乏或华法林抗凝治疗。

凝血因子Ⅱ抑制物

凝血因子Ⅱ抑制物可见于先天缺乏病人对替代疗法的反应，或原因未明的自发性缺乏，或对临床医疗的反应，包括产后状态、免疫疾病、某些抗生素治疗、一些恶性肿瘤及老年人。

【相关项目】 凝血酶原时间、活化部分凝血活酶时间。

【标本要求】 静脉采血；避免严重溶血、脂血、黄疸；病人须停用华法林或肝素抗凝治疗。

【参考区间】 阴性。

【临床用途】 主要应用：用于FⅡ抑制物的检测和定量。

如筛查试验表明存在FⅡ抑制物，则须定量检测，用Bethesda单位(或同等单位)报告。偶尔狼疮样抗凝物可引起凝血因子抑制物检测假阳性。

阳性：见于先天性凝血因子Ⅱ缺乏、产后状态、免疫疾病、某些抗生素治疗、恶性肿瘤、老年人。

凝血因子Ⅴ活性(FⅤ：C)

FⅤ是在肝脏和其他组织(内皮细胞、巨核细胞和血小板)合成的维生素K依赖的蛋白质，是凝血过程中凝血酶原复合物的必需辅助因子。FⅤ缺乏可致凝血酶原时间、活化部分凝血活酶时间延长，引起出血倾向。

【相关项目】 凝血酶原时间、活化部分凝血活酶时间。

【标本要求】 静脉采血；避免严重溶血、脂血、黄疸、凝血；病人须停用华法林或肝素抗凝治疗。

【参考区间】 70%～165%。

【临床用途】 主要应用：用于诊断先天性FV缺乏症（罕见），评价肝病、FV抑制物、骨髓增生性疾病与血管内凝血和纤溶相关的获得性FV缺乏，调查凝血酶原时间、活化部分凝血活酶时间延长的原因。

在先天性FV缺乏症，FV：C在纯合子≤10%～20%，在杂合子≤50%。先天性FV可与FⅧ缺乏同时发生。FV活性不稳定，可造成检测结果假性减低。血浆冻融后FV因子活性常可比新鲜血浆标本低10%～20%。FV活性检测结果正常可视为检测可靠，但结果减低需结合临床和实验室其他相关信息，必要时可进行复测。

减低：见于获得性FV缺乏症（更常见）和先天性FV缺乏症。

凝血因子Ⅴ抑制物

本试验用于FV抑制物的检测和定量。

【相关项目】 凝血酶原时间、活化部分凝血活酶时间。

【标本要求】 静脉采血；标本须在FV替代治疗前采集；避免凝血、溶血、脂血、黄疸。

【参考区间】 阴性。

【临床用途】 主要应用：用于FV抑制物的检测和定量。

FV抑制物可见于先天性凝血因子Ⅴ缺乏病人输注新鲜冰冻血浆后；更常见于之前健康、无潜在疾病、老年人的自发。如使用外用局部凝血酶或含牛凝血酶和FV的纤维蛋白胶，可与人凝血酶和FV发生交叉反应，产生FV抑制物。如FV抑制物筛查试验阳性，则进一步定量检测，用Bethesda单位（或同等单位）报告。

阳性：也见于使用抗生素、输血和恶性肿瘤病人。

凝血因子Ⅶ活性(FⅦ：C)

FⅦ是一种由肝脏合成、依赖维生素K的丝氨酸蛋白酶，是外源性凝血系统的重要组成部分，缺乏FⅦ可致出血倾向。

【相关项目】 凝血酶原时间、活化部分凝血活酶时间。

【标本要求】 静脉采血；避免凝血、溶血、脂血。

【参考区间】 65%～180%。

【临床用途】 主要应用：用于诊断先天性FⅦ缺乏，评价肝病、口服抗凝剂治疗、维生素K缺乏症相关的获得性血FⅦ缺乏，确定与蛋白C水平相关的华法林抗凝治疗程度，调查凝血酶原时间延长原因。

在先天性FⅦ缺乏，一般FⅦ：C在杂合子≤50%，在纯合子<20%。华法林开始治疗后，FⅦ是第一个减少的维生素K依赖性凝血因子，而在抗凝治疗终止时，是首先恢复正常的凝血因子之一。

减低：可见于肝脏疾病、维生素K缺乏或华法林抗凝治疗。

凝血因子Ⅶ抑制物

本试验用于FⅦ抑制物的检测和定量。

【相关项目】 凝血酶原时间、活化部分凝血活酶时间。

【标本要求】 静脉采血；标本须在FⅦ替代治疗前采集；避免凝血、溶血、脂血。

【参考区间】 阴性。

【临床用途】 主要应用：用于FⅦ抑制物的检测和定量。

如筛查试验表明存在抑制物，则须进行定量检测，并用Bethesda单位(或同等单位)报告。

阳性：见于FⅦ先天性缺乏症、FⅦ替代疗法、产后状态、免疫疾病、某些抗生素治疗、一些恶性肿瘤和老年人。

凝血因子Ⅷ活性(FⅧ：C)和凝血因子Ⅸ活性(FⅨ：C)

FⅧ：C和FⅨ：C是出凝血疾病内源性凝血因子缺乏的重要确诊试验之一；也可用于监测血栓形成病人治疗时的FⅧ：C和FⅨ：C水平。FⅧ在肝脏及其他可能的组织内合成，是凝血辅助因子，与血管性血友病因子结合，是内源性凝血途径的一部分。FⅨ是一种在肝脏内合成的维生素K依赖性的丝氨酸蛋白酶，参与内源性凝血途径。

【相关项目】 凝血酶原时间、活化部分凝血活酶、纤维蛋白原、血管性血友病因子。

【标本要求】 静脉采血；避免凝血、溶血；避免华法林或肝素抗凝治疗。

【参考区间】 FⅧ：C 77.3%～128.7%；FⅨ：C 81.6%～118.4%

【临床用途】 主要应用：① FⅧ：C用于诊断血友病A；结合检测血管性血友病因子（vWF）抗原和vWF活性，用于诊断血管性血友病；诊断获得性凝血因子Ⅷ缺乏状态；调查活化部分凝血活酶时间延长的原因。② FⅨ：C用于诊断凝血因子Ⅸ缺乏（血友病B），评估肝病对止血影响；调查活化部分凝血活酶时间延长的原因。

测定FⅧ：C和FⅨ：C主要适用于出血原因不明、有长期自发性出血史，特别是有血友病家族史而自身凝血酶原时间正常、活化部分凝血活酶时间延长的病人；如FⅧ：C和FⅨ：C活性减低，则可进一步做相关基因突变分析和家属遗传分析。对已确诊血友病的病人，采血前要明确最近的FⅧ或FⅨ浓缩物输注量、日期和时间。FⅧ：C和FⅨ：C测定结果正常可视检测可靠，但测定结果减低需结合临床和实验室其他相关信息，必要时需复测。

减低：① FⅧ：C见于血友病A（X染色体连锁隐性遗传，男性100%发病，女性10%发病），FⅧ：C活性在轻度血友病A为5%～50%，中度为1%～5%，重度为<1%；也见于血管性血友病、获得性FⅧ缺乏（骨髓或淋巴组织增生性疾病、获得性血管性血友病）、FⅧ抑制物（FⅧ抗体：最常见凝血因子抑制物，可发生严重出血性疾病，即获得性血友病；也见于产后等）及血管内凝血和纤溶有关。② FⅨ：C见于血友病B，FⅨ：C活性在轻度血友病B为5%～50%，中度为

1%～5%，重度为<1%；获得性FⅨ缺乏与肝病、维生素K缺乏、华法林治疗及抑制物(罕见)相关，比先天性缺乏更常见。

增高：FⅧ：C和FⅨ：C均可见于高凝状态及血栓栓塞性疾病，如静脉血栓形成、肺栓塞、肾病综合征、妇女口服避孕药、妊娠高血压综合征、恶性肿瘤，以及肝脏疾病、急性疾病、应激状态和炎症(FⅧ活性可增高)。

凝血因子Ⅹ活性(FⅩ：C)

FⅩ是一种在肝脏合成的维生素K依赖的丝氨酸蛋白酶。FⅩ作为凝血酶原复合物中的酶(Ⅹa因子)，参与内源性和外源性凝血途径(凝血共同途径)。

【相关项目】 凝血酶原时间、活化部分凝血活酶时间。

【标本要求】 静脉采血；避免凝血、溶血、脂血。

【参考区间】 70%～150%。

【临床用途】 主要应用：用于诊断先天性或获得性凝血因子Ⅹ缺乏症，评价肝病止血功能，调查凝血酶原时间、活化部分凝血活酶时间延长的原因。

凝血因子Ⅹ缺乏可引起凝血酶原时间和活化部分凝血活酶时间延长，获得性FⅩ缺乏比先天性缺乏更常见。在先天性FⅩ缺乏症，FⅩ：C在纯合子<25%，在杂合子25%～50%。

减低：见于先天性FⅩ缺乏症(罕见)、获得性缺乏症、肝病、华法林治疗、维生素K缺乏、系统性淀粉样变、凝血因子Ⅹ抑制物(罕见)。

凝血因子Ⅹ抑制物

本试验用于FⅩ抑制物的检测和定量。

【相关项目】 凝血酶原时间、活化部分凝血活酶时间。

【标本要求】 静脉采血；避免凝血、溶血、脂血。

【参考区间】 阴性。

【临床用途】 主要应用：用于凝血因子X抑制物检测和定量。

如筛查试验表明存在抑制物，则须进行定量检测，并用Bethesda

单位（或同等单位）报告。

阳性：见于FⅩ先天性缺乏症、FⅩ替代疗法、产后状态、免疫疾病、某些抗生素治疗、一些恶性肿瘤和老年人。

凝血因子Ⅺ活性（FⅪ：C）

FⅪ在肝脏中合成，是内源性凝血途径凝血因子之一。

【相关项目】 凝血酶原时间、活化部分凝血活酶时间。

【标本要求】 静脉采血；避免凝血、溶血、脂血；应停用受华法林或肝素抗凝治疗。

【参考区间】 55%～150%。

【临床用途】 主要应用：用于诊断凝血因子Ⅺ缺乏症，调查活化部分凝血活酶时间延长原因。

FⅪ缺乏可致活化部分凝血活酶时间延长，与轻度出血倾向相关，但FⅪ：C水平与临床出血相关性较差。在先天性FⅪ缺乏症，FⅪ：C在纯合子<20%，在杂合子为20%～60%。

减低：先天性和获得性FⅪ缺乏症、肝病、FⅪ抑制物（罕见）。

凝血因子Ⅺ抑制物

本试验用于FⅪ抑制物检测和定量。

【相关项目】 凝血酶原时间、活化部分凝血活酶时间。

【标本要求】 静脉采血；避免凝血、溶血、脂血。

【参考区间】 阴性。

【临床用途】 主要应用：用于凝血因子Ⅺ抑制物检测和定量。

如筛查试验示存在抑制物，则须进行定量检测，并用Bethesda单位（或同等单位）报告。

阳性：见于先天性FⅪ缺乏症输注新鲜冰冻血浆或凝血因子浓缩物之后，罕见于自发性获得性凝血因子Ⅺ抑制物。

凝血因子Ⅻ活性（FⅫ：C）

FⅫ在肝脏中合成，是凝血接触激活系统的主要成分，参与内源凝血途径和纤溶过程。

【相关项目】 凝血酶原时间、活化部分凝血活酶时间。

【标本要求】 静脉采血；避免凝血、溶血、脂血；病人应停用受华法林或肝素抗凝治疗。

【参考区间】 55%～180%。

【临床用途】 主要应用：用于诊断 FⅫ缺乏症，调查活化部分凝血活酶时间延长的原因。

通常在活化部分凝血活酶时间出乎意料延长时，才发现 FⅫ缺乏，但此凝血因子缺乏并不引起已知的出血性疾病。已提示 FⅫ严重缺乏与血栓形成风险有关联，但尚未证实。获得性 FⅫ缺乏与肝病、肾病综合征、慢性粒细胞白血病相关。在先天性 FⅫ缺乏症，FⅫ：C 在纯合子为 20%，在杂合子为 20%～50%。

减低：见于先天性 FⅫ缺乏症、获得性 FⅫ缺乏症（肝病、肾病综合征、慢性粒细胞白血病等）。

血管性血友病因子（vWF）

血管性血友病（von Willebrand disease，vWD）是最常见的遗传性出血性疾病，病人 vWF 基因突变导致血浆 vWF 数量减少或质量异常。检测血管性血友病因子抗原（vWF：Ag）、血管性血友病因子瑞斯托霉素辅因子活性（vWF：RCo）和进行血管性血友病因子多聚体分析是鉴别出血性疾病病因的重要试验之一，主要用于血管性血友病的诊断、分型和鉴别诊断。

【相关项目】 凝血因子Ⅷ活性、血小板计数、凝血酶原时间、活化部分凝血活酶时间、瑞斯托霉素诱导血小板聚集（RIPA）。

【标本要求】 静脉采血。

【参考区间】 vWF：Ag 52%～214%。vWF：RCo 51%～215%。血管性血友病因子多聚体分析随报告解释。

【临床用途】 主要应用：用于血管性血友病因子的缺乏或异常检测和诊断分析，以及凝血因子Ⅷ凝血活性（FⅧ：C）相对缺乏的检测，与血友病 A 鉴别。

vWF主要作用:① 与血小板膜糖蛋白及内皮下胶原结合,介导血小板黏附至血管损伤部位。② 作为凝血因子Ⅷ(FⅧ)的载体,具有稳定FⅧ作用。vWD可分为三型:1型(最常见)为vWF量减少。3型(罕见)为vWF量显著减少或缺如。2型(较少见)为vWF质量(功能)缺陷,又可分为2A型,缺乏vWF高分子多聚体,血小板黏附活性减低;2B型,vWF与血小板膜糖蛋白亲和力增加,导致高分子多聚物减少;2M型,血小板黏附活性减低,但vWF多聚体正常;2N型,vWF与FⅧ亲和力减低,导致FⅧ∶C显著减少。诊断遗传性血管性血友病:血浆vWF∶Ag<30%和(或)vWF∶RCo<30%,FⅧ∶C<30%见于2N型和3型vWD。③ 排除血友病、获得性vWD、血小板型vWD、遗传性血小板病等。遗传性vWD部分实验室检查分型诊断见表28。

表28 遗传性血管性血友病部分实验室检查分型

	1型	2A型	2B型	2M型	2N型	3型
vWF∶Ag	减低	减低/正常	减低/正常	减低/正常	多正常	缺如
vWF∶RCo	减低	减低	减低	减低	多正常	缺如
FⅧ∶C	减低	减低/正常	减低/正常	减低/正常	明显减低	明显减低
vWF多聚体	正常	缺大、中分子	缺大分子	正常	正常	缺如
RIPA	减低/正常	减低	增高	减低	多正常	无

vWF相关检测的其他临床意义如下。

(1) vWF∶Ag:还可用于监测vWD病人使用精氨酸血管加压素(DDAVP)或vWF治疗的有效性。减低:见于获得性血管性血友病(AvWD,也可正常),AvWD与单克隆丙种球蛋白病、淋巴组织增生性疾病、自身免疫性疾病和甲状腺功能减退有关;O型血者vWF水平低于其他血型者。如病人C反应蛋白和(或)纤维蛋白原水平明显增高,则vWF测定结果处于临界水平可提示血管性血友病。假性减低:见于脂血标本。增高:见于怀孕中后期和(或)使用雌激素、炎症(急性时相反应)、运动或应激、肝病、血管炎、血栓性血小板减少性紫癜/溶血性尿毒综合征、心肌梗死、心绞痛、脑血管病变、肾脏疾病、肝脏疾病、糖尿病、大手术后及周围血管病变等。假性增高：类风湿因子可致 vWF 增高。

(2) vWF∶Rco：还可用于鉴别诊断血管性血友病和血友病 A。减低：见于有些获得性血管性血友病综合征(AVWS)病例(vWF 活性减低与 vWF 抗原减低不成比例)；AvWD 与单克隆丙种球蛋白病、淋巴组织增生性疾病、自身免疫性疾病、甲状腺功能减退、重度主动脉瓣狭窄、左心室辅助装置和动静脉畸形相关；"O"型血者(vWF 活性较其他血型低)。假性减低：血红蛋白(＞700 mg/L)、胆红素(＞42 mg/L)、甘油三酯(＞10.2 g/L)。增高：见于正常足月新生儿[vWF 活性可轻度增高，生后 90 天达成年人水平，而健康早产儿(30～36 周)可能需 180 天]、怀孕、使用雌激素(包括口服避孕药)、急性或慢性炎症、运动或应激、肝病、血管炎和血栓性血小板减少性紫癜(TTP)/溶血性尿毒综合征(HUS)。假性增高：类风湿因子(＞200 IU/ml)、普通肝素(＞4 U/ml)。

(3) vWF 多聚体：用于辅助确定 vWD 合适的治疗。

抗凝血酶(AT)

AT 是血液主要抗凝物质，测定其抗原量和活性可诊断 AT 缺乏症并进行分类；常用于遗传性或获得性易栓症、高凝状态疾病诊断；AT 测定是血栓形成性疾病重要的筛查试验之一。

【相关项目】 凝血酶原时间、活化部分凝血活酶时间、纤维蛋白原、凝血因子、D-二聚体、狼疮抗凝物、蛋白 C、蛋白 S。

【标本要求】 静脉采血；避免凝血、溶血、脂血。

【参考区间】 AT 活性(AT∶A)76%～128%。AT 抗原(AT∶Ag)0.26～0.32 g/L，80%～130%。

【临床用途】 主要应用：用于诊断先天性或获得性抗凝血酶缺乏症，监测抗凝血酶缺乏症治疗，包括输注抗凝血酶浓缩物。

有AT、蛋白C或蛋白S缺乏家族史和缺陷风险，有超重、久坐、高血压、吸烟或使用口服避孕药者，应考虑测定AT。AT活性还用于对肝素治疗无反应的病人，怀孕或口服避孕药者AT可轻度减少。先天性或获得性抗凝血酶缺乏症可存在“肝素治疗抵抗现象”(病人需较大剂量肝素抗凝治疗才能出现疗效)，更可能是凝血因子Ⅷ或血浆肝素结合蛋白急性相增高的原因。AT活性受以下物质的浓度影响：全肝素、低分子量肝素、α1抗胰蛋白酶、α2巨球蛋白、肝素辅因子Ⅱ、血红蛋白、胆红素、甘油三酯。抗凝血酶缺乏症筛查首选AT活性测定。诊断遗传性抗凝血酶缺乏症缺陷需依据临床表现、复测AT活性和抗原及家族研究。不推荐AT抗原检测作为抗凝血酶缺乏症初始试验；AT抗原主要用以评估抗凝血酶活性测定结果异常，以确定抗凝血酶缺乏症的亚型。

减低：见于遗传性AT缺乏症(Ⅰ型是AT抗原和活性均缺乏；Ⅱ型是AT抗原正常而活性缺乏；故首选AT活性检测)。获得性AT缺乏或减少：比遗传性缺陷更常见，见于各种肝病[合成减低和(或)消耗增加]如肝硬化、重症肝炎、肝癌晚期；AT丢失增多如肾病综合征(尿蛋白丢失)；AT消耗过多如急性静脉血栓栓塞症、弥散性血管内凝血和肝素治疗及L门冬酰胺酶化疗(减少抗凝血酶合成)。

增高：抗凝血酶活性增加无确定的临床意义。也可见于急性肝炎、肾移植、维生素K缺乏、长期使用华法林治疗。

蛋白C(PC)和蛋白S(PS)

蛋白C是一种肝脏生成的维生素K依赖性抗凝血酶原。蛋白C由凝血酶激活，形成活化蛋白C(APC)。APC可灭活活化凝血因子V(FⅤa)和活化凝血因子Ⅷ(FⅧa)，也可灭活纤溶酶原激活物抑制物(PAI-1)而使纤溶活性增强。蛋白S是肝内合成的一种维生素K依赖性血浆糖蛋白，其游离蛋白S(FPS)具有抗凝活性，辅助APC灭活活化凝血因子FⅤa和FⅧa。检测蛋白C活性和蛋白C抗原、蛋白S活性和蛋白S抗原，主要用于蛋白C或蛋白S缺乏症的诊断和鉴别。

【相关项目】 凝血因子 V Leiden、凝血酶原 20210 突变、总同型半胱氨酸、抗凝血酶、狼疮抗凝物。

【标本要求】 静脉采血;避免溶血和凝固。

【参考区间】 ① PC 活性：成年人 70%～150%。正常足月新生儿、健康早产儿可减低(15%～50%),至童年或青春期早期可达成年人水平。② PC 抗原：成年人 70%～150%。正常足月新生儿、健康早产儿蛋白 C 活性可减低(15%～50%),至童年或青春期早期可达成年人水平。③ PS 活性：男性 65%～160%;女性<50 岁：160%;≥50 岁：65%～160%。新生儿可正常或接近正常(≥50%)。④ PS 抗原：总蛋白 S 抗原,男性 80%～160%;女性<50 岁：70%～160%;≥50 岁：80%～160%。游离蛋白 S 抗原(FPS),男性 65%～160%;女性<50 岁：50%～160%;≥50 岁：65%～160%。正常足月新生儿、健康早产儿总蛋白 S 减低(15%～50%),出生后 90～180 天总蛋白 S 可达成年人水平,游离蛋白 S 可正常或接近正常成年人水平(≥50%)。

【临床用途】 主要应用：① PC 活性用于疑似先天性 PC 缺乏症病人(包括个体或家族有血栓性病史者)初始检测;确认先天性Ⅰ型和Ⅱ型 PC 缺乏症;确认先天性纯合子 PC 缺乏症,并确定获得性 PC 功能减低(如口服抗凝剂、维生素 K 缺乏症、肝脏疾病、弥散性血管内凝血)。② PC 抗原用于鉴别区分先天性Ⅰ型和Ⅱ型 PC 缺乏症;评价蛋白 C 功能减低的意义,尤其是先天性 PC 活性减低者。③ PS 活性：依据 FPS 检测结果,作为诊断先天性或获得性 PS 缺乏症的二线试验;评估静脉血栓栓塞史病人。④ PS 抗原：用于血栓病史病人的检查。

(1) PC 活性：对疑似先天性 PC 缺乏症,推荐实验室初始检测 PC 活性而非 PC 抗原。获得性 PC 活性缺乏和功能增高的临床意义未明。① 先天性纯合子 PC 缺乏：可致严重血栓性素质,在新生儿

期、暴发性紫癜时极为明显。先天性杂合子 PC 缺乏导致的血栓形成，主要是静脉血栓栓塞；也可发生动脉血栓（卒中、心肌梗死等）；可诱发香豆素相关皮肤坏死（见于抗凝治疗开始时）。先天性杂合子 PC 缺乏：Ⅰ型，PC 抗原和功能均减低；Ⅱ型，PC 功能减低，抗原正常。② 获得性 PC 缺乏：见于维生素 K 缺乏症、口服香豆素类抗凝药、肝病、弥散性血管内凝血等。

（2）PC 抗原：在严重纯合子 PC 缺乏症，PC 抗原和活性均可缺如。获得性 PC 缺乏临床意义不明。

（3）PS 活性：① 先天性 PS 缺乏症，见于 1%～3%静脉血栓栓塞症病人。杂合子 PS 缺乏症携带者发生静脉血栓栓塞症的风险增加约 10 倍，其他杂合子 PS 缺乏症可出现反复流产、怀孕并发症（先兆子痫、胎盘早剥、宫内发育迟缓和死胎）以及可能的动脉血栓形成。三种杂合子先天性 PS 缺乏症类型见表 29。② 获得性 PS 缺乏症远比先天性 PS 缺乏症常见，但其临床意义未明（即未能确定血栓形成风险）。可见于：维生素 K 缺乏症、口服抗凝治疗、急性疾病（如急性血栓形成、近期手术或其他急性炎症）、肝疾病、弥散性血管内凝血、血栓性血小板减少性紫癜、怀孕、口服避孕药或雌激素治疗、肾病综合征、镰状细胞贫血。

表 29 杂合子先天性 PS 缺乏症类型

类 型	游离 PS	总 PS 抗原	PS 活性
1	减低	减低	减低
2	正常	正常	减低
3	减低	正常	减低

（4）PS 抗原：正常人群 PS 抗原变异较大，与年龄和性别相关。检测血浆游离 PS 抗原作为 PS 缺乏症初始试验。如游离 PS 抗原低于同年龄和性别参考区间时，则检测血浆总 PS 抗原。先天性纯合子 PS 缺乏症罕见，如新生儿暴发性紫癜，反映血浆 PS 缺乏所致严重弥

散性血管内凝血。

活化蛋白C抵抗(APCR)

APCR通常作为组合凝血试验中的一个项目,评估凝血功能是否异常。

【相关项目】 活化部分凝血活酶时间、凝血酶原时间、凝血因子V Leiden。

【标本要求】 静脉采血;避免明显溶血、血脂标本。

【参考区间】 活化蛋白C抵抗比率≥2.3。

【临床用途】 主要应用:用于评价复发性静脉血栓栓塞(VTE)病人、家族史有VTE的病人、复发性流产或怀孕并发症(如重度子痫前期、胎盘早剥、胎儿宫内生长受限和死胎)妇女。可能对评价有动脉血栓形成病史的个体有用(如卒中、急性心肌梗死或其他急性冠状动脉综合征),尤其是<50岁的年轻病人。

减低:APCR<2.3,提示遗传性APCR;确诊或排除试验采用基于DNA检测的凝血因子V Leiden突变试验。凝血因子V Leiden突变取决于不同人群。凝血因子V Leiden突变携带者,在亚洲(中国等)<1%,在北欧白人高达14%。APCR试验对遗传性APCR有高度敏感性和特异性,但对获得性APCR不敏感。获得性APCR病人的风险类似静脉血栓栓塞症。血浆凝固时间(凝血酶原时间、活化部分凝血活酶时间)延长,除抗凝物之外,一般对判断是否存在APCR并不可靠。

肝素抗凝血因子Xa

肝素是一种抑制血液凝固(抗凝)药物,用于治疗血栓形成或高风险病人。本试验通过检测病人因子Xa活性抑制率,间接反映病人血中肝素含量,用于监测肝素治疗,确保病人既接受足量的肝素抗凝剂,又不至于过度而引起出血。

【相关项目】 活化部分凝血活酶时间、活化凝血时间、血小板计数、肝素诱导血小板减少抗体、抗凝血酶、狼疮抗凝物。

【标本要求】 静脉采血；标本需在肝素皮下注射后 4～6 h 采集。

【参考区间】 ≥18 岁：全肝素（UFH）治疗范围 0.30～0.70 IU/ml；低分子量肝素（LMWH）治疗范围 0.50～1.00 IU/ml。

【临床用途】 主要应用：用于监测低分子量肝素治疗。① APTT延长（如狼疮抗凝物、接触因子缺陷等）时。② 全肝素剂量需达到预期，而 APTT 延长超过预期值（>50%）时。

肝素抗 Xa 结果分析时必须结合病人使用肝素的类型、标本采集时间、病人治疗情况等。不同实验室所得到的结果不能互换。

如肝素抗 Xa 浓度增高，病人可能用药过量或药物清除率未达到预期，可增加出血的风险。如肝素抗 Xa 浓度低于治疗范围，可能需增加肝素剂量，以预防血栓。

肝素诱导血小板减少抗体（HIT - Ab）

HIT 用于检测肝素治疗病人的抗体，有助于建立免疫介导肝素诱导血小板减少症（Ⅱ型 HIT）的诊断。

肝素是一种用于治疗血液凝固的抗凝药。体内肝素能与血小板第 4 因子（PF4）底物形成复合物。部分病人因肝素治疗会产生针对此复合物的抗体（HIT 抗体），并非所有含 HIT 抗体的人都会发展为Ⅱ型 HIT。本试验对中度至高度怀疑Ⅱ型 HIT 病人最有用，与肝素使用时间、血小板减少意义和血栓情况有关。

【相关项目】 血细胞计数、血小板计数。

【标本要求】 静脉采血；避免严重溶血和脂血。

【参考区间】 <20%。

【临床用途】 主要应用：用于评价免疫性Ⅱ型肝素诱导血小板减少症（HIT - Ⅱ）。

可能病人为：① 以前未使用过肝素的病人出现血小板计数绝对减少，或血小板计数减少幅度≥基线值的 50%，或术后用肝素的第5～10 天出现血小板计数减少峰值，此类肝素治疗病人可伴或不伴新的或进行性血栓。② 以前使用过肝素的病人（特别是近100天内)，结合上述表现，当再次使用肝素的24～48 h内出现血小板计数减少时。③ 之前疑为HIT病人，伴或不伴血栓，在使用肝素时，测定人血小板第4因子抗体有助于评价反复发生HIT的风险。如有临床症状的HIT病人的确诊试验结果阳性，可能为Ⅱ型HIT。如HIT抗体阴性，病人可能不是Ⅱ型HIT。如确诊试验也是阴性，则病人症状可能因其他原因所致。本试验假阴性和假阳性常发生于低HIT Ⅱ时。

纤维蛋白(原)降解产物[F(g)DP]

F(g)DP主要反映血液纤溶功能，是血液纤维蛋白溶解系统筛查试验之一。

【相关项目】 D-二聚体、凝血酶原时间、活化部分凝血活酶时间、纤维蛋白原。

【标本要求】 静脉采血；避免溶血。

【参考区间】 阴性(＜5 mg/L)。

【临床用途】 主要应用：F(g)DP是传统用于诊断弥散性血管内凝血(DIC)较灵敏和可靠的指标之一，现常联合D-二聚体检测，用于鉴别原发性和继发性纤溶亢进。目前，评估DIC则首选D-二聚体检测。

阳性或增高：见于原发性纤溶亢进；继发性纤溶亢进如DIC、高凝状态、肾脏疾病、器官移植排斥反应、溶栓治疗、心肌梗死、闭塞性脑血管病、深部静脉血栓、白血病化疗诱导期后出血性血小板增多症、尿毒症、肝脏疾病或各种肿瘤。

D-二聚体(DD)

DD是血液凝固后发生继发性纤维蛋白溶解的产物，检测DD是血栓性疾病一项重要的筛查试验。D-二聚体间接反映血凝血酶和纤维蛋白溶酶的生成，大致说明血液促凝与纤溶机制的激活状态。

【相关项目】 凝血酶原时间、活化部分凝血活酶时间、纤维蛋白原、血小板计数、纤维蛋白(原)降解产物。

【标本要求】 静脉采血；避免严重溶血、脂血。

【参考区间】 阴性(＜0.5 mg/L)。

【临床用途】 主要应用：用于血管内凝血和继发纤溶的诊断，特别是结合临床信息和其他实验室检查如血小板计数、纤维蛋白原、可溶性纤维蛋白单体复合物、凝血酶原时间、活化部分凝血活酶时间等，可作为急性肺栓塞及深静脉血栓形成的排除诊断。

DD阳性为异常，但不表示特定疾病状态，增高程度并不一定与疾病严重程度关联。假性增高，可见于类风湿关节炎(类风湿因子＞50 U/ml)、老年人、高脂血症、高胆红素、溶血标本，故对脂血标本结果的解释应谨慎。原发性纤维蛋白溶解亢进时，DD无显著变化，纤维蛋白降解产物可阳性，故DD可作为原发性纤维蛋白溶解亢进症和DIC的重要鉴别试验。DD还可作为DIC、静脉血栓性疾病治疗的监测指标。DD阳性，需进一步做影像学检查以确诊血栓性疾病。

DD阴性或正常：一般可以排除急性血栓性疾病；反之，则必须在排除其他病因的基础上，才有助于诊断血栓性疾病。DD假阴性见于抗凝治疗。

阳性/增高：见于继发性纤溶亢进如DIC(DD多＞10 mg/L)、高凝状态、肾脏疾病、器官移植排斥反应、溶栓治疗、活动性或近期出血、血肿、外伤、怀孕、肝病炎症、恶性肿瘤。

纤溶酶原(PLG)

PLG是由肝脏合成，经纤溶酶原激活物如组织纤溶酶原激活物(tPA)、尿激酶型纤溶酶原激活物(uPA)激活，形成纤溶酶。后者可溶解创伤部位形成的纤维蛋白栓子，限制过度止血过程，并保持血管通畅。故检测PLG有助于止血和血栓形成疾病的诊断。

【相关项目】 纤维蛋白原、D-二聚体。

【标本要求】 静脉采血。

【参考区间】 75％～140％。

【临床用途】 主要应用：用于评价突发或复发性血栓病；评价有静脉或动脉血栓形成家族史个体；评价木样结膜炎（与纯合子纤溶酶原缺乏症强烈相关）的病人；结合其他纤溶系统成分（纤维蛋白原、tPA抑制物和D-二聚体）评价纤溶系统。

PLG出生时水平较低（约为成年人的50%），6个月后达到成年人水平。① 先天性纤溶酶原缺乏症：一种罕见的常染色体疾病；发生率在普通人群为0.4%，在血栓病人为1%～3%。可增加血栓风险，纯合子常伴血栓性疾病和木样结膜炎，但未知杂合子的血栓风险。先天性纤溶酶原缺乏症可分为两型：Ⅰ型为定量缺陷，即纤溶酶原活性和抗原水平减低；Ⅱ型为功能缺陷，即纤溶酶原合成正常但功能异常。测定纤溶酶原活性可用于鉴别此两型缺陷。② 获得性纤溶酶原缺陷症：更常见，包括溶栓治疗（尿激酶、tPA）或弥散性血管内凝血和纤溶或合成减少（肝病）。

增高：见于高凝状态、血栓性疾病。

减低：见于先天性纤溶酶原缺乏症、原发性和继发性纤溶症、弥散性血管内凝血、重症肝炎、肝硬化、胰腺炎。

华法林敏感性

华法林是一种抗凝剂，常有助于预防血栓风险或控制血栓。检测华法林敏感性有助于判断病人对华法林药物是敏感（仅需低剂量）或是抵抗（需高剂量）。本试验主要检测病人CYP2C9和VKORC1两种遗传变异。

【相关项目】 凝血酶原时间、国际标准化比值（INR）。

【标本要求】 静脉采血。

【参考区间】 随结果解释。

【临床用途】 主要应用：用于识别病人所需华法林剂量，调整剂量以维持国际标准化比值（INR）达到治疗范围；有血栓或出血病史病人服用华法林前，以及首次始用华法林病人需要检测。

有一个或多个CYP2C9或VKORC1基因拷贝的病人，需要更低或更高剂量的华法林。华法林需求量与遗传变异数和类型有关,但也受病人其他因素如健康、年龄、性别、饮食和其他药物的影响。如病人可能有其他罕见的遗传变异,则本试验检测结果可出现阴性,病人对华法林或更敏感,或更抵抗。

全血/血清(浆)黏度

全血黏度是指血液中血浆液体成分和细胞成分产生的流变特性,血清(浆)黏度仅指血浆液体成分(血浆蛋白,尤其是纤维蛋白原)的流变特性。两者均为血黏度相关疾病的检测项目。

【相关项目】 红细胞计数、红细胞沉降率。

【标本要求】 全血标本;血清/血浆标本;避免溶血、凝血。

【参考区间】 见表 30、表 31。

表 30 全血黏度参考区间(mPa·s)

切变率(/s)	男 性	女 性
200	3.84～5.30	3.39～4.41
50	4.94～6.99	4.16～5.62
5	8.80～16.05	6.65～11.99

表 31 血清(浆)黏度参考区间(mPa·s)

	男 性	女 性
血清黏度	1.61～1.69	1.63～1.71
血浆黏度	1.72～1.80	1.72～1.84

【临床用途】 主要应用:用于检测血液黏度;监测高黏滞综合征。

血黏度是评估血液内摩擦或流动阻力的指标,受诸多因素影响。全血黏度是血清黏度、血细胞比容、红细胞变形性和聚集能力、血小板和白细胞流变特性的综合表现;血清黏度检测较简单,且可避免红细胞等因素影响检测结果。

(1) 全血黏度:增高:见于血浆蛋白质异常如巨球蛋白血症、多发性骨髓瘤、某些胶原性疾病等；真性红细胞增多症、肺心病、白血病、灼伤、严重脱水等；镰状细胞贫血、遗传性球形红细胞增多症、遗传性椭圆形红细胞增多症、异常血红蛋白血症；高血压、冠心病、心肌梗死、深静脉栓塞、脑血栓形成、糖尿病、巨球蛋白血症、多发性骨髓瘤、先天性和获得性高纤维蛋白原血症、恶性肿瘤等。

(2) 血浆(清)黏度：增高：见于巨球蛋白血症、多发性骨髓瘤、纤维蛋白原增多症、某些胶原性疾病，以及冠心病、急性缺血性脑卒中、血管闭塞性脉管炎、慢性肺气肿、肝脏疾病、糖尿病、肝移植及精神分裂症等。减低：见于贫血、出血性疾病、肝硬化、尿毒症等。

急性早幼粒细胞性白血病 RARA 融合基因(APL PML/RARA)

急性早幼粒细胞白血病(APL)占急性髓系白血病 5%～10%。APL 细胞含维甲酸受体 α 基因融合基因(最常见；＞80%)。融合基因 PML/RARA，出现 t(15;17)(q22;q12)染色体。

【相关项目】 骨髓细胞检查。

【标本要求】 静脉采血、骨髓穿刺等标本。

【参考区间】 随结果解释。

【临床用途】 主要应用：用于急性早幼粒细胞白血病的诊断，检测 APL 残留或复发，监测 APL 病人维甲酸受体 α 水平(PML/RARA)。

实时定量聚合酶链反应(RT-PCR)法检测灵敏度明显高于标准检查方法(如形态学检查、染色体核型分析或荧光原位杂交)。因大多数 RT-PCR 法检测阳性或治疗后再次阳性的病人会复发，因而病人可从早期监测残留和(或)复发中受益。如阳性，则以 PML-RARA 融合转录与内控基因(β 葡萄糖醛酸酶，GUSB)比值的百分率报告。如阳性状态发生变化，则应再检测新标本验证结果。

阳性：见于急性早幼粒细胞白血病。

β_2 微球蛋白(β_2-M)

β_2-M 存在于所有有核细胞表面，可通过肾小球滤过膜，在近端肾小管几乎完全重吸收。检测血、尿 β_2-M 可评价肾小管功能。检测脑脊液 β_2-M，用于评估中枢神经系统炎症、B 细胞增殖性疾病。

【相关项目】 肌酐清除率。

【标本要求】 静脉采血；避免严重脂血。随机尿标本。脑脊液标本。

【参考区间】 血清：1.21～2.70 μg/ml。尿液：≤300 μg/ml。脑脊液：0.70～1.80 μg/ml。

【临床用途】 主要应用：用于评估多发性骨髓瘤预后、肾小管性疾病、中枢神经系统非霍奇金淋巴瘤及监测镉和汞暴露。

血 β_2-M 是多发性骨髓瘤有力的预后指标，如＜4 μg/ml，则预后良好。血清 β_2-M＞4 μg/ml，病人中位生存期为 12 个月；如＜4 μg/ml，则中位生存期达 43 个月。血 β_2-M 可较好地评估肾小球滤过功能，尿 β_2-M 是判断肾近曲小管受损的灵敏而特异指标。肾移植后使用抑制 β_2-M 的免疫抑制剂，若尿 β_2-M 仍增多，表明排斥反应未有效控制。在肾小管疾病，血清 β_2-M 低而尿 β_2-M 高。虽尿 β_2-M 用于评估肾小管功能障碍，但尿 pH 值＜5.5 时，尿 β_2-M 则不稳定，可发生降解。脑脊液 β_2-M 增高：用于中枢神经系统非霍奇金淋巴瘤的诊断。无菌性脑膜脑炎病人脑脊液/血清 β_2-M 比值增高，提示与 HIV 感染和急性淋巴细胞白血病有关的病人累及神经系统的可能性。

增高：① 血 β_2-M 增高，见于良性疾病如慢性炎症、肝脏疾病、肾功能不全，一些急性病毒感染和许多恶性肿瘤，尤其与 B 淋巴细胞系相关的恶性血液病。② 尿 β_2-M 增高，见于各种原因近端肾小管肾损害，包括镉、汞、锂或氨基糖苷类毒性，肾盂肾炎和巴尔干肾病（一种病因不明慢性间质性肾炎）；接触镉者尿 β_2-M 排泄增高为正常水平100～1 000 倍。③ 脑脊液 β_2-M 增高，见于恶性肿瘤、自身免疫性疾病和神经系统疾病。

冷球蛋白(CG)

CG是一种病理性蛋白，具有遇冷沉淀、遇热又溶解的特性。CG因可致血管堵塞且具有免疫复合物性质，能激活补体产生炎症反应，故常引起全身性血管炎。

【相关项目】 免疫球蛋白。

【标本要求】 静脉采血；避免严重溶血、脂血、黄疸。

【参考区间】 阴性。

【临床用途】 主要应用：用于评价血管炎、肾小球肾炎和淋巴组织增生性疾病、发生冷暴露症状的巨球蛋白血症或多发性骨髓瘤病人。

CG通常与某些浆细胞、淋巴细胞增生性疾病相关，也见于胶原血管性疾病、丙型肝炎和传染性单核细胞增多症、巨细胞病毒感染疾病；通常单克隆型冷球蛋白引起大血管损害，而混合型多引起皮肤和肾脏等小血管损害。CG还可造成自动血液分析仪检测结果错误。

阳性：见于冷球蛋白血症。冷球蛋白血症分三型：Ⅰ型与意义未明单克隆丙种球蛋白、巨球蛋白血症、多发性骨髓瘤、淋巴瘤等相关。Ⅱ型与自身免疫性疾病如血管炎、肾小球肾炎、系统性红斑狼疮、类风湿关节炎、Sjogren综合征、慢性淋巴细胞性白血病、淋巴瘤等、肝炎、传染性单核细胞增多症、巨细胞病毒性疾病和弓形虫病相关。Ⅲ型与系统性红斑狼疮、溶血性贫血、淋巴瘤及多种感染(如梅毒、麻风、锥虫病等)有关。

游离轻链(FLC)

单克隆丙种球蛋白病的特点是分泌单克隆免疫球蛋白(Ig)的浆细胞克隆性扩增。免疫球蛋白轻链分为κ(kappa)和λ(lambda)两型。单克隆FLC是诊断与监测轻链型多发性骨髓瘤(LCMM)和轻链淀粉样变性的重要标志物。

【相关项目】 免疫球蛋白。

【标本要求】 静脉采血；避免严重脂血。

【参考区间】 κ游离轻链：33～194 mg/L。λ游离轻链：5.7～

26.3 mg/L。κ/λ：0.26～1.65。

【临床用途】 主要应用：用于监测血清蛋白电泳无 M 峰的单克隆轻链病病人。

单克隆丙种球蛋白病包括多发性骨髓瘤（MM）、轻链型多发性骨髓瘤（LCMM）、Waldenstrom 巨球蛋白血症（WM）、非分泌型多发性骨髓瘤（NSMM）、冒烟型多发性骨髓瘤（SMM）、意义未明单克隆丙种球蛋白病（MGUS）、原发性系统性淀粉样变性（AL）和轻链沉积病（LCDD）。通常，单克隆蛋白由血清蛋白电泳和免疫固定法检测。然而，单克隆轻链病（LCMM、AL、LCDD）和 NSMM 往往因单克隆蛋白浓度不够高，不能被血清蛋白电泳检出和定量。免疫球蛋白 FLC 定量与非分泌型多发性骨髓瘤和原发性系统性淀粉样变性病人的疾病活动性相关。多发性骨髓瘤时，血中可出现大量游离轻链。检测单克隆 FLC 的特异性取决于游离 κ/λ 的比值，如证实游离轻链（K/L）比值异常，则单克隆轻链定量可用于监测疾病的活动性。

增高：见于轻链型多发性骨髓瘤、轻链淀粉样变性。

（丁　磊　胡晓波　熊立凡）

十、免疫性和风湿性疾病检验项目

免疫性疾病主要包括食物过敏、过敏性鼻炎、血清病、荨麻疹和血管性疾病、药物不良反应和药疹、自身免疫性疾病（如类风湿关节炎、系统性红斑狼疮等，也归入风湿性疾病）、免疫缺陷病等，具体疾病繁多。诊断包括临床病史、临床表现和实验室检查等。实验室检查主要包括血常规（见本书“健康体检和基本检验项目”）、血清免疫球蛋白 E、血液嗜酸性粒细胞计数、血清补体、抗环瓜氨酸肽抗体、抗核抗体、免疫球蛋白、淋巴细胞免疫表型等。

风湿性疾病指以关节、骨、肌肉为主要症状，并可累及内脏器官的一大类疾病，包括弥漫性结缔组织病（如系统性红斑狼疮、类风湿关节炎、风湿热）、与脊柱炎相关性关节炎（如强直性脊柱炎）、退行性关节炎、与感染相关性关节炎（如感染性和反应性关节炎）、有风湿病表现的代谢和内分泌疾病（如痛风、甲状旁腺功能亢进）、肿瘤（如滑膜瘤）、神经性病变（如神经源性关节病），以及有关节表现的骨、骨膜及软骨病（如骨质疏松），非关节性风湿病（如滑囊炎）和其他伴关节炎疾病（如结节病）。风湿病病种繁多，病因复杂。病史、症状和体格检查是基础，结合必要的辅助检查是早期诊断的依据。实验室检查主要有类风湿因子、抗环瓜氨酸肽抗体、抗中性粒细胞胞质抗体、抗磷脂抗体及滑膜液检查等。影像学检查有X线、CT、磁共振、核素等。病理活检等对特定疾病具有独特诊断价值。免疫和风湿性疾病检验项目多有交叉，故合并介绍。

蛋白电泳(PE)

PE一般指血清蛋白质电泳，是用电泳方法测定血清中各类蛋白占总蛋白百分率。PE诊断对于肝、肾疾病和多发性骨髓瘤等甚有价值，故是血清蛋白质测定常用检验项目之一，根据电泳图谱变化有助于诊断某些疾病。

【相关项目】 清蛋白。

【标本要求】 静脉采血。

【参考区间】 见表32。

表32　蛋白电泳参考区间及临床意义

蛋白种类	符号	参考区间(%)	增　高	减　低
清蛋白	Alb	62～71	脱水	肝病、营养不良、肾病
α_1 球蛋白	α_1	3～4	肝硬化、肝癌、肾病综合征、营养不良	严重肝病

（续表）

蛋白种类	符号	参考区间(%)	增　高	减　低
α_2 球蛋白	α_2	6～10	胆汁性肝硬化、肝脓肿、营养不良	肝病
β球蛋白	β	7～11	胆汁性肝硬化、阻塞性黄疸、严重肝病	高脂血症
γ球蛋白	γ	9～18	肾炎、多发性骨髓瘤、慢性肝炎、肝硬化、急性慢性肾炎、组织性疾病、急性血吸虫病	肾病综合征

【临床用途】 主要应用：用于监测单克隆丙种球蛋白病病人；结合免疫固定法，诊断单克隆丙种球蛋白病；但单独蛋白电泳不足以筛查单克隆丙种球蛋白病。

血清电泳可将血清蛋白区分为清蛋白（Alb）、α_1 球蛋白（α_1）、α_2 球蛋白（α_2）、β 球蛋白（β）和 γ 球蛋白（γ）等部分，而每一部分又各含有许多不同的蛋白质。发生疾病时，蛋白电泳发生相应改变，但无特异性，故须结合其他检验项目及临床表现才可做出判断。蛋白电泳变化的主要临床意义见表 32。

免疫球蛋白（Ig）

细菌和病毒等刺激人体后可产生抗体，即免疫球蛋白。本项目是检测体液免疫功能的主要指标。

【相关项目】 补体、红细胞沉降率、C 反应蛋白。

【标本要求】 静脉采血；避免溶血。

【参考区间】 IgG 7. 2～16. 8 g/L，IgA 0. 7～3. 85 g/L，IgM 0. 5～2. 80 g/L，IgD 0. 001～0. 004 g/L，IgE 0. 000 1～0. 000 9 g/L。

【临床用途】 主要应用：血液 IgA、IgG 用于检测和监测单克隆丙种球蛋白病或免疫缺陷病；IgD 用于提供人体免疫状态的重要信息，可作为单克隆 IgD 浆细胞克隆大小变化的标志。

人类免疫球蛋白分为五类：IgG、IgA、IgM、IgD 和 IgE。IgD 和

IgE 含量很低，故实验室常检测的免疫球蛋白如下。① IgM：起“先锋免疫”作用，血中含量最高。② IgG：起“主力免疫”作用。③ IgA：在呼吸道等黏膜部位发挥“局部免疫”作用。在人体患病时，可有一种或几种免疫球蛋白明显增高或减低，故检测血清中免疫球蛋白的含量对于某些疾病的诊断和指导治疗有实际临床意义。此外，检测脑脊液 IgG 和清蛋白比率，可作为脑脊液指数用于诊断多发性硬化症。

增高：见于慢性细菌性感染（如肺结核、慢性化脓性感染等）、自身免疫病、系统性红斑狼疮、类风湿关节炎、慢性活动性肝炎、多发性骨髓瘤、巨球蛋白血症和浆细胞瘤。

减低：见于先天性低免疫球蛋白血症。

循环免疫复合物（CIC）

CIC 是体内抗体与其相应的抗原相结合的产物，正常时，可被机体防御系统消除，但在疾病时，CIC 既不能被清除，又不能通过肾小球滤过，可较长时间游离于血液（循环免疫复合物）和其他体液中（可溶性免疫复合物），当血管壁通透性增加时，可随血流沉积在某些部位（局部免疫复合物）。测定 CIC 可用于辅助诊断Ⅲ型超敏反应性相关疾病，判断疾病进程和转归及评价疗效。

【相关项目】 免疫球蛋白。

【标本要求】 静脉采血。

【参考区间】 阴性。

【临床用途】 主要应用：用于评价Ⅲ型超敏反应性相关疾病的活动性、治疗效果、预后和疾病分期；对肾病、系统性红斑狼疮等病人的连续随访监测。

增高：见于自身免疫性疾病如系统性红斑狼疮、类风湿关节炎、结节性多脉管炎、原发性冷球蛋白血症、硬皮病、自身免疫性溶血性贫血等；病毒性或感染性疾病（如 EB 病毒、乙型肝炎病毒、溶血性链球菌、葡萄球菌、肺炎双球菌等）和肿瘤等。

总补体溶血活性(CH50)

补体是存在于血液中的一组与免疫有关的糖蛋白。测定 CH50 主要是反映补体 9 种成分(C1～C9)总活性。经典的补体系统途径由一系列蛋白、免疫复合物激活,结果生成中性粒细胞趋化的肽,与免疫复合物和补体的受体结合,形成攻击细胞膜的复合物(MAC)。

【相关项目】 免疫球蛋白、红细胞沉降率、C 反应蛋白。

【标本要求】 静脉采血;避免溶血。

【参考区间】 50～100 U/ml。

【临床用途】 主要应用:用于检测个体免疫过程,是筛查先天性补体缺乏症的一线试验。

早期补体缺乏的病人无法清除免疫复合物或有溶解活性,对微生物感染易感性增高,可能是自身免疫性疾病危险因素。补体减低可因遗传性缺乏、获得性缺乏或消耗(感染或自身免疫的结果)所致。检测不到 CH50,提示可能缺乏某种补体成分,此时需检测各个具体的补体成分。CH50 活性和溶血程度之间在一定范围内成正比,一般以 50%溶血结果报告。补体并不随机体免疫反应增加而增高,只有在疾病情况下才出现波动,故临床上观察补体动态变化,对疾病诊断、病因研究及预后判断均有一定意义。

减低:见于急性肾小球肾炎、膜增殖性肾炎、狼疮性肾炎、红斑狼疮活动期、类风湿关节炎、亚急性细菌性心内膜炎、急性和慢性乙型肝炎、流行性出血热等。但减低并不一定就是免疫紊乱或免疫性疾病。

增高:见于感染、组织损伤、伤寒、肿瘤、硬皮病等。

补体 3(C3)

C3 处于补体系统激活各种激活途径的入口,是补体系统含量最多、最重要的一个组分。C3 主要用于人体非特异性免疫功能的测定。

【相关项目】 免疫球蛋白、总补体溶血活性、补体 C4。

【标本要求】 静脉采血；避免严重脂血。

【参考区间】 0.9～1.5 g/L。

【临床用途】 主要应用：用于人体非特异性免疫功能的测定。

C3 增多与减少基本与总补体活性相似，但更为敏感。肿瘤尤其是肝癌病人血清 C3 增高更为显著，而胰腺癌晚期、隐性淋巴细胞白血病则呈减低趋势。补体缺陷具有遗传性，C3 缺损虽少见，但一旦缺失，将导致机体严重感染，危及生命。

当总补体低下、缺乏或高度怀疑补体缺乏时，检测 C3 可作为总补体活性的筛查试验。

减低：见于免疫复合物引起肾小球肾炎、系统性红斑狼疮、肺炎链球菌、反复感染(如奈瑟球菌感染)、皮疹。

增高：见于急性炎症、传染病早期、组织损伤、肿瘤、排斥反应等。

补体 4(C4)

C4 是补体系统主要成分之一，有中和病毒等多种生物学活性，主要用于人体非特异性免疫功能的测定。

【相关项目】 免疫球蛋白、总补体溶血活性、补体 C3。

【标本要求】 静脉采血；避免严重脂血。

【参考区间】 0.37～0.41 g/L。

【临床用途】 主要应用：用于人体非特异性免疫功能的测定。

当总补体低下、缺乏或高度怀疑补体缺乏时，检测 C4 可作为总补体活性的筛查试验。在系统性红斑狼疮病程活动期，C4 减低常早于其他补体成分，且缓解时比其他成分恢复慢；狼疮性肾炎 C4 水平较非狼疮性肾炎显著减低。遗传性 C4 缺乏可见于系统性红斑狼疮(SLE)或肾小球肾炎病人。

减低：见于系统性红斑狼疮、肾小球肾炎、反复细菌感染、自身免疫性肝炎、1 型糖尿病、胰腺癌、过敏性紫癜、多发性硬化症、遗传性 IgA 缺乏症等。

增高：见于风湿热急性期、结节性动脉炎、心肌梗死、Reiter综合征和各种类型关节炎等。

T细胞亚群(Tsub)

Tsub指根据T淋巴细胞表面分化抗原的不同所分成的如干细胞组群，主要用于监测艾滋病病人人体免疫力的强弱。

【相关项目】 人类免疫缺陷病毒抗体、p24抗原、人类免疫缺陷病毒载量、人类免疫缺陷病毒耐药性。

【标本要求】 静脉采血。

【参考区间】 CD3 64.62%～77.08%，CD4 32.69%～44.23%，CD8 24.81%～35.99%，CD4/CD8 1.04～1.72。

【临床用途】 主要应用：用于监测CD4数量，评估免疫缺陷状态。

影响淋巴细胞亚群的因素较多，如年龄、性别、种族，以及周围环境如季节、药品等的影响。因不同年龄段T细胞亚群测定检测项目的参考区间不同：T细胞绝对值在儿童略高于成年人；婴儿CD4细胞的百分率较成年人高；老年人的CD8略低。CD4细胞计数、CD8细胞计数及CD4/CD8的比值主要用于监测艾滋病的病情进展及治疗效果，也可用于诊断和监测淋巴组织瘤、免疫抑制、器官移植等。

增高：① CD3见于T淋巴细胞白血病和自身免疫性疾病。② CD8见于自身免疫病和病毒感染(如乙肝病毒、人类巨细胞病毒、疱疹病毒等)。③ CD4/CD8见于器官移植后发生排斥反应。

减低：① CD3见于恶性肿瘤及艾滋病。② CD4见于艾滋病、恶性肿瘤或应用免疫抑制剂(如环孢菌素)等。③ CD8见于γ免疫球蛋白缺乏症、胸腺发育不良、严重联合免疫缺陷病和肿瘤放射治疗等。

总免疫球蛋白E(total IgE)

IgE是一种亲细胞抗体，与具有吞噬作用的肥大细胞、中性粒细胞具有高亲和力。IgE可介导Ⅰ型超敏反应(过敏反应)。

【相关项目】 白细胞分类计数、嗜酸性粒细胞计数。

【标本要求】 静脉采血。

【参考区间】 0～10 岁：0.6～22 kU/L；成年人均值：13.2 kU/L。

【临床用途】 主要应用：用于过敏性疾病初步筛查。血清 IgE 水平高于年龄组水平 1 个标准差(s)，提示存在过敏性疾病；高于年龄组水平 2 个标准差，则患过敏性疾病的可能性极大。正常血清 IgE 水平并不能排除患过敏性疾病的可能性。

增高：见于过敏性疾病(如哮喘、鼻炎、湿疹、食物过敏等)、寄生虫感染、过敏性支气管曲真菌病及罕见的高 IgE 综合征。

抗双链 DNA 抗体(anti-dsDNA)

anti-dsDNA 抗体是抗核抗体的一种亚型，主要用于评估病人的症状和体征是否符合系统性红斑狼疮疾病以及监测疾病的活动程度。

【相关项目】 抗核抗体、Smith(Sm)抗体、SS－A(Ro)抗体和 SS－B(La)抗体。

【标本要求】 静脉采血。

【参考区间】 阴性。

【临床用途】 主要应用：用于辅助诊断系统性红斑狼疮疾病及监测疾病的活动程度。

阳性：见于系统性红斑狼疮(85%未治疗者)、慢性活动性肝炎等，罕见于其他结缔组织病。检测 anti-dsDNA 抗体可监测系统性红斑狼疮治疗，其滴度可反映疾病的活动程度。

抗线粒体抗体(AMA)

AMA 是一种抗线粒体内膜脂蛋白成分的抗体，无器官和种属特异性。AMA 以 IgG 型最常见，AMA 抗原有 9 种类型(M1～M9)，其中 M2 和 M9 型最有临床意义。用于原发性胆汁性肝硬化(PBC)的诊断等。

【相关项目】 抗中性粒细胞胞质抗体、碱性磷酸酶、丙氨酸氨基转移酶、胆红素、清蛋白、总蛋白、平滑肌抗体、抗核抗体。

【标本要求】 静脉采血；避免严重黄疸、溶血、脂血。

【参考区间】 阴性。

【临床用途】 主要应用：用于评估疑似自身免疫性肝病病人，特别是自身免疫性肝炎和原发性胆汁性肝硬化。

阳性：强阳性见于90％原发性胆汁性肝硬化；AMA－M2抗体阳性对PBC具高度特异性，罕见假阴性。弱阳性见于CREST综合征（钙质沉着症、雷诺现象、食管动力障碍、指端硬化、毛细血管扩张）、有原发性胆汁性肝硬化和其他自身免疫性疾病病人亲属、慢性活动性肝炎、胆道阻塞、梅毒、急性感染性肝炎等。

抗核抗体(ANA)

ANA泛指抗各种细胞核成分的抗体，是一种广泛存在的自身抗体，主要用于筛查自身免疫性疾病，是诊断系统性红斑狼疮最常用的检查之一。

【相关项目】 抗可提取性核抗原抗体谱、补体、抗线粒体抗体。

【标本要求】 静脉采血；避免严重溶血、脂血。

【参考区间】 阴性。

【临床用途】 主要应用：用于评估疑似有系统性风湿性疾病病人。

系统性风湿性疾病的诊断主要基于临床症状和体征。自身抗体ANA和特异性抗体等试验结果为辅助诊断。其他诊断标准包括病理学或影像学特异表现。

阳性：见于系统性红斑狼疮、干燥综合征、硬皮病、雷诺综合征、类风湿关节炎、皮肌炎或多发性肌炎、混合结缔组织病、其他自身免疫性疾病，以及药物性狼疮（如抗心律不齐药物普鲁卡因酰胺、降压药肼苯哒嗪、治癫痫药物、抗甲状腺药物硫脲嘧啶等引起的狼疮）等。

抗心磷脂抗体(ACA)

ACA是以心磷脂为靶抗原的一种自身抗体，能干扰磷脂依赖性的凝血过程，包括 IgG、IgM 和 IgA 三种抗体类型。检测 ACA 主要有助于判断血栓形成，明确反复流产的原因，评估疑似抗磷脂综合征。

【相关项目】 抗 β_2 糖蛋白 1、狼疮抗凝物。

【标本要求】 静脉采血；避免严重溶血、脂血。

【参考区间】 阴性。

【临床用途】 主要应用：用于抗磷酸酯综合征、原因不明动脉或静脉血栓形成、反复自然流产、原因不明皮肤血液循环障碍如网状青斑或坏疽性脓皮病、系统性风湿性疾病如红斑狼疮、原因不明血小板减少或溶血性贫血、可能的非细菌性血栓性心内膜炎等疾病的诊断和治疗评估。

IgG 和 IgM 抗体阳性和强阳性是抗磷脂综合征（APS）的诊断标准。IgA 抗体阳性，而 IgG 和 IgM 磷脂抗体阴性不能诊断 APS。低水平 IgG 和 IgM 磷脂抗体和 IgA 抗体（APL）可见于有临床症状但结果非诊断性的 APS 病人。实验室 APS 诊断标准是，须至少间隔 12 周，检测磷脂抗体≥2 次。检测磷脂（磷脂）抗体不受抗凝治疗的影响。

阳性：见于抗磷脂综合征、心肌梗死、脑卒中、系统性红斑狼疮、类风湿关节炎、硬皮病，以及肿瘤、感染（艾滋病、麻风、痢疾）性疾病等。

β_2 糖蛋白 1 抗体（β_2-GP1）

正常人血液含低浓度 β_2-GP1 IgG 自身抗体。检测 β_2-GP1 用于评估抗 APS，APS 与多种临床疾病有关，如血栓形成、怀孕并发症、原因不明皮肤血液循环障碍（网状青斑或坏疽性脓皮病）、血小板减少、溶血性贫血和无菌性血栓性心内膜炎。

【相关项目】 抗心磷脂抗体、狼疮抗凝物。

【标本要求】 静脉采血；避免严重脂血、溶血。

【参考区间】 阴性。

【临床用途】 主要应用：用于评估疑似抗磷脂综合征。

诊断 APS 至少需满足 1 个临床标准（如血栓形成）和 1 项实验室标准。APS 实验室诊断标准出现狼疮抗凝物、IgG 和（或）IgM 抗心磷脂抗体；至少须在间隔 12 周后，≥2 次出现所有抗体。$β_2$－GP1 IgG 和 IgM 抗体强阳性是 APS 诊断标准。检测 $β_2$－GP1 抗体不受抗凝治疗影响。实验室检测 $β_2$－GP1 抗体方法不同，结果也不同。

阳性：还见于系统性风湿性疾病、系统性红斑狼疮等。

抗可提取性核抗原抗体谱（ENA panel）

抗 ENA 抗体是针对核内可提取性核抗原的一种自身抗体，临床常测定的抗 ENA 抗体主要有：抗核糖核蛋白抗体（RNP）、抗 Smith 抗体（Sm）、抗 SS－A（Ro）抗体、抗 SS－B（La）抗体、抗 Scl－70 和抗 Jo－1 抗体，主要协助诊断和鉴别不同的自身免疫性疾病。

【相关项目】 抗核抗体。

【标本要求】 静脉采血。

【参考区间】 阴性。

【临床用途】 主要应用：用于协助诊断和鉴别自身免疫性疾病。抗 RNP、抗 Sm、抗 SS－A（Ro）和抗 SS－B（La）联合测定用于协助诊断混合性结缔组织病、系统性红斑狼疮和干燥综合征。抗 RNP、抗 Sm、抗 SS－A（Ro）、抗 SS－B（La）、Scl－70 和抗 Jo－1 联合测定用于帮助鉴别硬皮病和多发性肌炎。

RNP 阳性：95%～100%混合性结缔组织病、系统性红斑狼疮和硬皮病。抗 Sm 阳性：30%系统性红斑狼疮（且特异性非常高）。抗 SS－A（Ro）阳性：75%干燥综合征、系统性红斑狼疮和硬皮病。抗 SS－B（La）阳性：60%干燥综合征、系统性红斑狼疮和硬皮病；抗 SS－B（La）阳性者通常抗 SS－A（Ro）亦阳性。Scl－70 阳性：60%硬皮病。抗 Jo－1 阳性：多发性肌炎和肺纤维化。

组胺（HIS）

组胺存在于肥大细胞、肺、肝及胃黏膜组织内，检测组胺有助于确诊过敏性反应、肥大细胞增多症或肥大细胞活化反应。

【相关项目】 类胰蛋白酶。

【标本要求】 静脉采血;24 h 尿液。避免光照,标本采集 24 h 前避免摄入过敏药物、抗组胺、口服类固醇和 H_2 受体阻滞剂。

【参考区间】 EDTA 抗凝全血:<1.0 ng/ml。肝素抗凝全血:180～1 800 nmol/L。24 h 尿液:0.006～0.131 mg/24 h。

【临床用途】 主要应用:用于确诊过敏性反应。

组胺和(或)类胰蛋白酶急剧增高是有过敏性反应症状强烈诊断的证据。过敏反应时,血液组胺浓度迅速增高,30～60 min 后恢复正常。如标本采集延迟,结果可正常。如同时做类胰蛋白酶测定,其浓度较组胺浓度的减低稍慢些,1～2 h 达到峰值。如标本采集时间恰当,血组胺或类胰蛋白酶浓度增高,病人最可能是过敏反应,若个体有过敏反应或肥大细胞增多症而无组胺增高,阴性也不能排除诊断。如组胺正常,常提示个体症状是其他原因或标本采集时间不当所致。24 h 尿组胺增高提示肥大细胞活化。组胺和(或)类胰蛋白酶浓度持续增高,常提示肥大细胞增多症。

阳性:过敏性反应、肥大细胞增多症、肥大细胞活化反应。

类胰蛋白酶

类胰蛋白酶是一种与组胺和其他化学物质一起释放的酶,源自肥大细胞,因正常免疫反应和过敏性反应而激活。本试验用于评估肥大细胞反应。

【相关项目】 组胺、骨髓细胞检查、血细胞计数。

【标本要求】 静脉采血。

【参考区间】 <11.5 ng/ml。

【临床用途】 主要应用:用于评估过敏和抗原刺激所致的肥大细胞活化反应;评价系统性肥大细胞增多症或肥大细胞激活综合征病人。

类胰蛋白酶正常提示病人的症状非因肥大细胞激活所致。过敏性反应者,肥大细胞释放类胰蛋白酶,一般在30～60 min内即可在血液中检测到,1～2 h达到峰值。如标本采集太早或太迟(>12 h),类胰蛋白酶结果可正常或检测不到。如检测组胺,可与类胰蛋白酶浓度比较。如标本采集时间恰当,类胰蛋白酶浓度或组胺增高。病人类胰蛋白酶急速增高伴过敏性反应症状则提示诊断。如病人类胰蛋白酶浓度持续增高伴肥大细胞激活症状,则提示病人为肥大细胞增多症,确诊需进一步检查。

增高:见于过敏或抗原刺激、肥大细胞增多症。

抗组蛋白抗体(AHA)

AHA的靶抗原是染色质基本蛋白成分组蛋白,可与5种组蛋白发生反应。主要用于协助诊断药物性狼疮疾病。

【相关项目】 抗双链DNA抗体、抗核抗体。

【标本要求】 静脉采血。

【参考区间】 阴性。

【临床用途】 主要应用:用于评价疑似药物诱导性狼疮。

95%药物性狼疮、50%系统性红斑狼疮(活动期可达90%)和23.1%类风湿关节炎病人可见AHA阳性。AHA阳性、抗双链DNA抗体阴性多见于药物性狼疮;AHA、抗双链DNA抗体均阳性多见于系统性红斑狼疮。AHA和抗双链DNA抗体联合测定有助于药物性和系统性红斑狼疮的鉴别诊断。

阳性:见于药物性狼疮、系统性红斑狼疮、类风湿关节炎等。

人类白细胞抗原-B27(HLA-B27)

测定细胞表面的HLA-B27有助于评估HLA-B27相关的自身免疫性疾病如强直性脊柱炎的可能性。

【相关项目】 红细胞沉降率、C反应蛋白、类风湿因子。

【标本要求】 静脉采血。

【参考区间】 提供解释性报告。

【临床用途】 主要应用:用于强直性脊柱炎、幼年型类风湿关节炎和Reiter综合征进程的辅助诊断。

HLA-B27主要组织相容编码I类抗原常见于强直性脊柱炎、幼年型类风湿关节炎和Reiter综合征。约8%正常群体携带HLA-B27抗原。约89%强直性脊柱炎、79%Reiter综合征和42%幼年型类风湿关节炎病人出现HLA-B27。然而,如缺乏其他数据,不能诊断这些疾病。① 如病人HLA-B27阳性,有慢性疼痛、炎症和(或)骨退行性变(见于X线)症状,支持诊断强直性脊柱炎、反应性关节炎或其他伴HLA-B27的自身免疫性疾病。男性<40岁前出现首发症状,则多为上述疾病。② 如HLA-B27阴性,表示未检出此标志物,但并非排除自身免疫性疾病。有HLA-B27抗原病人也不一定出现上述症状。如同一家庭两位成员HLA-B27均阳性,或其中一位因HLA-B27引起疾病,其他成员出现相似疾病的风险则增加。

阳性:见于强直性脊柱炎、幼年型类风湿性关节炎和Reiter综合征。

白细胞介素-6(IL-6)

IL-6是一种细胞因子,是免疫细胞作用于其他细胞所产生的蛋白质,有助于调节和(或)促进免疫反应。也能刺激急性相反应物产生,因炎症或组织损伤使血液中浓度增加。检测IL-6有助于评价糖尿病、心血管病、炎症性疾病和感染性疾病。

【相关项目】 C反应蛋白。

【标本要求】 静脉采血。

【参考区间】 血清<17.4 pg/ml。

【临床用途】 主要应用:检测IL-6有助于评价糖尿病、心血管病、炎症性疾病(如狼疮和类风湿关节炎)和感染性疾病(如败血症)。

正常时,血液IL-6含量很低,不能测出。

增高:提示炎症性疾病如类风湿关节炎、狼疮、其他自身免疫性疾病和感染如败血症,以及白血病、糖尿病和心血管病等。

狼疮抗凝物(LA)

LA是一种免疫系统产生的自身抗体,会误攻击体内自身细胞。

其特异性靶是磷脂和细胞膜上的蛋白相关磷脂。LA 干扰血液凝固，增加血栓风险。检测 LA 有助于研究血液凝固（血栓形成倾向）的原因。

【相关项目】 六角相磷脂中和试验、活化部分凝血活酶时间、凝血酶原时间、抗心磷脂抗体、β_2 糖蛋白抗体 1、总同型半胱氨酸、蛋白 C、蛋白 S、抗凝血酶。

【标本要求】 静脉采血。

【参考区间】 阴性。

【临床用途】 主要应用：用于确诊或排除 LA，有助于 LA 与特定凝血因子抑制物和非特异性抑制物相鉴别；用于 APTT 延长的研究，特别是与其他凝血试验进行组合检测。

评估 APTT 延长，有助于测定反复流产的原因，或用于抗磷脂综合征评价，但不用于慢性自身免疫性疾病如系统性红斑狼疮的诊断。狼疮抗凝物的结果解释基于下列筛查试验结果：活化部分凝血活酶时间（APTT）$\leqslant$40 s，稀释蝰蛇毒时间（DRVVT）$\leqslant$45 s。

阳性：见于系统性红斑狼疮、其他自身免疫性疾病、胶原血管病、有动脉和静脉血栓和胎儿流产病人、药物反应或某些干扰物（如儿童呼吸道感染）；也常见于血小板减少症或因子Ⅱ缺乏症伴 LA 者（可有出血风险）。

类风湿因子（RF）

RF 是抗人变性免疫球蛋白 G（IgG）的自身抗体，类型有 IgM（最常见）、IgG、IgA 等，主要有助于类风湿关节炎和干燥综合征诊断。

【相关项目】 抗核抗体、自身抗体、环瓜氨酸肽抗体、红细胞沉降率、C 反应蛋白、抗可提取性核抗原抗体谱。

【标本要求】 空腹静脉采血。

【参考区间】 $<$15 IU/ml。

【临床用途】 主要应用：用于类风湿关节炎诊断和预后判断。

RF 测定有助于类风湿关节炎、干燥综合征诊断，以及类风湿关节炎与其他关节炎鉴别诊断，但结果解释须结合病人临床症状和病史。RF 水平与风湿性关节炎的活动性无密切关系，但 RF 水平高者常病情较重，且预后较差。20%类风湿关节炎病人和干燥综合征病人的 RF 水平可正常，故 RF 测定正常不能排除此类疾病。

增高：见于类风湿关节炎、干燥综合征、心内膜炎、系统性红斑狼疮、结核、梅毒、癌症、病毒感染，肝、肺、肾病或健康人等。

环瓜氨酸肽抗体(anti－CCP)

类风湿关节炎(RA)是一种全身性自身免疫性疾病，特征是慢性关节炎症，最终导致关节破坏。检测 CCP 抗体是协助诊断疑似类风湿关节炎的较好标志物。

【相关项目】 类风湿因子。

【标本要求】 静脉采血；避免严重溶血、脂血。

【参考区间】 阴性。

【临床用途】 主要应用：用于评估疑似类风湿关节炎、鉴别 RA 与有关节炎症状的其他结缔组织病。

类风湿因子(RF)曾一直被认为是 RA 的标志物。尽管有50%～90% RA 病人 RF 呈阳性，但特异性较差。RF 阳性也见于其他自身免疫性疾病、感染性疾病和有些健康人。与 RF 比较，检测抗 CCP 抗体明显提高了诊断 RA 的特异性。CCP 抗体阳性表明患 RA 的可能性很高，但也有 40%RA 病人的 CCP 抗体为阴性。在抗风湿治疗时，不能单一依据 CCP 抗体水平决定治疗。

阳性：见于类风湿关节炎(诊断灵敏度为 78%)；也见于系统性红斑狼疮或其他自身免疫性疾病、结缔组织病(假阳性约 10%)、健康人(假阳性为 5%)。

抗中性粒细胞胞质抗体(ANCA)

ANCA 是一组以人中性粒细胞胞质成分，包括蛋白酶 3(PR3)、髓过氧化物酶(MPO)、弹性蛋白酶、组织蛋白酶 G 为靶抗原的抗体。ANCA 有两型：核周型(p－ANCA)为抗 MPO 抗体；胞质型(c－

ANCA）为抗 PR3 抗体。ANCA 用于协助诊断韦格纳肉芽肿、显微镜下多血管炎等自身免疫性血管炎。

【相关项目】 血细胞计数、红细胞沉降率、尿液检查。

【标本要求】 静脉采血；避免严重溶血、脂血。

【参考区间】 阴性。

【临床用途】 主要应用：用于评估疑似有自身免疫性血管炎（韦格纳肉芽肿和显微镜下多血管炎）。

ANCA 及其特异性抗体可帮助诊断系统性自身免疫性血管炎及鉴别不同类型，但确诊还需对受累组织进一步活检。ANCA 滴度可随时间变化，可用于监测疾病的活动程度和治疗效果。

阳性：p－ANCA 型见于多血管炎、Churg-Strauss 综合征和韦格纳肉芽肿；60％显微镜下多血管炎、50％～80％Churg-Strauss 综合征、＜10％韦格纳肉芽肿。c－ANCA 型见于 90％活动性、60％～70％非活动性韦格纳肉芽肿、显微镜下多血管炎。ANCA 阳性还可见于＞90％系统性某些坏死性血管炎病人，＜5％胶原血管疾病或关节炎病人。

（李　莉　倪培华　张　军　胡晓波　熊立凡）

十一、神经系统疾病检验项目

神经系统疾病是指神经系统因感染、肿瘤、血管病变、外伤、变性、代谢等已知病因和不明原因所致的疾病。神经系统疾病可根据相应病史、体格检查的神经系统体征和定位，初步推断疾病的性质和病因。例如，疑似神经系统感染性疾病，可依据起病较急，进一步做血液和脑脊液检查，有助于确立诊断（见“一、感染性疾病检验项目”）。如疑似肿瘤、血管病变、外伤等病因，则更多进行影像学等检查。许多神经系统疾病的诊断准确性有待于特殊检查和病理检查的证实。

脑脊液常规检查

本检验主要用于中枢神经系统疾病(如感染、炎症、出血、肿瘤、自身免疫病、外伤、阻塞、脑血管病变等)的初步诊断、鉴别诊断和治疗监测。常规检查包括脑脊液理学检查、细胞计数、细胞分类计数、蛋白质检查等。

【相关项目】 血液细胞计数、脑脊液细胞学、脑脊液氯化物、脑脊液病原体。

【标本要求】 脑脊液标本。

【参考区间】 ① 颜色、性状：无色、透明，12～24 h内不凝固(无凝块或薄膜)。② 细胞计数、细胞分类计数(非染色)：红细胞，无；白细胞计数，成年人<10×10^6/L(腰椎穿刺)或<5×10^6/L(脑室穿刺)，儿童<15×10^6/L，新生儿<30×10^6/L。细胞分类计数：以淋巴细胞(40%～80%)和单核细胞(15%～45%)为主(两者比例为7∶3)；中性粒细胞0～6%(新生儿多见)，其他细胞罕见。③ 蛋白质：0.2～0.4 g/L(腰椎穿刺)；0.1～0.25 g/L(小脑延髓池穿刺)；0.05～0.15 g/L(侧脑室穿刺)。④ 葡萄糖：2.5～4.4 mmol/L(腰椎穿刺)；2.8～4.2 mmol/L(小脑延髓池穿刺)；3.0～4.4 mmol/L(脑室穿刺)。

【临床用途】 主要应用：用于中枢神经系统疾病的初步诊断、鉴别诊断和治疗监测。

(1) 颜色：① 无色：虽是正常CSF特点，但也见于病毒性脑炎、神经梅毒等。② 红色：应鉴别脑脊液穿刺时损伤血管而出血，病理性出血主要见于脑出血、蛛网膜下隙出血。③ 黄色：蛛网膜下隙或脑室出血、椎管梗阻、吉兰-巴雷综合征(格林-巴利综合征)、化脓性脑膜炎、重症结核性脑膜炎、重症黄疸、新生儿溶血症。④ 乳白色：多见于化脓性细菌性脑膜炎。⑤ 褐色或黑色：见于脑膜黑色素瘤。⑥ 绿色：见于感染、脑脊液有胆红素。透明度：CSF中细胞、细菌、真菌、蛋白质等增多时可变为混浊。结核性脑膜炎呈毛玻璃样混浊；化脓性脑膜炎呈明显脓样混浊；病毒性脑膜炎和脑炎轻度混浊或仍保持透明。凝固性：CSF中蛋白质（主要纤维蛋白原）增多时（>10 g/L），常出现凝固。化脓性脑膜炎1～2 h内出现凝块或沉淀物；结核性脑膜炎12～24 h后出现薄膜状凝固；蛛网膜下隙梗阻出现胶样凝固；神经梅毒出现絮状凝固。

(2) 细胞计数：红细胞增多在排除了脑脊液穿刺出血后，多提示脑组织出血。白细胞增多主要见于中枢神经系统感染、炎症或中枢神经系统白血病。

(3) 细胞分类计数：正常人脑脊液中细胞极少，主要是单个核的淋巴细胞和单核细胞；病理时，可出现血液中其他白细胞等，识别各种病理性细胞依据脑脊液染色涂片显微镜细胞学检查。① 中性粒细胞：细菌性化脓性脑膜炎，常达$(1\sim20)\times10^9$/L；早期病毒性脑膜脑炎、早期结核性或真菌性脑膜炎，很少超过1×10^9/L；也见于中枢神经系统出血后，反复脑脊液穿刺、蛛网膜下隙注射异物、慢性髓性白血病及中枢神经系统转移性肿瘤等。② 淋巴细胞：增多见于病毒性脑炎、梅毒性脑膜脑炎、结核性或真菌性脑膜炎、寄生虫病等；此时常出现混合性细胞反应（包括浆细胞、巨噬细胞、单核细胞等），细胞数常达1×10^9/L；也见于多发性硬化症、多发性神经炎等非感染性疾病。③ 嗜酸性粒细胞：见于寄生虫性和真菌性感染、急性多发性神经炎、过敏性反应、淋巴细胞白血病脑膜浸润。④ 嗜碱性粒细胞：见于寄生虫感染、慢性粒细胞白血病累及脑膜。⑤ 单核细胞：常随淋巴细胞、浆细胞增多而增多。⑥ 巨噬细胞：结核性或真菌性脑膜炎时，CSF中出现红细胞、异物、脂肪等反应。⑦ 异常细胞：中枢神经系统白血病和其他癌性肿瘤。

(4) 蛋白质：CSF蛋白质定性试验阳性反映中枢神经系统的疾病状态，但无特异性。阳性：见于脑、脊髓及脑膜炎症，肿瘤出血，多发性硬化症，梅毒，吉兰-巴雷综合征，脑软化，脑退化性疾病，神经根病变，脑脊液循环梗阻等。

（5）葡萄糖：减低主要见于急性化脓性脑膜炎、结核性脑膜炎、真菌性脑膜炎和脑肿瘤、神经性梅毒等（参见本书“健康体检和基本检验项目：葡萄糖”项）。

因中枢神经系统感染病情危重紧急，故常在CSF检查诊断确定前就使用抗生素，须注意药物干扰因素，故尽可能避免脑脊液检查前用药。

脑脊液细胞学

脑脊液细胞学检查主要用于中枢神经系统肿瘤或转移性癌肿的诊断。

【相关项目】 脑脊液常规检查、脑脊液 β_2-M。

【标本要求】 脑脊液标本。

【参考区间】 未找到肿瘤细胞。

【临床用途】 主要应用：用于检查脑脊液染色涂片中的恶性肿瘤细胞，筛查或诊断中枢神经系统恶性肿瘤或转移性癌肿。

“找到肿瘤细胞”：见于转移性肿瘤，如肺癌、乳腺癌、黑色素瘤、胃癌、白血病和淋巴瘤等；少见于原发性肿瘤，如髓母细胞瘤、星形胶质细胞瘤、室管膜瘤、松果体瘤和脉络丛乳头状瘤等。

Tau蛋白/Aβ42(Tau/Aβ42)

脑淀粉样β42是一种蛋白质肽片段，可导致老年斑形成；Tau蛋白是一种脑结构蛋白，可形成神经纤维化缠结，破坏信号转运能力。神经纤维缠结和老年斑是Alzheimer病(AD)诊断的主要特征。测定脑脊液Tau蛋白/Aβ42有助于诊断和监测AD。Aβ42减低和Tau蛋白增高能预测AD的发作。

【相关项目】 磷酸化Tau(P-tau)、APOE基因型。

【标本要求】 脑脊液标本；使用聚丙烯（不用聚苯乙烯）试管，冷冻转运。

【参考区间】 随报告解释。

【临床用途】 主要应用：用于 Alzheimer 病的诊断和监测。

有症状的个体，如 Aβ42 减低、Tau 蛋白增高，提示发生 Alzheimer 病概率增高。研究显示，本试验异常浓度可预测快速进行性 AD，但本试验仍处于研究阶段，目前尚不用于确诊 AD。

（胡晓波　倪培华　熊立凡）

附录　常用检验项目索引

（续表）

中文名称	英文名称	缩写	页码
标本不染色显微镜细菌检查	microscopic examination of bacteria in unstained samples		76
标本不染色显微镜真菌检查	microscopic examination of fungi in unstained samples		77
标本负染电镜和免疫电镜病毒检查	electron microscopic and immune electron microscopic examination of virus in negatively stained samples		74
标本染色显微镜病毒检查	microscopic examination of virus in stained samples		73
标本染色显微镜细菌检查	microscopic examination of bacteria in stained samples		72
标本染色显微镜真菌检查	microscopic examination of fungi in stained samples		73
标准碳酸氢根	standard bicarbonate	SB	202
丙氨酸氨基转移酶	alanine aminotransferase	ALT	54
丙戊酸	valproic acid	VPA	146
丙型肝炎病毒核糖核酸	hepatitis C virus RNA	HCV-RNA	125
丙型肝炎病毒基因分型	hepatitis C virus genotyping		125
丙型肝炎病毒抗体	hepatitis C virus antibody	HCV-Ab	125
丙型肝炎病毒组合	hepatitis C virus profile		125
EB病毒DNA	Epstein-Barr virus DNA	EBV-DNA	114
EB病毒	Epstein-Barr virus		114
EB病毒抗体	Epstein-Barr virus antibody	EBV-Ab	114
卟啉试验	porphyrin tests		265
补体4	complement 4	C4	305
补体3	complement 3	C3	304
布鲁菌凝集试验		BAT	112
部分抑菌浓度	fractional inhibitory concentration	FIC	94

（续表）

（续表）

中文名称	英文名称	缩写	页码
靛苷	indicans		222
丁型肝炎病毒抗体	hepatitis D virus antibody	HDV - Ab	126
动脉血气	arterial blood gas	ABG	202
E			
儿茶酚胺	catecholamine	CA	177
D-二聚体	D - dimer	DD	293
二氧化碳分压	partial pressure of CO_2	$PaCO_2$	202
F			
反三碘甲腺原氨酸	reverse triiodothyronine	rT_3	164
C 反应蛋白	C - reactive protein	CRP	69
肥达反应	Widal reaction	WR	112
肺炎衣原体 DNA	chlamydophila pneumoniae DNA		137
肺炎衣原体抗体	Chlamydia pneumonia antibody	Cpn - Ab	136
肺炎支原体血清学试验	Mycoplasma pneumoniae serological test	Mpn - st	133
粪便标本不染色显微镜寄生虫检查	microscopic examination of parasites in unstained stool samples		77
粪便标本细菌分离、培养与鉴定	isolation, culture and identification of bacteria in stool samples		84
粪便常规检查	routine examination of feces		51
粪便隐血试验	fecal occult blood test	FOBT	53
粪便脂肪	fecal fat		221
风疹病毒抗体	rubella virus antibody	RV - Ab	131
腹水常规分析	routine peritoneal fluid analysis		218
G			
钙	calcium	Ca	154
钙卫蛋白	calprotectin	CALP	217

（续表）

（续表）

中文名称	英 文 名 称	缩 写	页 码
管型	cast	CAST	50
胱抑素 C	cystatin C	Cys C	237
H			
含铁血黄素	hemosiderin	HS	258
5′-核苷酸酶	5′- nucleotidase	5′- NT	212
红细胞	red blood cell	RBC	50
红细胞丙酮酸激酶	red cell pyruvate kinase	PK	260
红细胞沉降率	erythrocyte sedimentation rate	ESR	247
红细胞计数	red blood cell count	RBC	41
红细胞抗体鉴定	erythrocyte antibody identification		271
红细胞抗体筛查	red blood cell antibody screen		271
红细胞平均指数	red blood cell indices		42
红细胞葡萄糖- 6 -磷酸脱氢酶	red cell glycose - 6 - phosphate dehydrogenase	G - 6 - PD	259
红细胞生成素	erythropoietin	EPO	257
红细胞形态	red blood cell morphology		249
红细胞/隐血	red blood cell/erythrocyte/blood	RBC/ERY/BLD	49
呼吸道合胞病毒	respiratory syncytial virus	RSV	113
华法林敏感性	warfarin sensitivity		295
滑膜液分析	routine synovial fluid analysis		70
环瓜氨酸肽抗体	cyclic citrullinated peptide antibody	anti - CCP	315
缓冲碱	buffer base	BB	202
黄体生成素	luteinizing hormone	LH	186
活化部分凝血活酶时间	activated partial thromboplastin time	APTT	276
活化蛋白 C	activated protein C	APC	288

（续表）

（续表）

中文名称	英文名称	缩写	页码
降钙素原	procalcitonin	PCT	68
交叉配血	cross matching		269
结合珠蛋白	hepatoglobulin	Hp	257
结核分枝杆菌复合群	mycobacterium tuberculosis complex		100
结核分枝杆菌抗体	mycobacterium tuberculosis antibody	TB－Ab	99
结核分枝杆菌培养	mycobacterial culture		100
结核分枝杆菌涂片抗酸染色	acid-fast smear for Mycobacterium		98
结核分枝杆菌脱氧核糖核酸	mycobacterium tuberculosis DNA	TB－DNA	99
结核分枝杆菌药物敏感性试验	susceptibility testing of Mycobacterium tuberculosis		100
结晶	crystals	CRYS	51
解脲脲原体核酸检测	nucleic acid detection of Ureaplasma species		139
解脲脲原体抗体	ureaplasma urealyticum antibody	UU－Ab	138
精液常规检查	routine examination of seminal fluid		240
巨细胞病毒抗体	cytomegalovirus antibody	CMV－Ab	131
军团菌核酸检测	nucleic acid detection of Legionella species		105
军团菌培养	Legionella culture		104
K			
抗肝肾微粒体抗体	liver-kidney microsome antibody	anti－LKM	223
抗核抗体	antinuclear antibody	ANA	308
抗甲状腺过氧化物酶抗体	anti-thyroperoxidase antibody	ATPO	166
抗甲状腺球蛋白抗体	anti-thyroglobulin antibody	ATGA	165

（续表）

（续表）

中文名称	英 文 名 称	缩 写	页 码
口服葡萄糖耐量试验	oral glucose tolerance test	OGTT	63
快速血浆反应素试验	rapid plasma reagin experiment	RPR	138
L			
狼疮抗凝物	lupus anticoagulant	LA	313
类风湿因子	rheumatoid factor	RF	314
类胰蛋白酶	tryptase		311
冷凝集素	cold agglutinin	CA	135
冷球蛋白	cryoglobulin	CG	299
锂	lithium	Li	148
链球菌性咽喉炎试验	Strep throat test		103
淋病奈瑟菌核酸扩增	Neisseria gonorrhoeae by nucleic acid amplification	NAAT	108
淋病奈瑟菌培养、分离与鉴定	isolation, culture and identification of Neisseria gonorrhoeae		107
淋病奈瑟菌总抗体	total Neisseria gonorrhoea antibodies		108
磷	phosphorus	P	155
铝	aluminum	Al	148
氯离子	chloride	Cl^-	239
卵泡刺激素	follicle stimulating hormone	FSH	185
轮状病毒抗体	rotavirus antibody	RV－Ab	116
轮状病毒抗原	rotavirus antigen		116
M			
麻疹病毒 IgG 抗体	measles virus IgG	MV－IgG	117
麻疹病毒 IgM 抗体	measles virus IgM	MV－IgM	117
梅毒螺旋体抗体	treponema pallidum antibody	TP－Ab	137
DNA 酶 B 抗体	DNase－B antibody		102

（续表）

（续表）

中文名称	英文名称	缩写	页码
尿微量清蛋白	urine microalbumin	UMA	233
尿液常规分析	routine urinalysis		47
凝血酶时间	thrombin test	TT	277
凝血酶原时间	prothrombin time	PT	274
凝血因子Ⅷ活性	coagulation factor Ⅷ：C activity	FⅧ：C	281
凝血因子Ⅹ活性	coagulation factor X activity	FⅩ：C	283
凝血因子Ⅺ活性	coagulation factor Ⅺ activity	FⅪ：C	284
凝血因子Ⅻ活性	coagulation factor Ⅻ activity	FⅫ：C	284
凝血因子Ⅸ活性	coagulation factor Ⅸ：C activity	FⅨ：C	281
凝血因子Ⅴ活性	coagulation factor Ⅴ activity	FⅤ：C	279
凝血因子Ⅶ活性	coagulation factor Ⅶ activity	FⅦ：C	281
凝血因子Ⅱ活性	coagulation factor Ⅱ activity	FⅡ：C	278
凝血因子Ⅶ抑制物	coagulation factor Ⅶ inhibitor		281
凝血因子Ⅴ抑制物	coagulation factor Ⅴ inhibitor		280
凝血因子Ⅺ抑制物	coagulation factor Ⅺ inhibitor		284
凝血因子Ⅹ抑制物	coagulation factor Ⅹ inhibitor		283
凝血因子Ⅱ抑制物	coagulation factor Ⅱ inhibitor		279
疟原虫抗体和抗原	plasmodium antibody/antigen test		139
P			
皮肤软组织脓性分泌物细菌培养、分离与鉴定	isolation, culture and identification of bacteria in purulent secretion samples from skin and soft tissue infections		89
皮肤癣感染真菌培养、分离与鉴定	isolation, culture and identification of fungi in ringworm samples from infection skin		90

（续表）

中文名称	英 文 名 称	缩　写	页 码
皮质醇	cortisol		173
葡萄糖	glucose	GLU	49,62
Q			
铅	lead	Pb	149
前列腺酸性磷酸酶	prostatic acid phosphatase	PAP	244
前列腺特异性抗原	prostate specific antigen	PSA	243
前列腺液分析	prostatic fluid analysis		242
前清蛋白		PA	150
5-羟吲哚乙酸	5-hydroxyindoleacetic acid	5-HIAA	227
17α-羟孕酮	17α-hydroxyprogesterone	17α-OHP	171
清蛋白	albumin	Alb	211
巯嘌呤甲基转移酶	thiopurine methyltransferase	TPMT	146
去甲变肾上腺素	normetanephrine	NMN	178
全血/血清(浆)黏度			296
醛固酮	aldosterone	ALD	174
醛缩酶	aldolase	ALD	201
R			
人类白细胞抗原-B27	human leukocyte antigen B27	HLA-B27	312
人类白细胞抗原	human leukocyte antigen	HLA	272
人类免疫缺陷病毒核糖核酸	human immunodeficiency virus RNA	HIV-RNA	128
人类免疫缺陷病毒抗体和抗原	human immunodeficiency virus antibody and antigen	HIV-CO	127
人绒毛膜促性腺激素	human chorionic gonadotropin	HCG	185
人乳头瘤病毒核酸	human papilloma virus nucleic acid test	HPV-DNA	129
人T细胞白血病病毒	human T-cell leukemia virus	HTLV	129

（续表）

中文名称	英 文 名 称	缩　写	页 码
乳酸	lactic acid		162
乳酸脱氢酶	lactate dehydrognease	LD	195
乳铁蛋白	lactoferrin	LF	222
S			
三碘甲腺原氨酸	triiodothyronine	T_3	169
沙眼衣原体核酸扩增	Chlamydia trachomatis by nucleic acid amplification	CT－PCR	136
沙眼衣原体抗体	Chlamydia trachomatis antibody	CT－Ab	135
上呼吸道标本病毒分离、培养与鉴定	isolation, culture and Identification of viruses in upper respiratory tract samples		82
上呼吸道标本细菌分离、培养与鉴定	isolation, culture and identification of bacteria in upper respiratory tract samples		82
上皮细胞	epithelial cells	EC	50
肾素活性	renin activity		175
渗透脆性试验	osmotic fragility test	OFT	258
渗透压	osmolality	Osm	234
生长激素	growth hormone	GH	180
生殖器溃疡标本细菌分离、培养与鉴定	isolation, culture and identification of bacteria in genital ulcer samples		86
剩余碱	base excess	BE	202
实际碳酸氢根	actual bicarbonate	AB	202
嗜肺军团菌抗体	Legionella pneumophila antibody		105
嗜肺军团菌抗原	Legionella pneumophila antigen		104
嗜铬粒蛋白 A	chromogranino A	CGA	228
嗜异性凝集及吸收试验	heterophilic agglutination and absorption test		133

（续表）

中文名称	英 文 名 称	缩 写	页 码
瘦素	leptin	LEP	163
水痘-带状疱疹病毒核酸检测	nucleic acid detection of varicella-zoster virus		120
水痘-带状疱疹病毒抗体	varicella-zoster virus antibody test	VZV - Ab	119
水杨酸盐	salicylates		145
酸碱度		pH	48
酸溶血试验	acid hemolysin test		264
随机血葡萄糖	random blood glucose	RBG	63
T			
C 肽	C-peptide		160
痰液标本细菌分离、培养与鉴定	isolation, culture and identification of bacteria in sputum samples		83
痰液标本真菌分离、培养与鉴定	isolation, culture and identification of fungi in sputum samples		84
β_2糖蛋白 1 抗体	β_2- glycoprotein 1 antibodies	β_2- GP1	309
糖耐量受损	impaired glucose tolerance	IGT	63
糖尿病相关自身抗体	diabetes-related autoantibodies		161
天冬氨酸氨基转移酶	aspartate aminotransferase	AST	55
铁蛋白	ferritin	F	262
铜	copper	Cu	157
铜蓝蛋白	ceruloplasmin	CP	219
酮体	ketones	KET	49,162
W			
万古霉素	vancomycin		147
网织红细胞计数	reticulocyte count	RET	248
β_2微球蛋白	β_2- microglobulin	β_2- M	297

（续表）

中文名称	英文名称	缩写	页码
α_1微球蛋白	α_1- microglobulin	α_1- M	235
维生素 A	vitamin A	VitA	152
维生素 D	vitamin D	VitD	153
维生素 B_{12}	vitamins B_{12}	VitB_{12}	150
维生素 C	vitamin	VitC	50
胃泌素	gastrin		225
戊型肝炎病毒抗体	hepatitis E virus antibody	HEV - Ab	127
X			
T 细胞亚群	T cell subset，Tsub	Tsub	306
细菌耐药基因	bacterial resistance gene		97
细小病毒 B19 抗体	Parvovirus B19 antibody		119
纤溶酶原	plasminogen	PLG	294
纤维蛋白原	fibrinogen	Fg	277
纤维蛋白(原)降解产物		[F(g)DP]	293
腺病毒定性 PCR	adenovirus by qualitative PCR		121
腺病毒抗体	adenovirus antibody		121
腺苷脱氨酶	adenosine deaminase	ADA	101
香草扁桃酸	vanillylmandelic acid	VMA	178
心肌肌钙蛋白 T	cardiac troponin T	cTnT	193
心肌肌钙蛋白 I	cardiac troponin I	cTnI	192
锌	zinc	Zn	156
B 型钠尿肽	B - type natriuretic peptide	BNP	198
L 型细菌感染标本培养、分离与鉴定	isolation， culture and identification of L-type bacteria in samples		90
性激素结合球蛋白	sex hormone-binding globulin	SHBG	189

（续表）

中文名称	英 文 名 称	缩 写	页 码
胸腔积液常规分析			206
胸腔积液和腹水细胞学检查			209
雄烯二酮	androstenedione	ASD	187
血氨	blood ammonia	NH_3	214
血管活性肠肽	vasoactive intestinal peptide	VIP	224
血管性血友病因子	von Willebrand factor	vWF	285
血管性血友病因子多聚体分析	von Willebrand factor multimer analysis		285
血管性血友病因子抗原	von Willebrand factor antigen	vWF：Ag	285
血管性血友病因子瑞斯托霉素辅因子活性	von Willebrand factor activity	vWF：RCo	285
血红蛋白 A1c	hemoglobin A1c	HbA1c，A1c	159
血红蛋白	hemoglobin	Hb	41
血红蛋白电泳	hemoglobin electrophoresis		267
2 h 血浆葡萄糖	two-hour postprandial plasma glucose	2 hPG	63
血清杀菌水平	serum bactericidal levels	SBT	93
血清素	serotonin		228
血清铁	serum iron	SI	260
血色病 HFE 基因分析	hemochromatosis HFE gene analysis		266
血涂片检查	blood smear examination		249
血细胞比容	hematocrit	HCT	42
血小板计数	platelet count	PLT	45
血小板聚集试验	platelet aggregation test	PAgT	272
血小板相关免疫球蛋白	platelet associated immunoglobulin	PAIg	273

（续表）

中文名称	英文名称	缩写	页码
血小板形态	platelet morphology		249
ABO血型和Rh血型鉴定			269
血液标本染色显微镜疟原虫检查	microscopic examination of Plasmodium falciparum in stained blood samples		74
血液标本染色显微镜微丝蚴检查	microscopic examination of microfilaria in stained blood samples		75
血液标本细菌分离、培养与鉴定	isolation, culture and identification of bacteria in blood samples		77
血液标本真菌分离、培养与鉴定	isolation, culture and identification of fungi in blood samples		78
血液分析仪血常规检查	blood routine examination by hematology analyser		39
血液酸碱度	blood pH	pH	202
循环免疫复合物	circulating immune complexes	CIC	303
循环肿瘤细胞	circulating tumor cells	CTC	244
Y			
亚硝酸盐	nitrite	NIT	49
厌氧菌药敏试验	anaerobic susceptibility testing		95
氧饱和度	oxygen saturation	SaO_2	202
氧分压	partial pressure of oxygen	PaO_2	202
叶酸	folic acid	FA	151
一氧化碳	carbon monoxide	CO	144
胰蛋白酶	trypsin		220
胰岛素	insulin		159
胰岛素样生长因子1	insulin-like growth factor 1	IGF-1	180

（续表）

（续表）

（续表）